「がんのリハビリテーションガイドライン」準拠
「がんのリハビリテーション研修会」準拠

# 骨転移の診療とリハビリテーション

大森まいこ　辻 哲也　髙木辰哉　編

医歯薬出版株式会社

This book was originally published in Japanese
under the title of :

Kotsutenni No Shinryou To Rihabiritesyon
(Management and Rehabilitation in cancer patients with skeletal metastasis)

Editors :
Oomori, Maiko, et al
Oomori, Maiko
　Department of Rehabilitation Medicine, Keio University School of Medicine. Physiatrist

© 2014  1st ed.

ISHIYAKU PUBLISHERS, INC.
　7-10, Honkomagome 1 chome, Bunkyo-ku,
　Tokyo 113-8612, Japan

# 序　文

## ～骨転移患者さんのQOL向上のための多職種による包括的アプローチ～

　早期診断や治療の進歩によって，がんと診断されてからの生存期間は延長し，「がんが不治の病であった時代」から「がんと共存する時代」になりつつある現在，人生の質（QOL）を上げる医療をいかに行うかということが重要な課題となっています．

　骨転移は，がんの転移巣のなかでも頻度の高いものです．がん患者のうち，臨床上問題となる骨転移を生じるのは10～15％といわれていますが，生存期間の延長や骨転移の診断技術の進歩によって早期診断が可能になったことなどから，骨転移患者の数は増加しつつあると推測されます．

　骨転移によって痛みや病的骨折，運動麻痺を生じると，歩行や日常生活に支障をきたし，QOLは急激に低下してしまいます．病的骨折を生じた群では，生じない群に比べて生命予後が短かったという報告もあります．したがって，骨転移を早期に診断し，適切な"Bone Management"を行うことが必要です．しかし，一方では，慎重になりすぎて過度な安静状態や寝たきりになってしまうと，逆に患者さんの身体機能やQOLが低下してしまいます．骨折のリスクには十分注意しつつ，リハビリテーションを実施し，身体機能を維持・向上させ自分らしい日常生活を過ごしてもらうことも求められます．

　このように，早期診断・治療，症状緩和，リハビリテーションを含めた包括的なチームアプローチは，骨転移患者のQOL向上や生命予後改善のためには必須です．チームアプローチは，患者さんに直接関わる職種，主治医や看護師，リハビリテーション関連職種などが，痛みなどの症状から，骨転移の存在を疑うことから始まります．次に，臨床所見や画像読影をもとに，主治医や整形外科医，放射線診断医が骨転移を診断します．そして，主治医や整形外科医，放射線治療医，緩和ケアチーム，リハビリテーションチーム，看護師，ソーシャルワーカーなどの多職種によるカンファレンスやキャンサーボードなどによって，患者さん・家族の希望に沿った最良の治療，症状緩和，リハビリテーションの方針を決定して実行します．

　わが国のがん医療では，すべての骨転移患者さんに対して，このようなアプローチが適切に行われているでしょうか？　必ずしも十分ではないのが現状ではないでしょうか．骨転移患者に関わるすべての職種が，最善の方法を考えていたとしても，それぞれの情報や技術がうまく連携していないと，患者にとって最良の治療にはなりません．

　本書は，骨転移患者さんのQOL向上のための多職種による包括的なチームアプローチを，いかに行っていくかということを具体的に示し，今後基準となる指針作成のきっかけになるものとして企画いたしました．

　骨転移診療，リハビリテーションの第一線で活躍なさっている先生方にご協力いただき，多職種の視点から，診断や治療，リハビリテーションやチームアプローチの実際についてまとめることができました．骨転移患者さんのQOL向上に日々努めているすべての職種，チームにとって，明日からの臨床に役立てていただけるものとなれば幸いです．

2014年3月　編者を代表して
大森まいこ（松本真以子）

# 目次

序文 ......................................................................................................................................... iii

## 第1部 骨転移の基本 ......................................................................................................... 1

1. 骨転移のメカニズム（大森まいこ）............................................................................ 2
2. 骨転移と疼痛（大森まいこ）........................................................................................ 7
3. 転移性骨腫瘍の診断戦略（髙木辰哉）........................................................................ 13
4. 画像の見方（藤本 肇）................................................................................................ 16
5. 原発がんによる骨転移巣の画像所見の特徴（藤本 肇）............................................ 24
6. 転移性骨腫瘍の治療戦略（髙木辰哉）........................................................................ 28
7. 放射線治療（笹井啓資）................................................................................................ 30
8. 転移性骨腫瘍の手術（片桐浩久）................................................................................ 35
9. がんの骨転移に対する薬物治療（高橋俊二）............................................................ 43
10. 骨セメント（吉松美佐子）............................................................................................ 46
11. 疼痛への対応（薬物療法）（大坂 巌）........................................................................ 48
12. 疼痛への対応（物理・運動療法）（大森まいこ）........................................................ 52
13. 骨転移と骨関連事象（SRE）（大森まいこ・辻 哲也）............................................ 60
14. がん種別の特徴（藤原智洋・榊原浩子・川井 章）.................................................. 72

## 第2部 骨転移のリハビリテーション ........................................................................ 85

1. 骨転移リハビリテーションの概要（大森まいこ・辻 哲也）.................................... 86
2. リハビリテーション目標設定，リスク管理の実際（大森まいこ・辻 哲也）........ 92
3. 脊椎転移のリハビリテーション（大森まいこ・辻 哲也）........................................ 107
4. 長管骨・骨盤転移の評価とリハビリテーション（大森まいこ・辻 哲也）............ 126
5. 転移性骨腫瘍に対する手術後リハビリテーション（片桐浩久）............................ 136
6. 骨転移患者の理学的評価と対応（高倉保幸・國澤洋介）........................................ 144
7. 痛みや骨折のリスクを減らす動作法，介助法の検討について（北原エリ子）...... 148
8. 骨転移患者のADL（作業療法士の視点から）（阿部 薫）........................................ 156
9. 評価スケール—身体機能スケールとQOLスケール—（大森まいこ）.................. 162
10. 骨転移患者に対するリハビリテーション時のインフォームドコンセントと同意書
    —法律上必要とされることについて—（鈴木雄介）............................................ 171
11. がんのリハビリテーションガイドライン（宮越浩一）............................................ 179

## 第3部　実践編 …… 185

- **1** 骨関連事象カンファレンス（SREC）について（髙木辰哉・北原エリ子）…… 186
- **2** がん専門病院におけるチーム医療の取り組み
  ①静岡県立静岡がんセンター（田沼 明）…… 190
- **3** がん専門病院におけるチーム医療の取り組み
  ②四国がんセンター（杉原進介）…… 193
- **4** チーム医療における看護師の役割（栗原美穂）…… 196

- **case1** 乳がん　骨関連事象カンファレンス（SREC）で方針を検討した対麻痺症例（北原エリ子・三浦季余美）…… 200
- **case2** 肺がん　骨転移治療後，終末期まで多職種で支援を行った症例（岡山太郎）…… 206
- **case3** 食道がん　再発にて大腿骨転移を呈し，在宅復帰を目標にリハビリテーションを施行した症例―術前～終末期の関わり―（井上順一朗）…… 214
- **case4** 食道がん　脊椎全摘術（TES）施行後ロッド破損により再設置した症例（井口暁洋）…… 221
- **case5** 乳がん　疼痛によるADL低下に対して日常生活動作指導を行った症例（祝 広香）…… 228
- **case6** 乳がん　人工肘関節置換術後に仕事復帰をした症例（田尻寿子）…… 235
- **case7** 乳がん　主婦として自宅復帰することを目標に家事動作訓練を行った症例（阿瀬寛幸）…… 242
- **case8** 膵がん　上肢麻痺に対して残存能力を用いたアプローチを行った終末期の症例（島﨑寛将）…… 250
- **case9** 多発性骨髄腫　化学療法中に離床，ADL動作練習を行った症例（櫻井卓郎）…… 257

## 付録

- 上腕骨（肩から肘にかけての骨）に骨転移がある方の日常生活動作の方法（静岡県立静岡がんセンター　整形外科・リハビリテーション科）…… 265
- 頸椎・胸椎・肋骨に骨転移がある方の日常生活動作の工夫（慶應義塾大学病院 リハビリテーション科）…… 266
- 腰椎・股関節・大腿骨に骨転移がある方の日常生活動作の工夫（慶應義塾大学病院 リハビリテーション科）…… 267

索引 …… 268

## ●執筆者一覧 (執筆順)

### 【編　者】

| | | | |
|---|---|---|---|
| 大森まいこ (松本真以子) | おおもりまいこ | 慶應義塾大学医学部リハビリテーション医学教室 (医師) |
| 辻　　哲也 | つじてつや | 慶應義塾大学医学部リハビリテーション医学教室 (医師) |
| 髙木　辰哉 | たかぎたつや | 順天堂大学整形外科 (医師) |

### 【執筆者】

| | | | |
|---|---|---|---|
| 大森まいこ (松本真以子) | おおもりまいこ | 慶應義塾大学医学部リハビリテーション医学教室 (医師) |
| 髙木　辰哉 | たかぎたつや | 順天堂大学整形外科 (医師) |
| 藤本　　肇 | ふじもとはじめ | 沼津市立病院放射線科 (医師) |
| 笹井　啓資 | ささいけいすけ | 順天堂大学医学部放射線治療学講座 (医師) |
| 片桐　浩久 | かたぎりひろひさ | 静岡がんセンター整形外科 (医師) |
| 高橋　俊二 | たかはししゅんじ | 公益財団法人がん研究会有明病院総合腫瘍科 (医師) |
| 吉松美佐子 | よしまつみさこ | 聖マリアンナ医科大学放射線科 (医師) |
| 大坂　　巌 | おおさかいわお | 静岡がんセンター緩和医療科 (医師) |
| 藤原　智洋 | ふじわらともひろ | 国立がん研究センター中央病院骨軟部腫瘍・リハビリテーション科 (医師) |
| 榊原　浩子 | さかきばらひろこ | 元・国立がん研究センター中央病院骨軟部腫瘍・リハビリテーション科 (理学療法士) |
| 川井　　章 | かわいあきら | 国立がん研究センター中央病院骨軟部腫瘍・リハビリテーション科 (医師) |
| 辻　　哲也 | つじてつや | 慶應義塾大学医学部リハビリテーション医学教室 (医師) |
| 高倉　保幸 | たかくらやすゆき | 埼玉医科大学保健医療学部理学療法学科 (理学療法士) |
| 國澤　洋介 | くにさわようすけ | 埼玉医科大学保健医療学部理学療法学科 (理学療法士) |
| 北原エリ子 | きたはらえりこ | 順天堂大学医学部附属順天堂医院リハビリテーション室 (理学療法士) |
| 三浦季余美 | みうらきよみ | 順天堂大学医学部附属順天堂医院リハビリテーション室 (理学療法士) |
| 阿部　　薫 | あべかおる | 慶應義塾大学病院リハビリテーション科 (作業療法士) |
| 鈴木　雄介 | すずきゆうすけ | 鈴木・村岡法律事務所 (医師・弁護士) |
| 宮越　浩一 | みやこしこういち | 亀田総合病院リハビリテーション科 (医師) |
| 田沼　　明 | たぬまあきら | 静岡がんセンターリハビリテーション科 (医師) |
| 杉原　進介 | すぎはらしんすけ | 四国がんセンター整形外科・リハビリテーション科 (医師) |
| 栗原　美穂 | くりはらみほ | 国立がん研究センター東病院看護部 (看護師) |
| 岡山　太郎 | おかやまたろう | 静岡がんセンターリハビリテーション科 (理学療法士) |
| 井上順一朗 | いのうえじゅんいちろう | 神戸大学病院リハビリテーション部 (理学療法士) |
| 井口　暁洋 | いぐちあきひろ | 昭和大学横浜市北部病院リハビリテーション室 (理学療法士) |
| 祝　　広香 | ほうりひろか | 慶應義塾大学病院リハビリテーション科 (理学療法士) |
| 田尻　寿子 | たじりひさこ | 静岡がんセンターリハビリテーション科 (作業療法士) |
| 阿瀬　寛幸 | あせひろゆき | 順天堂大学医学部附属順天堂医院リハビリテーション室 (作業療法士) |
| 島﨑　寛将 | しまざきひろまさ | 大阪府済生会富田林病院リハビリテーション科 (作業療法士) |
| 櫻井　卓郎 | さくらいたくろう | 国立がん研究センター中央病院骨軟部腫瘍・リハビリテーション科 (作業療法士) |

# 第 *1* 部
# 骨転移の基本

## Contents

1. 骨転移のメカニズム
2. 骨転移と疼痛
3. 転移性骨腫瘍の診断戦略
4. 画像の見方
5. 原発がんによる骨転移巣の画像所見の特徴
6. 転移性骨腫瘍の治療戦略
7. 放射線治療
8. 転移性骨腫瘍の手術
9. がんの骨転移に対する薬物治療
10. 骨セメント
11. 疼痛への対応(薬物療法)
12. 疼痛への対応(物理・運動療法)
13. 骨転移と骨関連事象(SRE)
14. がん種別の特徴

# 1 骨転移のメカニズム

## 骨転移発生のメカニズム

がんの転移は**表1**の過程を経て成立するといわれている．

表1　がん転移の成立の過程

| |
|---|
| ①腫瘍の発生・増殖 |
| ②原発腫瘍内血管新生 |
| ③腫瘍細胞の遊離・基質内侵入 |
| ④微小血管・リンパ管への侵襲・流入 |
| ⑤遠隔臓器微小血管への着床・腫瘍塞栓形成 |
| ⑥血管壁貫通・血管外へ遊出 |
| ⑦臓器へ定着・増殖・腫瘍血管新生 |
| ⑧転移巣の形成 |

(森脇，文献1)

つまり骨転移は，がん細胞の原発巣からの遊離，血管内への播種，骨への着床，骨での適応・増殖から成立する複合現象である(**図1**)．がん細胞は，骨での適応・増殖の段階で，骨環境を利用して適応，生存，増殖し，新たな特性を獲得して骨環境を変えていくという相互関連を起こすことがわかってきており，その分子細胞レベルでのメカニズムが注目されている[2]．

通常骨では，破骨細胞が古くなった骨を吸収し，骨芽細胞に新しい骨を作らせる，骨のリモデリングが行われている．破骨細胞による骨吸収時には，インスリン様増殖因子(IGF：insulin-like growth factor)やトランスフォーミング増殖因子(TGF：transforming growth factor)-βなどの増殖因子を放出する．これらの増殖因子とカルシウム，リンを用いて骨芽細胞は新しい骨を形成する．しかし，骨髄にがん細胞が侵入すると，これらの増殖因子やカルシウム，リンはがん細胞の増殖のために奪われ，生理的な新生骨形成は抑制される．そして，**図2**に示すようにがん細胞による骨吸収促進のメカニズムが働く．

①がん細胞から，副甲状腺ホルモン関連蛋白(PTHrP：parathyroid hormone related peptide)などのサイトカインが産生される．

②それらのサイトカインは，骨芽細胞のNF-κB

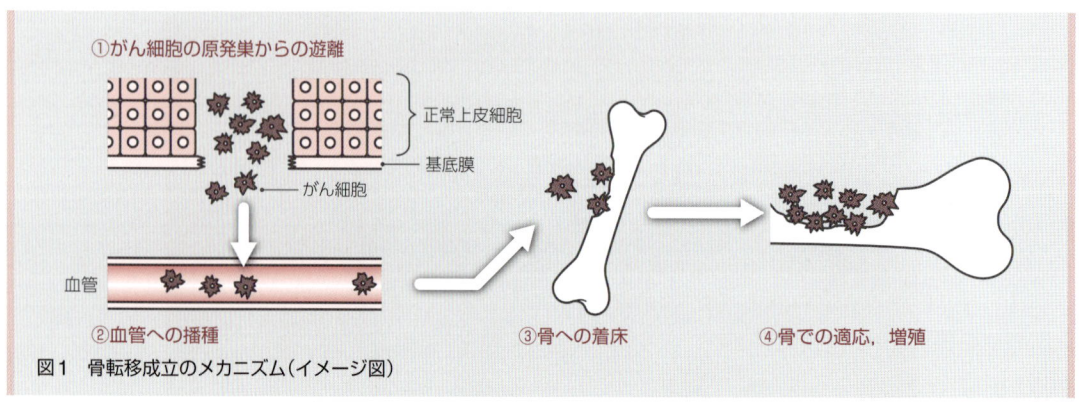

図1　骨転移成立のメカニズム(イメージ図)

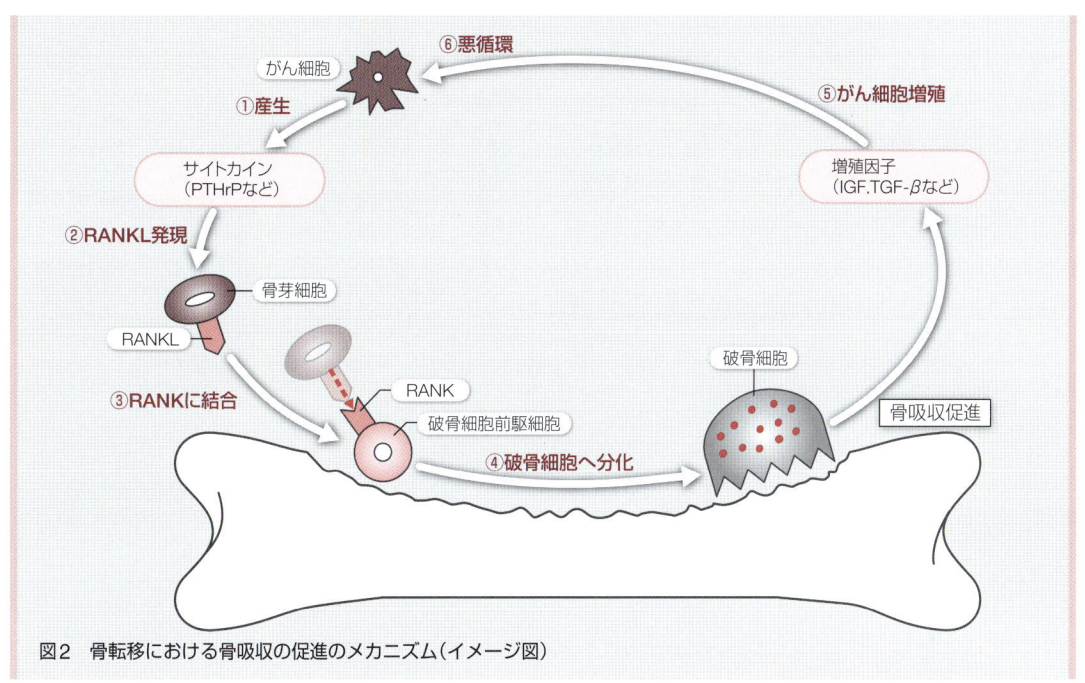

図2　骨転移における骨吸収の促進のメカニズム（イメージ図）

活性化受容体リガンド（RANKL：receptor activator of nuclear factor $\kappa$B ligand）発現を促す．
③RANKLが，破骨細胞前駆細胞のRANKと結合する．
④結合によって，破骨細胞前駆細胞は破骨細胞へと分化し，骨吸収が促進される．
⑤破骨細胞による骨吸収時に放出される上記のような増殖因子（IGFやTGF-$\beta$など）は，がん細胞のアポトーシス抑制と増殖促進作用を持つため，更にがん細胞が増殖する．
⑥がん細胞の増殖によって，骨吸収促進，破骨細胞増加の悪循環を生じる．

このように，骨転移とは，がん細胞，骨芽細胞，破骨細胞の間に成立する悪循環により形成，進展するもので，この悪循環には，骨，あるいはがん細胞が発現するサイトカインなどが関与している．

# 骨転移の発生頻度（原発巣別頻度，骨転移部位）

画像診断によって早期骨転移が発見されるようになったこと，治療法の進歩によってがん患者の生存期間が延長したことなどから，骨転移発生頻度は増加しているといわれている．しかし，以前から骨転移発生の頻度にはさまざまな報告があり，臨床登録によるものや剖検によるものなど，あるいは地域や国などによっても，その数値はさまざまである．以下に骨転移の発生頻度や骨転移患者における原発巣別の割合をまとめるが，どのような背景をもつデータなのかに留意したうえで参照いただきたい．

## 1. 骨転移発生頻度

国立がん研究センターのX線画像読影などの

登録データによると，がん患者全体の約10％に骨転移が発生するといわれている[3]．剖検例では，剖検骨の詳細な観察によって，臨床的，肉眼的に未確認の微小転移巣を発見できることがあるため，臨床報告より多い20〜30％という頻度が報告されることが多い[1]．

森脇らによる2,080例の剖検報告によると，全体の骨転移率は31.4％，がん種別の骨転移率は**表2**のとおりであった．

表2 森脇らによる2,080例の剖検によるがん種別の骨転移率

|  | 原発巣 | 骨転移率(％) |
|---|---|---|
| 1 | 乳がん | 79.0 |
| 2 | 前立腺がん | 76.7 |
| 3 | 肺がん | 52.7 |
| 4 | 直腸がん | 22.7 |
| 5 | 子宮がん | 22.7 |
| 6 | 胃がん | 21.1 |
| 7 | 肝がん | 15.8 |
| 8 | 甲状腺がん | 15.8 |
| 9 | 膀胱がん | 15.1 |
| 10 | 腎がん | 15.0 |

（森脇，文献1）

## 2. 骨転移患者におけるがん種の割合

各がん種における骨転移率は前述のとおりであるが，普段の臨床で接する骨転移患者の割合は，そのがん種の総患者数や生存期間によって多少異なる．

わが国では，日本整形外科学会骨軟部腫瘍委員会が編集している『全国骨腫瘍患者登録一覧表』が数年に一度発表されており，そこから全国で登録された転移性骨腫瘍患者数を知ることができる[5]．最新のデータとしては，1964〜2005年に登録された13,577例がある．その内訳は**表3**であり，骨転移患者の数としては乳がんや肺がんが多いことがわかる．

表3 全国骨腫瘍患者登録一覧による骨転移患者13,577例における各がん種の割合

| 原発巣 | 患者数の割合(％) |
|---|---|
| 乳がん | 21.6 |
| 肺がん | 21.2 |
| 前立腺がん | 7.6 |
| 腎がん | 7.5 |
| 胃がん | 6.8 |
| 子宮がん | 6.6 |
| 肝がん | 5.1 |
| 大腸がん | 4.0 |
| 甲状腺がん | 3.5 |
| 膀胱がん | 1.7 |
| 食道がん | 1.6 |
| 膵臓がん | 1.4 |

（日本整形外科学会骨軟部腫瘍委員会，文献5）

## 3. 骨転移部位

文献的には，原発巣を問わず骨転移は椎骨で多く，次いで腸骨，大腿骨，肋骨などで多いとされている[1]（原発がん種別の骨転移部位別頻度については，第1部-14章参照）．脊椎骨は，循環，細胞，細胞外マトリックスの適当な赤色髄の割合が多いため，骨転移の割合が多いといわれる．腰椎，胸椎，頸椎，仙骨の順に多く，その比率はほぼ6：4：2：1という報告もある．末梢骨への単発転移はきわめてまれである．その理由としては，①四肢末梢骨の体積が小さい，②外気に触れることが多いので温度が低い，③赤色髄が少なく血行が少ない，④臨床的・病理学的にも検索が不十分，⑤報告されない症例が多いのではないか，といわれている[1]．

# 骨転移巣の局所反応

転移骨でどのような反応が生じるかは，表4に示す4型に分類される[1]．

溶骨型の骨転移において，骨形成も亢進していることが示されており，骨転移巣では病的なバランスで骨吸収と骨形成が同時進行している．そのため厳密に検索すると，①や②のような純粋型は少なく，相互に混在あるいは移行して経時的に変化するものである（図3）．初期には骨梁型が多く，進行するにつれて溶骨型か造骨型のどちらかが有意な混合型というパターンが多くなる．

どの型の反応かということは，厳密には病理診断が必要となるが，臨床では画像判断が主となる．原発臓器や組織型，またその他の因子によって，転移骨の反応は異なるので，画像診断前や画像診断の際に参考となる（表5）．

原発巣のがん種によって，どのようなタイプが優位となるかを，骨転移の発生率の多いがん種を中心に表6にまとめた．表の上のほうは溶骨性反

表4 転移骨の反応（本書では下線の用語を使用する）

① **溶骨型**・骨吸収型・骨溶解型・骨融解型（osteolytic, osteoclastic type）:
破骨細胞が増殖し，骨吸収が亢進した状態となる．

② **造骨型**・骨形成型・骨硬化型（osteoplastic, osteoblastic, osteosclerotic type）:
骨芽細胞の活性化，増殖をきたし，幼若骨組織，類骨組織を形成し，骨化が進む．

③ **骨梁間型**（intertrabecular type）:
骨新生や破壊・吸収をみず，海綿質の間質に腫瘍細胞が増殖する．

④ **混合型**（mixed type）:
上記反応が種々の割合で同一固体・同一骨に混在する．

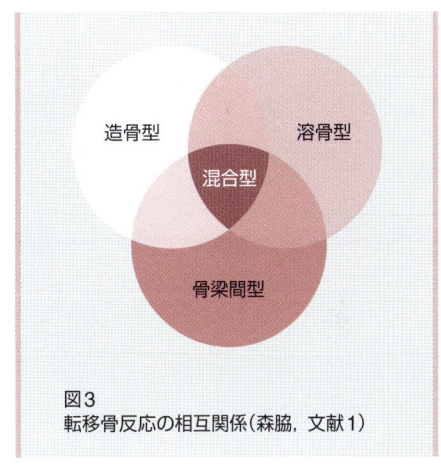

図3
転移骨反応の相互関係（森脇，文献1）

表5 転移骨局所反応の諸因子

|  | 溶骨型 | 造骨型 | 骨梁間型 | 混合型 |
|---|---|---|---|---|
| 原発臓器 | 肝細胞がん<br>扁平上皮がんを発生する臓器がん | 前立腺がん<br>乳がん<br>胃がん（若年者） | 非固形腫瘍<br>小細胞がんを発生する臓器がん | 各臓器<br>腫瘍 |
| 組織型 | 扁平上皮がん<br>腺がん（高分化型）<br>骨髄腫 | 腺がん（低分化型）<br>ホルモン産生性<br>ホルモン依存性 | 小細胞がん<br>悪性リンパ腫<br>白血病 | 腺がん<br>その他 |
| その他の因子 | 血栓形成<br>梗塞<br>凝固壊死 | 長期生存例<br>治療奏功例 | 初期転移巣 | 長期生存例<br>治療奏功例<br>広範転移骨 |

（森脇，文献1）

応の強い傾向のもので,下のほうは造骨性反応の強い傾向のものである.

反応のタイプによって,骨関連事象(SRE：Skeketal-Related Events)の発生などが異なるため,どのような反応型が優位であるかを把握することは重要である.例えば,溶骨型は他の型に比べて病的骨折のリスクが高くなる.しかし,造骨型も正常の骨組織ではないため,骨折のリスクが全くないとはいえない.脊椎への転移の場合,溶骨型は椎体の圧潰などによる不安定性の増加を生じやすい.造骨型や骨梁間型では,不安定性をきたす前に脊椎腔への腫瘍の進展による脊髄の圧迫を生じることがあるため注意が必要となる.

表6 原発巣がん種による転移骨の反応

| 原発巣がん種 | 転移骨の反応 |
|---|---|
| 多発性骨髄腫 | 溶骨性反応が基本型とされるが,造骨型を呈するものもある |
| 腎がん | 溶骨性反応が優位であるが,部分的に造骨像を呈する |
| 悪性黒色腫 | 溶骨性反応が優位であるが,ときに造骨型を呈することもある |
| 甲状腺がん | 溶骨性反応が優位な混合型や骨梁間型を認める |
| 肝がん | 溶骨型,混合型(溶骨性優位)がほとんどである |
| 食道がん | 扁平上皮がんが多いので,溶骨性反応が優位である |
| 大腸がん | 高分化腺がんが多いため,造骨反応は少ない.溶骨型,骨梁間型,混合型がそれぞれ30％程度との報告がある |
| 悪性リンパ腫 | 多くが骨梁間型を呈する.詳細に観察すると溶骨性病変を認めることもある |
| 胃がん | 低分化腺がんが多いので造骨性変化が多いが,組織の分化度によって反応が異なる |
| 肺がん | 非小細胞がんでは溶骨型が多いが,混合型や造骨型も認める.小細胞がんでは骨梁間型を認めるものが多い |
| 乳がん | 報告によって異なるが,いずれの反応も生じうる |
| 前立腺がん | 造骨型が多い.90％が造骨病変を呈するという報告もある |

溶骨性 ↕ 骨梁間型・造骨性・混合性

### 参考文献

1) 森脇昭介：癌の転移機序 骨転移の病理～基礎と臨床のはざまで～. pp15-21, pp27-29, pp40-59, 杏林書院, 2007.
2) 米田俊之：骨転移成立・進展のメカニズムはどこまで解明されたのか[高橋俊二(編)：がん骨転移治療～ビスホスホネート治療によるBone Management～]. pp27-35, 先端医学社, 2012.
3) 荒木信人：転移骨腫瘍診療の現状[厚生労働省がん研究助成金 がんの骨転移に対する予後予測方法の確立と集学的治療法の開発班(編)：骨転移治療ハンドブック]. pp3-13, 金原出版, 2004.
4) 森脇昭介：骨転移の頻度 骨転移の病理～基礎と臨床のはざまで～. 杏林書院, 2007.
5) 日本整形外科学会骨軟部腫瘍委員会(編)：全国骨腫瘍患者登録一覧表. 国立がんセンター, 2005.
6) 森脇昭介：骨転移巣の局所反応 骨転移の病理～基礎と臨床のはざまで～. 杏林書院, 2007.

■執筆者　大森まいこ

# 2 骨転移と疼痛

## 疼痛発生のメカニズム

骨転移による疼痛発生のメカニズムは，骨転移痛モデル動物の開発とその解析によって，詳しい機序が明らかになってきた[1]．

骨転移による疼痛の発生は，骨における腫瘍細胞の増殖・進展に伴って時系列で進行する．骨膜だけでなく，骨髄・皮質骨にも知覚神経が投射しており痛みを感知するため，がん細胞が骨髄に着床した初期の段階から痛みが発生する可能性がある．着床したがん細胞は，閉鎖空間で増殖するため，骨転移痛には炎症機序のみならず神経障害性機序も関与し，進行とともに，複合化して複雑となる（図1）．

さらに脊椎転移の場合には，以上の末梢性機序に加えて，脊髄神経が感作され痛みを増強している可能性もある．椎骨の不安定性や，脊髄や神経根の圧迫によっても痛みを生じる．

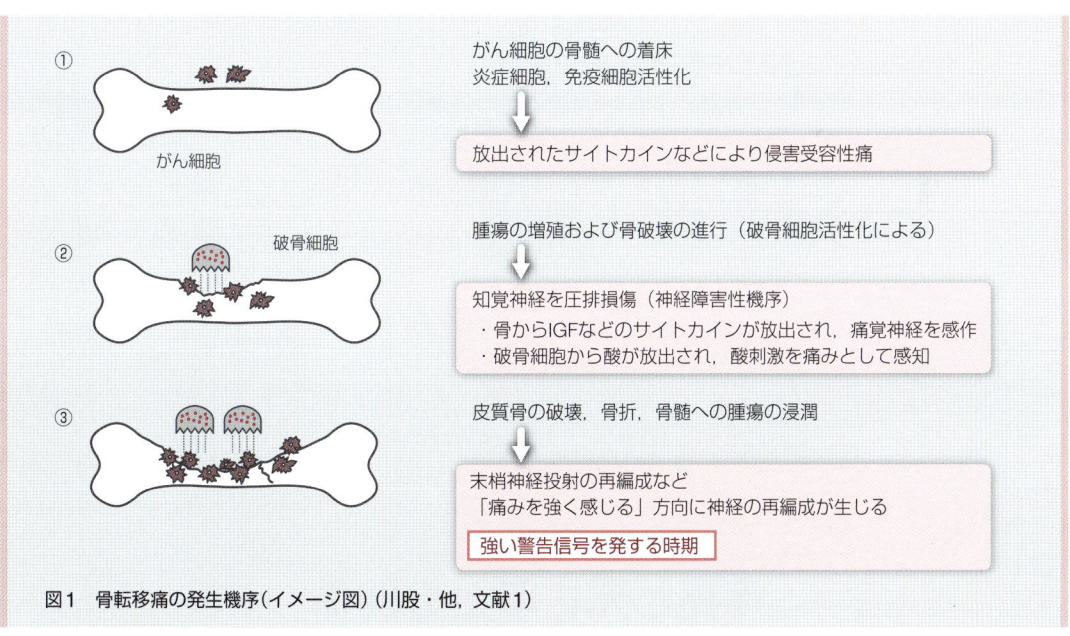

図1 骨転移痛の発生機序（イメージ図）（川股・他，文献1）

## 疼痛の発生頻度

骨転移によってさまざまな症状，合併症を生じる．一番多い症状は疼痛であり，性状や強さはさまざまなものの骨転移患者の85％が，いずれかの時点で痛みを訴える[2〜3]．

またいわゆるがん関連疼痛(cancer-related pain)の多くは骨転移による痛みといわれており，がんと診断された患者の半数以上が骨の痛みを経験するという報告もある[4]．

骨転移患者の疼痛発生の頻度は多いが，原発がんの種類によってさまざまである．

進行乳がん患者では，80％が溶骨性の骨転移を生じるものの，その2/3の部位は痛みの症状のない転移巣であるという報告もある(表2)[5]．Levrenらの報告では，同様に乳がん患者では痛みのない骨転移患者のほうが多かったが，前立腺がんでは痛みのない骨転移患者はほとんどいなかった(表2)[8]．手術可能なステージの肺がん患者でも，症状のない患者のうち16.3％で骨転移を認めたという報告もある[7]．

疼痛が発生するメカニズムについては，ある程度解明されてきてはいるが，いろいろな要因が絡み合って生じているため，同じような骨転移でも痛みの強さや性状が異なる．骨転移の進行度や部位と痛みの関係についても明確に示された報告はない．個々の患者に応じた疼痛の評価とペインコントロールが必要となる．

表2 骨転移と痛みについての報告

| | |
|---|---|
| Front D. 1979[5] | 骨転移を合併した乳がん患者66人のうち痛みなし21人(32％)．<br>155カ所の転移部位のうち痛みのあったのは50カ所(32％)のみ．<br>年齢や荷重骨転移は疼痛とは関係なし． |
| Palmer E. 1988[6] | 骨シンチを施行した乳がん，前立腺がん患者に痛みについてのアンケート調査を施行．骨転移と診断されたが痛みがなかったのは，乳がんで21％，前立腺がんで22％であった． |
| Iordanidou L. 2006[7] | 手術可能なステージの肺がん患者60人に骨シンチを行い，骨転移が疑われた場合にはX線やCTで確定診断を行った．<br>症状があった患者11人のうち3人(27.2％)に骨転移を認めた．症状がなかった49人のうち，8人(16.3％)で骨転移を認めた． |
| Levren G. 2011[8] | 骨シンチを施行した乳がん，前立腺がん患者の痛みの症状について調査を行った．<br>前立腺がん患者55人：痛み(＋)38人中骨転移があったのは18人(47％)<br>　　　　　　　　　痛み(－)17人中骨転移があったのは2人(12％)<br>乳がん患者46人：痛み(＋)32人中骨転移があったのは11人(34％)<br>　　　　　　　　痛み(－)14人中骨転移があったのは10人(71％) |

## 疼痛と死亡率との関係

疼痛の有無による骨関連事象(SRE：Skeletal-Related Events)発生や死亡率に有意差が存在するという報告がある．疼痛とSRE発生との関係については第1部-13章にまとめた．

死亡率について，Koizumiらは，乳がん患者において骨転移診断時に疼痛があった群では，なかった群に比べてHazard比で1.535のリスクがあったことを報告している[9]．

またShenらは，進行乳がん患者（骨転移の有無にかかわらず）において，疼痛が生存期間に与える影響を調べた．その結果，疼痛が強いほど有意に生存期間が短く，疼痛が全くない群では生存期間の中央値が23.8カ月であったのに対して，疼痛の強い群では14.8カ月であった[10]．

疼痛の強さは，活動性の高い病勢や急激な腫瘍の成長などを表しているため，生存期間とも関連する可能性が考えられるが，まだ詳細は不明である．

## 疼痛の評価スケール

骨転移患者の大部分は痛みの症状を訴えるが，それらの訴えは主観的であるために過小評価され，適切な対応が行われていないという指摘もある[11]．患者の疼痛を適切に評価することは，必要な治療や対応を行うために非常に重要である．どのような治療や対応を行うか，またそれらの効果を判定するためには，適切な評価を行うことができるスケールが必要である．骨修飾薬のビスホスホネートや抗RANKL抗体（デノスマブ）などの臨床研究でも，効果判定の1つの指標として疼痛の評価スケールが用いられている．

疼痛の評価は症状そのものだけでなく，そこから派生するさまざまな問題，鎮痛薬の使用や日常生活活動，QOLへの影響などについても併せて評価することが理想的である（**表3**）．

疼痛の症状評価としては，線形のスケールとカテゴリー別のスケールに大きく分けられる．日本でもよく用いられる線形のスケールは，Visual analog scale（VAS）[12]やFace Rating Scale（FRS）[13]，Numeric Rating Scale（NRS）[14]（**図1**）などがあり，臨床上でも簡便に用いることができる．しかし，簡便であるために，細かい変化や痛みの性質・頻度などを評価することは困難である．

またカテゴリー別のスケールで広く用いられているものとして，The Brief Pain Inventory（BPI）がある．BPIはWHOの疼痛研究グループとがんケアにおける症状評価センター（Centre for Symptom Evaluation in Cancer Care）が共同で開発した簡易疼痛質問票である[15]．疼痛の強さだけではなくて，疼痛による生活への支障についても評価を行うようになっているところが特徴である．BPIは日本語版も作成されており，使用が可能となっている[16]（**図3**）．

多くの骨転移治療のトライアルでは，BPIなどのスケールによる疼痛の程度とともに鎮痛薬の使用についても調査して評価を行っている．ビスホスホネートなどのRCTで評価尺度に用いられているものとしては，Tongらのスコア（**表4**）がある[17]．

さらに詳しく鎮痛薬の量をスケール化したものとして，Analgesic Quantification Algorithm Score Categories（**表5**）[18]，また鎮痛薬の必要頻度について評価したDenisの疼痛評価表（**表6**）[19]などがあるが，国際的に広く用いられるものとして基準化されているものはない．

痛みの症状によって，患者QOLは低下する．そのため痛みの評価では，痛みの症状そのものだけではなく，QOLを評価することも重要である．最近では骨転移患者に特化したQOL評価スケールが開発されているが，それらのスケールにおいても痛みに関する質問項目が多くを占めている．それらQOLの評価スケールについては，別項で紹介する（第2部-9章）．

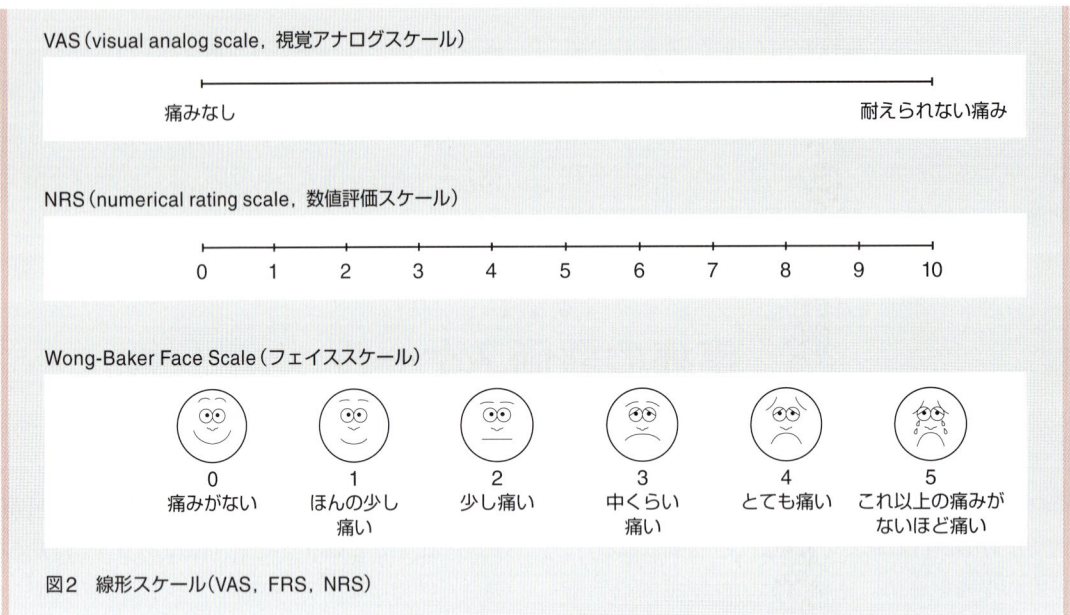

図2 線形スケール(VAS, FRS, NRS)

表3 痛みの評価尺度の種類

| 疼痛の症状の評価 | ・線形のスケール<br>・カテゴリー別のスケール |
|---|---|
| 鎮痛薬の使用についての評価 | |
| QOLの評価 | |

表4 Tongの鎮痛薬使用評価スコア

| 0 | (鎮痛薬の)使用なし |
|---|---|
| 1 | 非オピオイド鎮痛薬 |
| 2 | 抗不安薬や抗うつ薬 |
| 3 | 弱オピオイド |
| 4 | 強オピオイド |

(Uki・他, 文献16より和訳引用)

表5 Analgesic Quantification Algorithm Score Categories

| 0 | 鎮痛薬なし |
|---|---|
| 1 | 非オピオイド鎮痛薬 |
| 2 | 弱オピオイド<br>(メペリジン, コデイン, トラマドールなど) |
| 3 | 強オピオイド ≤ 75mg OME[※]/日 |
| 4 | 強オピオイド > 75-150mg OME/日 |
| 5 | 強オピオイド > 150-300mg OME/日 |
| 6 | 強オピオイド > 300-600mg OME/日 |
| 7 | 強オピオイド > 600mg OME/日 |

(Cleeland CS, 文献18より和訳引用)

※ OME：Oral Morphine Equivalent
　経口モルヒネ等価量としてのオピオイド使用量.

表6 Denisの疼痛評価表(荒木, 文献19)

| P1 | 疼痛なし |
|---|---|
| P2 | 鎮痛薬を必要としない軽度の痛み |
| P3 | ときに鎮痛薬を必要とするが, 仕事や日常生活に支障のない中程度の痛み |
| P4 | しばしば鎮痛薬を必要とし, ときに仕事を休んだり日常生活を大きく変えなければならないような中～高度の痛み |
| P5 | 鎮痛薬を常に必要とする耐えられないような高度の痛み |

図3 BPIの日本語版

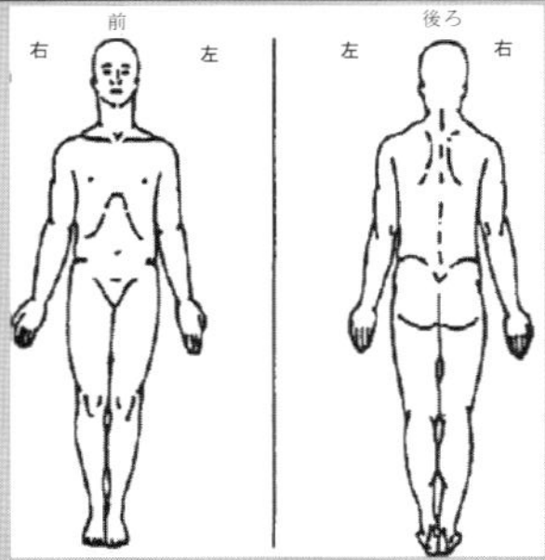

(図3は医歯薬出版が転載許諾を得て掲載。無断転載を禁ずる)

参考文献

1) 川股知之・他：骨転移痛のメカニズムと鎮痛薬による薬物療法．特集 ここ数年で進歩した骨転移痛に対する治療法．ペインクリニック，33(10)：1353-1360．2012．
2) Delaney A, et al：Translational medicine: Cancer pain mechanisms and management. *Br J Anaesth*, 101：87-94, 2008.
3) Smith HS：Painful osseous metastases. *Pain Physician*, 14(4)：E373-403, 2011.
4) Mercadante S：Malignant bone pain: pathophysiology and treatment. *Pain*, 69 (1-2)：1-18, 1997.
5) Front D, et al：Bone metastases and bone pain in breast cancer. Are they closely associated? *JAMA*, 242(16)：1747-8, 1979.
6) Palmer E, et al：Pain as an indicator of bone metastasis. *Acta Radiol*, 29(4)：445-9, 1988.
7) Iordanidou L, et al：Is there a role of whole body bone scan in early stages of non small cell lung cancer patients. *J BUON*, 11(4)：491-7, 2006.
8) Levren G, et al：Relation between pain and skeletal：metastasis in patients with prostate or breast cancer. *Clin Physiol Funct Imaging*, 31(3)：193-195, 2011.
9) Koizumi M, et al：Post-operative breast cancer patients diagnosed with skeletal：metastasis without bone pain had fewer skeletal：-related events and deaths than those with bone pain. *BMC Cancer*, 13；10：423. doi：10.1186/1471-2407-10-423, 2010.
10) Wei Shen, et al：Patient-reported pain and other symptoms as prognostic factors for overall survival (OS) in a phase III clinical trial of patients with advanced breast cancer. *J Clin Oncol*, 30, 2012 (suppl；abstr 1068) 2012 ASCO Annual Meeting.
11) Cleeland CS：The measurement of pain from metastatic bone disease: capturing the patient's experience. *Clin Cancer Res*, 15；12 (20 Pt 2)：6236s-6242s, 2006.
12) Huskisson EC：Visual analogue scales. Merzack R ed., Pain measurement and assessment. pp33-37, Raven Press, New York, 1983.
13) Wong DL, Baker CM：Pain in children comparison of assessment scale. *Pediatr Nurs*, 14：9-17, 1988.
14) Huskisson EC：Measurement of pain. *Lancet*, 2：1127-1131, 1974.
15) Cleeland CS, Ryan KM：Pain assessment: global use of the Brief Pain Inventory. *Ann Acad Med Singapore*, 23(2)：129-138, 1994. S
16) Uki J, et al：A brief cancer pain assessment tool in Japanese: the utility of the Japane S se Brief Pain Inventory--BPI-J. *J Pain Symptom Manage*, 16(6)：364-373, 1998.
17) Tong D, et al：The palliation of symptomatic osseous metastases: final results of the Study by the Radiation Therapy Oncology Group. *Cancer*, 50(5)：893-899, 1982.
18) Cleeland CS, et al：Pain outcomes in patients with advanced breast cancer and bone metastases：Results from a randomized, double-blind study of denosumab and zoledronic acid. *Cancer*, 119(4)：832-838, 2013.
19) 荒木信人：基本的診察項目．診断基準．［厚生労働省がん研究助成金 がんの骨転移に対する予後予測方法の確立と集学的治療法の開発班（編）：骨転移治療ハンドブック］．pp14-27．金原出版，2004．

■**執筆者** 大森まいこ

# 3 転移性骨腫瘍の診断戦略

## 臨床症状

　骨転移部位の疼痛または骨転移による神経圧迫に起因する疼痛で発症することが圧倒的に多い．まれにあまり疼痛がなく，知覚障害や麻痺で発症することがある．また，特殊な例として，骨皮質の破壊が少なく骨髄に広範に病変が広がり，DIC（播種性血管内凝固症候群）の状態で発症することもある．この場合は発熱や倦怠感，出血傾向などが初発症状となり，胃がんの場合に多い．

　病変としての好発部位は，脊椎，大腿骨近位，骨盤，上腕骨である．乳がん・肺がん・腎がんなどで特に経過が長い症例などは，四肢遠位部にも出現することがある．

### 各部位における症状

　脊椎の場合は，起き上がりや立位・座位での痛みの出現が多く，進行すると知覚障害や筋力低下・麻痺，膀胱直腸障害を起こすことになる．脊椎転移の理学所見として叩打痛があるが，棘突起に転移がある場合はともかく，椎体に転移が存在する場合はあまり痛みが出ないことも多いので，参考程度にするべきである．

　上位頸椎では後頭部から項部の頑固な痛みを訴えることがある．頸椎においては頸部痛以外に上肢の痛みやしびれ感，ときに肩甲帯部の痛みを訴える．胸椎の場合，側胸部や側腹部の疼痛や締め付け感，腰椎では殿部や下肢の痛みやしびれを訴えることも多い．これは病変に圧迫された神経の症状としてあらわれるものであり，疼痛やしびれを訴えた部位には圧痛や叩打痛がないことが特徴である．

　骨盤では臼蓋・恥骨に病変がある場合に股関節痛を訴える．腸骨ではベルトを締めるときの痛み，坐骨では固い椅子などに座る場合に痛みを訴えることがある．大腿骨や上腕骨などの四肢長管骨では，同部位の疼痛・圧痛とともに動作時や荷重時に痛みが増強することが特徴であり，荷重のかかった状態でひねり動作が加わると，骨折の危険性が高まるので注意が必要である[1]．特に大腿骨近位では起立時・歩行時の股関節痛が転倒に結びつき，結果として病的骨折を起こすことがある．

### 思い込みに気をつける

　脊髄損傷や病的骨折のような重大な事態は，ほとんどの場合突然起こるのではなく，数週間前からの悪化する疼痛を訴えている．注意すべきは変形性脊椎症・坐骨神経痛・変形性関節症などの退行性変性による疼痛と思い込んでしまうことである[2]．安易に通常の鎮痛剤のみで対処することなく，病歴や症状の変化に注意して理学的所見をとり，画像診断に結びつけることが重要である．

　また，逆に骨転移と思い込んで，疼痛のはげしい整形外科的疾患が存在することもあるので注意したい．

# 検査オーダー（図1）

## がんの既往がある，あるいは治療中の場合

　原発巣がほぼ確定されており，上記症状によって骨転移を疑った場合，腫瘍マーカーや骨代謝マーカーの変化を参考にできる場合がある．画像では疑った部位の単純X線が最も簡単に撮影できるが，はっきりしない場合はMRIでの確認が必要なこともある．また，全身検索としての骨スキャンやPETが撮影できれば，スクリーニングとして病変部位の確認に有用である．ただしこれらは存在診断であり，切迫骨折や脊髄圧迫の具合をみることは難しい．

　治療中であれば，多くの場合で体幹部のCTを撮影しているので，撮影範囲の骨転移診断に参考となる．CTは撮像時間も短く，広い範囲での撮影が可能なので，疼痛で動きにくい症例には頸部から大腿部までのCTを一気に撮影するのも一つの方法であろう．

　また，特に経過が長いがんの症例で，腫瘍マーカーや原発巣の状態から骨転移が考えにくい場合，二重がんの存在にも注意が必要である．他のがんによる骨転移が進行しており，足元をすくわれることがある．

## がんの既往がないかはっきりせず，骨病変で発症した場合

　いわゆる初診時原発不明がん骨転移の場合，骨病変の評価は今まで述べたことに類似するが，経過中の検査結果などはないので，血液検査や疼痛部位や理学所見からの画像診断オーダーが必要

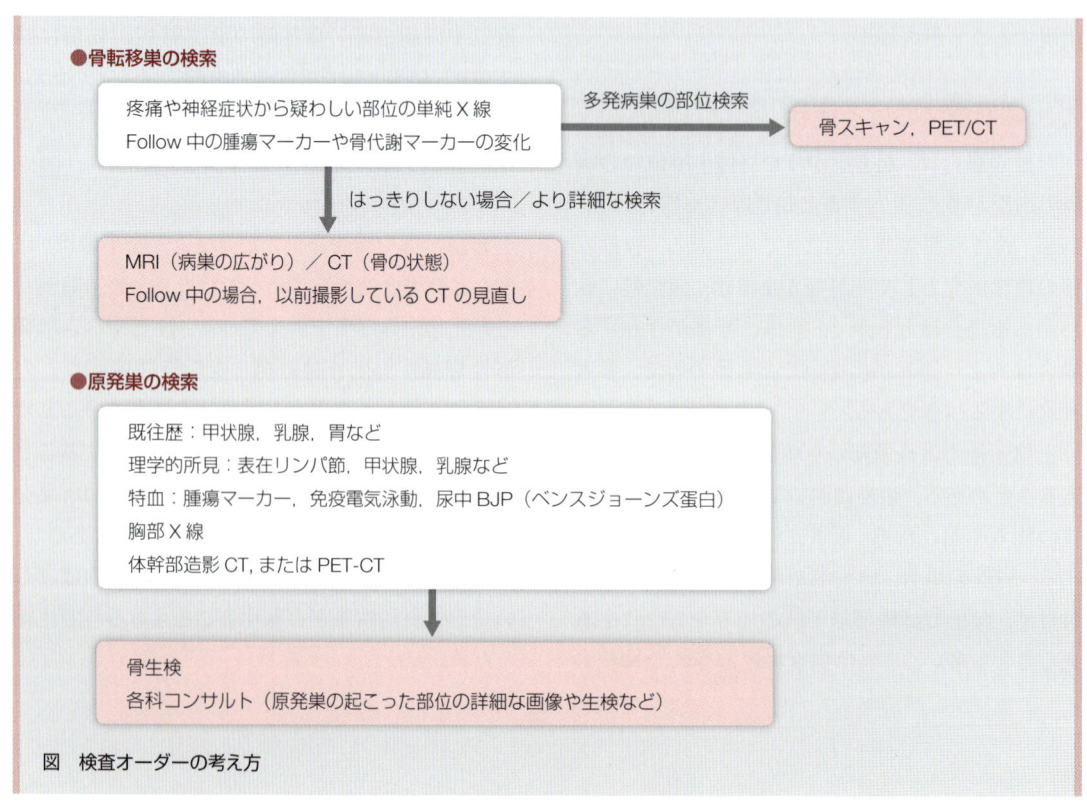

図　検査オーダーの考え方

である．また，整形外科や総合診療科などでの原発巣検索が必要となる．

骨転移の原因となる原発巣の頻度は報告によりばらつきはあるが，肺がんが最も多く，次いで多発性骨髄腫，悪性リンパ腫，前立腺がん，腎がん，肝がんの順となる[3]．骨病変で発症する消化管や婦人科のがんは少なく，乳腺も多くの場合原発巣の診断が先行する．

まず既往歴だが，甲状腺良性腫瘍の既往があれば，濾胞腺がんの可能性がある．甲状腺の細胞診のみでは診断が困難なことを知っておくべきである．また，乳がん，胃がんなどで，10年から20年以上も無病であり，その後骨転移で再発する例がまれに存在することも記憶にとどめておくとよい．理学的所見では甲状腺・乳腺や体表のリンパ節触診があるが，専門家でないと難しいことが多い．

検査として最初にできることは，腫瘍マーカーや免疫電気泳動を含んだ血液検査であろう．尿中のベンスジョーンズ蛋白も可能であれば調べたい．腫瘍マーカーは医療保険による算定回数の制限もあるが，CEA（多くの腺がん），AFP（肝がん），PSA（前立腺がん）が有用である．また，内分泌のサイログロブリンが甲状腺がんの発見に有用である．

画像については肺がんが多いため，胸部X線で診断がつくこともかなりある．体幹部の造影CTあるいはPET-CTが撮影できれば，体幹部の実質臓器が原発巣の場合，発見に有効である．採血とCTまでで，骨病変で発症したがんの半分程度の診断は可能である．それ以上では骨病変の生検や，原発を疑った臓器の各専門診療科へのコンサルトなどが必要となる．原発不明のままの場合も1割程度あること，また，まれに骨原発の肉腫の存在もあるので，注意が必要である．

以上，転移性骨腫瘍における診断戦略の第一歩を述べた．画像診断の詳細については他章を参照してほしい．

### 参考文献

1) 髙木辰哉：転移性骨腫瘍に対する診療戦略とリスク管理．がん看護 Vol.17, 728-732, 2012.
2) 片桐浩久：転移性骨腫瘍に対する治療戦略 ―早期診断と予後予測に基づいた治療―．臨床外科 64：1497-1505, 2009.
3) 髙木辰哉：骨転移で発見された症例の原発巣は？ マルホ整形外科セミナー第207集：38-41, 2011.

■**執筆者** 髙木辰哉

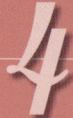

# 画像の見方

## 骨転移に対する画像診断戦略の概観

　骨転移の診断に用いられる画像診断手法としては，①単純X線写真，②骨シンチグラフィ（以下，骨シンチ），③$^{18}$F-2-フルオロ-2-デオキシグルコース（$^{18}$F-FDG）を用いたポジトロンエミッションCT（FDG-PET），④MRI，⑤CTがある．このうち，感度が優れ，1回の検査で全身の検索が可能なものは②と③である．また，最近のMRI装置のなかには全身MRI（whole body MRI）が撮像できるものがあり，これらも普及しつつある．

　1990年代頃までは，担がん患者に対する骨転移の検索の手順としては，まず骨シンチでスクリーニングをして，疑わしい部位について単純X線写真かMRIで確認するというのが一般的であった．現在でも，一般病院の多くでこれを踏襲しているが，FDG-PETや全身MRIが実施可能な施設においては，これらを第一選択とし，必要に応じて次の画像診断を行うのが日常のルーチンとなっている[1,2]．

　骨転移の病理については第1章に詳述されているが，肉眼病理上の所見（造骨型，溶骨型，混合型，骨梁間型）と画像所見は密接に関連している[1]．

## 画像の見方

### 1. 単純X線写真

#### 画像のなりたち[2]

　X線を用いて体内を可視化するもので，広く普及している検査法である．X線は可視光線と比較していろいろな物質を透過する性質がある（＝透過性が高い）．この透過性はおおむね物質の原子番号に依存する．すなわち，身体を構成する組織のうち，水や蛋白質（主成分は水素，酸素，炭素，窒素）はX線が透過しやすいのに対して，骨を構成するカルシウムやリンの透過性は低い，すなわちX線が透過しにくい．実際の画像上は，骨は高濃度に（＝白っぽく），それ以外の組織は低濃度に（＝黒っぽく）描出されることになる．

　正常例の単純X線写真をいくつか供覧する．図1は，正常な20歳代女性の腰椎で，図2は正常な30歳代男性の骨盤および股関節である．

#### 骨転移のみえ方[1,2]

　造骨型の骨転移では，病巣は正常の骨に比較してさらに高濃度に（＝より白く）なる（図3）．一方，溶骨型の病巣は低濃度に（＝より黒く）描出され（図4），混合型の病巣ではこれらが混在する．ただし，いずれのタイプも，実際には病勢が相当に進行してからでないと，画像上で認識することは困難とされている．例えば海綿骨に溶骨性変化が生じた場合，おおむね50％以上の骨梁が減じな

**4. 画像の見方**

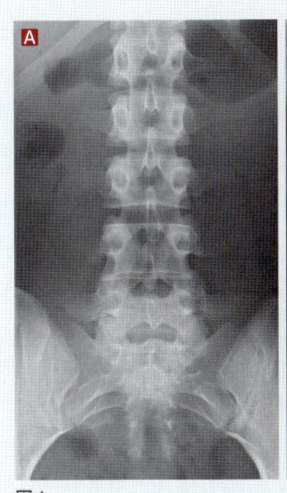
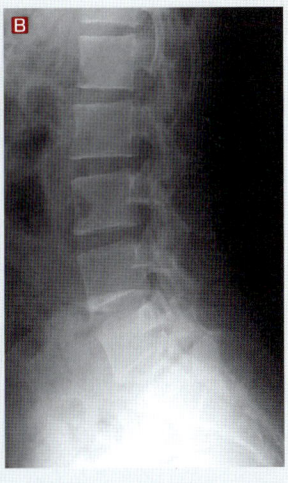
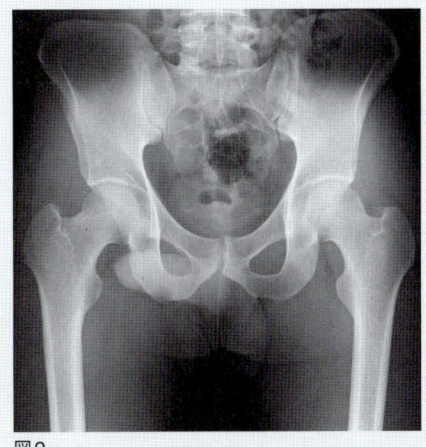

図1
20歳代の女性，正常例．腰椎単純X線写真の正面像(A)と側面像(B)である．ともに椎体の輪郭が明瞭に描出され，正面像では椎弓根が左右対称な円形ないし楕円形に描出されている．側面像では，腰椎は全体としてはやや腹側に凸に弯曲している（生理的前弯）．

図2
30歳代の男性，正常例．骨盤単純X線写真の正面像である．骨盤（腸骨・恥骨・坐骨および仙骨）と両側大腿骨が左右対称に明瞭に描出されている．

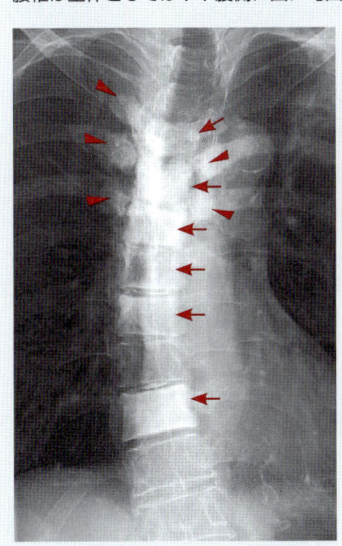
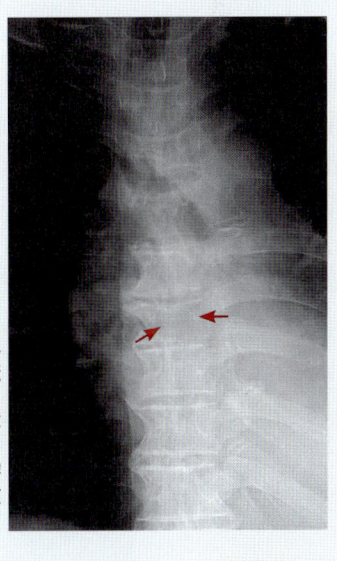

図3
70歳代の女性，肺がんからの多発骨転移．胸椎の単純X線写真正面像で，第4－8胸椎および第10胸椎の椎体が他の椎体と比較して高濃度に（＝白っぽく）なっている（→）．これらの椎体と連続している第4－6肋骨の起始部でも，同様に高濃度になっている（▲）．典型的な造骨型骨転移である（文献2より転載）．

図4
60歳代の男性，肺がんからの骨転移．胸椎の単純X線写真正面像で，第8胸椎の左半分の輪郭が追えなくなり，正常な椎弓根が見えなくなっている（→）．図3と逆に，溶骨型骨転移の典型的画像である（文献2より転載）．

いかぎり，所見を捉えるのは困難である．

読影に際しては，濃度のみならず，骨の正常な輪郭の消失がないかどうかにも着目する．部位によっては，特定の構造物が同定可能かどうかも重要な所見となる．たとえば，脊椎では，正面像で片側の椎弓根が消失する，いわゆる"椎弓根徴候（pedicle sign）"が古典的に有名である．ただし，これは決して"早期所見"とはいえない．椎体の背側に巣食った病巣が椎弓にまで進展しないと，このような所見として捉えられないのである．

なお，骨梁間型骨転移では造骨性変化も溶骨性変化も惹起されず，骨梁の隙間をがん細胞が埋めていくだけなので，単純X線写真では異常所見を呈さない．

骨転移が生じた部位は正常な部位よりも脆弱になる．これは，溶骨型の転移のみならず，造骨型

や混合型の骨転移であっても，正常な骨梁構造が失われるためである．したがって，しばしば生理的加重に耐えられなくなり，骨折をきたすことがある．これが病的骨折(pathological fracture)であり，脊椎(椎体)や四肢近位(大腿骨や上腕骨)に好発する(図5, 6)．これらも単純X線写真で描出される．椎体が病的骨折に陥って圧潰すると，脊髄や馬尾が圧排され，麻痺や膀胱直腸障害が惹起される．これは緊急の治療を要する病態である．大腿骨などの長管骨の骨折も，激しい疼痛や可動制限が生じ，患者のQOLを著しく低下させる要因となる．

## 2. 骨シンチグラフィ(骨シンチ)

### 画像のなりたち[2]

骨シンチは，γ(ガンマ)線を放出する半減期6時間の放射性同位元素$^{99m}$Tc-(テクネチウム-99m)で標識したリン酸化合物(methylenediphosphonate[MDP]あるいはhydroxymethylenediphosphonate[HMDP])を静注し，3〜5時間後に全身を撮像する検査である．この医薬品は骨に集積する性質があり，とりわけ骨の代謝が盛んな部位に多く集積する．正常な成人では躯幹を主体として全身骨にほぼ均等な分布がみられ，関節周囲など，代謝がやや亢進した部位では集積がやや増加して認められることになる(図7)．

骨転移があると，その周囲で破骨細胞や骨芽細胞の働きが活発となり，一言でいうと骨の代謝が亢進した状態になる．したがって，正常部位と比較してリン酸化合物の集積が増加する．このような性質を利用して，前述の単純X線写真よりも高い感度で骨転移巣を早期に検出することが可能である．しかも一度の撮像で全身骨をスクリーニングできるので，担がん患者に対する骨転移検索の第一選択として広く用いられてきた検査法である．

### 骨転移のみえ方[1,2]

多くの骨転移巣は，骨シンチで局所的な集積の増加(これを"hot spot"という)として描出される(図8)．しかし，時には正常部位よりも集積が低下する(これを"cold spot"という)ことがある．特に，純粋な溶骨型の転移をきたす腎がん，肝がん，甲状腺がんなどでこの傾向がみられることが多い．骨シンチは，転移した腫瘍自体を描出しているのではなく，あくまでも病変近隣の骨の修復機転を反映しているからである．また，骨梁間型の転移は，骨シンチではほとんど正常な所見を呈するので，全く診断の役に立たない．

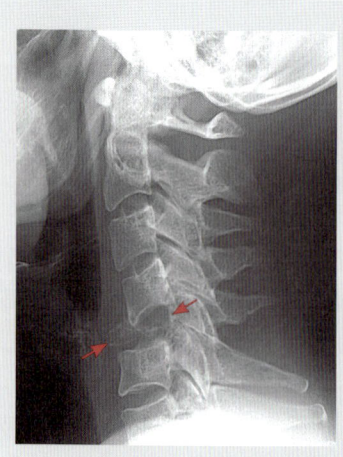

図5
40歳代の女性，乳がんからの骨転移．頸椎の単純X線写真側面像で，第5頸椎全体を侵す溶骨型の転移があり，椎体が病的骨折をきたして完全に圧潰してしまっている(→)．

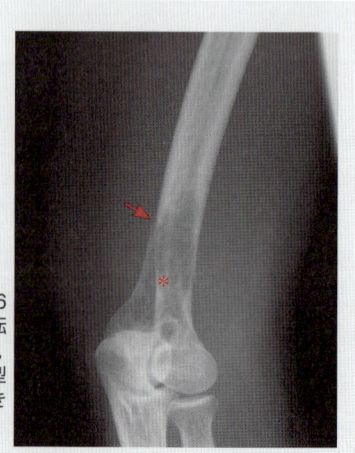

図6
50歳代の女性，乳がんからの骨転移．右肘の単純X線写真正面像で，上腕骨遠位に境界不明瞭な溶骨型の転移があり(*)，病的骨折をきたしている(→)．

極端な進行例においては，躯幹骨のほとんど全部が一様に転移巣に置換されてしまい，一見正常と紛らわしいシンチグラム所見を呈することがある．これを"super scan"あるいは"beautiful bone scan"とよぶ．本当に正常な像との鑑別のポイントは，腎臓がきちんと描出されているか確認することである．リン酸化合物は腎から排泄されるので，正常例では必ず腎臓が描出される．しかし，進行例では，投与した製剤のほとんどすべてが転移巣に集積してしまい，腎臓から排泄される量が極端に少なくなってしまうのである．

骨シンチは，転移巣検索における感度に優れているが，特異度は低い．すなわち，悪性骨腫瘍のみならず，良性腫瘍や骨髄炎，変形性関節症，骨折（疲労骨折を含む），さらには単なる打撲や虫歯の周囲にすら異常集積をきたすことがある（図9）．したがって，異常集積をみた場合には，明らかに多発骨転移である場合を除いて，必ず他の手法により転移かどうかを確認する必要がある．

## 3. $^{18}$F2-フルオロ-2-デオキシグルコース（$^{18}$F-FDG）を用いたポジトロンエミッションCT（FDG-PET）

### 画像のなりたち[1,3,4]

骨転移に限らず，一般にがん細胞は，その代謝を解糖系に依存しているため，一言でいえばブドウ糖の消費量が多い．いい換えれば，"大食漢"で

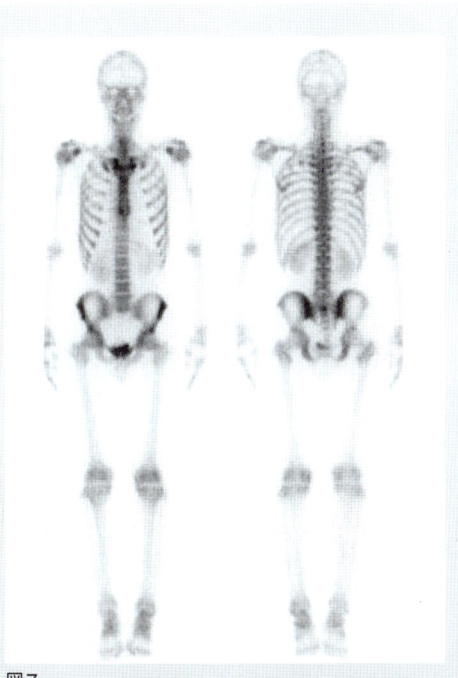

図7
20歳代の男性，全身骨シンチの正常像（左：前面像，右：後面像）．投与された放射性医薬品（$^{99m}$Tc-MDP）は，全身の骨格系に左右対称にほぼ均一に集積している．関節周囲の集積がやや目立つ傾向にある．なお，この薬剤は尿中に排泄されるので，膀胱に生理的集積がみられる（文献2より転載）．

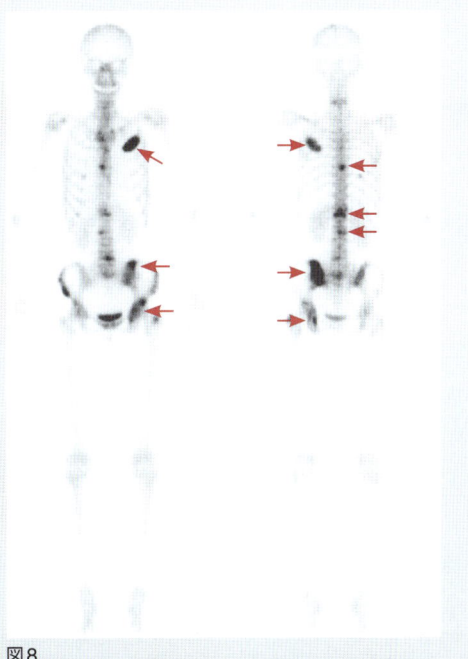

図8
40歳代の女性，乳がんからの多発骨転移．骨シンチにて，左肋骨，脊椎，骨盤に集積増加部位（"hot spot"）が多発している（→）．これらの所見自体は非特異的であるが，CTやMRIにより，すべて骨転移の病巣であることが確認されている．

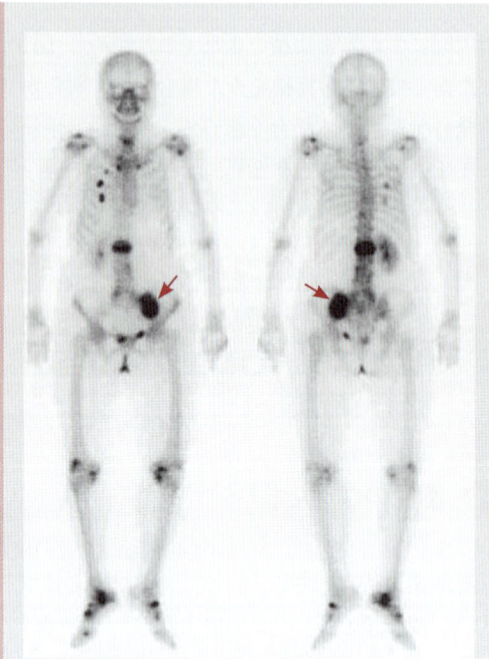

図9
80歳代の女性，尿管がんの既往がある．骨シンチにて，肋骨，腰椎，骨盤（左仙腸関節），両膝および両足関節に集積増加がみられる．この症例では骨盤の病巣（→）のみが転移であり，肋骨は外傷（打撲）の痕跡，腰椎は転倒に起因する圧迫骨折，膝と足関節は変形性関節症への集積である（文献2より転載）．

ある．FDGは，ブドウ糖と酷似した物質であり，細胞に取り込まれると，代謝されずにしばらく細胞内に居残る性質がある．実際に投与する薬剤はフッ素-18（$^{18}$F）で標識したFDG（$^{18}$F-FDG）である．$^{18}$Fは，陽電子（ポジトロン，positron）を放出する性質をもつ放射性同位元素で，半減期は110分である．普通の電子（陰電子）は負の電荷をもつ粒子であるのに対し，陽電子はその名称からも容易に想像がつくように正の電荷をもつ．生体内で放出された陽電子は，すぐに近くにある電子と衝突して消滅するが，その際にγ線を放出する．このγ線を捉えることにより，がん細胞に大量に取り込まれたFDGの全身分布を画像化したものがFDG-PETである（図10）．PET装置の多くはCTと一体となっていて（PET-CT），全身のCT画像の上にFDGの分布を重ねたような画像（融合画像，fusion image）を得ることができる．

このように，FDG-PETではがん細胞そのものに薬剤が集積するので，転移による骨の2次的な修復像をみている骨シンチとは本質的に異なる．したがって，理論的には，骨シンチよりも鋭敏に転移巣を描出できることになりそうだが，実際には，すべての骨転移について骨シンチを凌駕するものではない．転移巣のパターン別にみると，溶骨性転移においては骨シンチよりもFDG-PETのほうが感度が高く，造骨性転移については，逆にFDG-PETよりも骨シンチのほうが感度が高いことが知られている．したがって，両者の併用が望ましい．なお検査の特異度は，骨シンチよりもFDG-PETのほうが優れている．

### 骨転移のみえ方[3, 4]

骨シンチと同様，多くの骨転移巣は，局所的な集積の増加として描出される（図11）．もともとPETは骨シンチよりも空間分解能に優れるが，さらに前述のPET-CT装置を用いれば，病変の位置をより正確に捉えることができる．

さらに，FDG-PETでは，病変への集積の程度を半定量的に数値化して評価することが可能で

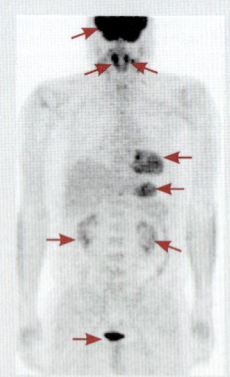

図10
50歳代の男性，FDG-PETの正常像，脳，扁桃，心臓，胃，腎，膀胱などに集積増加がある（→）が，これらは生理的集積である（千葉大学放射線科・横田 元先生のご厚意による）．

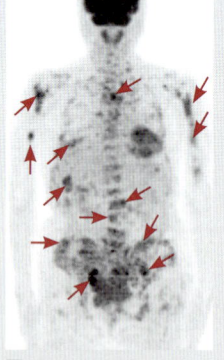

図11
70歳代の女性，卵巣がんからの多発骨転移．FDG-PETにて，両側上腕骨，肋骨，脊椎，および骨盤に無数の異常集積部位がある（→）．これらはすべて骨転移の病巣である（千葉大学放射線科・横田元先生のご厚意による）．

ある．簡便な指標としてSUV (standardized uptake value)がよく用いられる．これは下記の式で算出される．

> SUV ＝ 対象組織へのFDGの集積量［Bq/g］ / (投与量［Bq］/ 体重［g］)

一般にがんの病巣は高いSUVを示す傾向があるが，転移性骨腫瘍をはじめとする悪性骨腫瘍のみならず良性腫瘍や炎症性疾患でも高値を示すものがあり，解釈には注意を要する．なお，放射線治療や化学療法後の治療効果判定のためには，腫瘍の生物学的活性を直接反映したFDG−PETが最も理にかなった手法といえる．

## 4. MRI

### 画像のなりたち[1,2]

MRI (magnetic resonance imaging, 磁気共鳴イメージング)は，強力な磁石と電磁波を用いて身体の断層画像を得る手法である．断層画像とは，身体をある仮想的な面で裁断したような画像のことで，通常は横断像，矢状断像，冠状断像のいずれか，またはこれらを任意に組み合わせたものが用いられる．X線や$\gamma$線といった電離放射線を用いないので，患者の被曝は全くない．ただし，心臓ペースメーカーや人工内耳使用者に対しては実施が禁忌となる．また，体内に磁性体の異物を有する患者においても撮像に制限が生じることがある．

MRIは，一言でいえば体内の水分子の存在状態を画像化したもので，水(厳密には水分子を構成するプロトン)の量(密度)，および水と周囲とのエネルギーにやりとりに関する2つの化学的パラメータ(縦緩和時間：T1，および横緩和時間：T2)を反映している．

これらについての詳細は割愛するが，基本的撮像法として，T1強調像といわれるものとT2強調像といわれるものがある．骨に関していえば，単純X線写真が骨内のカルシウムやリンの濃度を反映しているのに対して，MRIは骨髄内の水分子の状態を反映した画像といえる．

例えば，T1強調像では関節液や脳脊髄液などの水分は低信号に(＝黒っぽく)，皮下脂肪や骨髄は高信号に(＝白っぽく)描出される．逆にT2強調像では水分は高信号に描出され，骨髄は中等度信号となる．一方，骨皮質や筋肉は，いずれの撮像でも低信号に描出される(図12)．

### 骨転移のみえ方[1,2]

骨転移の病巣は，正常骨髄と比較して，T1強調像では低信号，T2強調像で高信号となる(図13)．また，脂肪抑制法(脂肪からの信号を抑制して撮像を行う方法)を併用したT2強調像では，病変と周囲骨髄とのコントラストがさらに明瞭となる．ただし，造骨型の転移の場合，病変はT2強調像でそれほど高信号とならないことがある．

MRIは，単純X線写真と比較して，早期に骨転移巣を描出することができる．また，特に脊椎の転移においては，病的骨折に起因する椎体の形態変化や硬膜外脊髄圧迫の状態を直接に描出できるので，病態評価に必須の手法といえる．

最近は，骨転移の疑われる特定の部位だけでなく，頭部から下肢までの全身を1回の検査で撮像できる機能をもったMRI装置も普及している．このような装置では，全身MRI (whole body MRI)の撮像が可能で，前述の骨シンチやFDG−PETと同様に全身骨転移のスクリーニングの選択肢の1つとして位置づけられつつある．

## 5. CT

### 画像のなりたち[1]

CT (computed tomography, コンピュータ断層撮影)は，X線を利用した画像診断手法で，元来は横断像を得るものであったが，最近は装置の進歩，すなわちマルチスライスCTの普及により，矢状断や冠状断を含めてほぼ任意の断層面の画像

を得ることができるようになった．

単純X線写真と同様，CTでみているものはカルシウムやリンの濃度であるが，単純X線写真と比較したときのCTの最大の特徴は，コントラスト（濃度）分解能に優れていることである．このため，溶骨型，造骨型いずれの病変も，単純X線写真よりも早期に描出することが可能である．ただし，前述の骨シンチやFDG-PETと比較して病変のスクリーニング手法として用いられるほどの感度は有していない．また，単純X線写真同様，骨梁間型転移を描出することは不可能である．

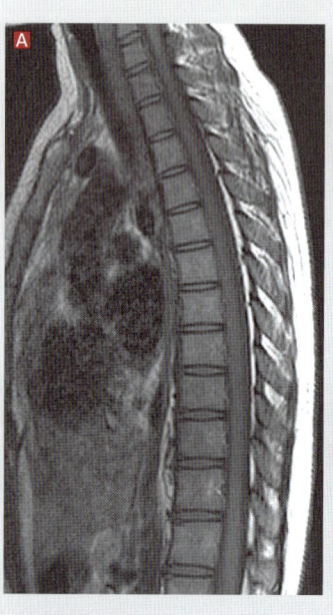
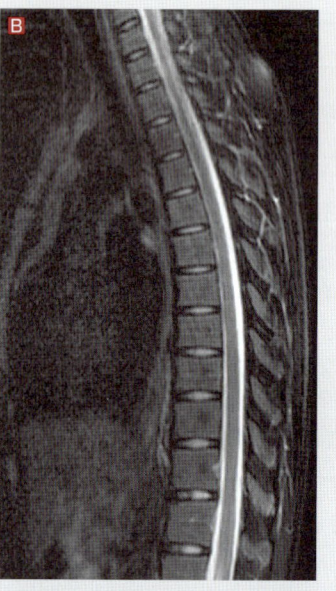

図12
10歳代の女性，正常例．胸椎のMRI矢状断像である．(A) T1強調像では脳脊髄液が低信号，皮下脂肪は高信号，椎体（内部に脂肪髄を含む）はやや高信号，脊髄はやや低信号に描出される．(B) 脂肪抑制T2強調矢状断像では脳脊髄液が著明な高信号，椎間板の髄核が高信号，椎体は低信号に描出される．なお，骨皮質や筋肉は，T1強調像・T2強調像いずれにても低信号に描出される（文献2より転載）．

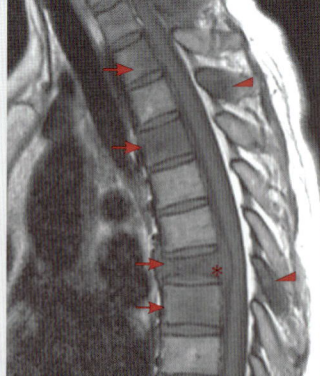
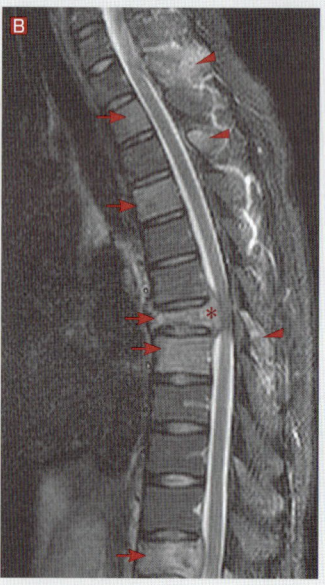

図13
40歳代の女性，乳がんからの多発骨転移．胸椎のMRI矢状断像である．(A) T1強調像では，第2，4，7，8，12胸椎の椎体（→），第1，3，7胸椎の棘突起（◀）の信号強度が低下している．(B) 脂肪抑制T2強調像では，これらの部位で信号強度が上昇している．第7胸椎の椎体は病的骨折に陥り，硬膜外脊髄圧迫をきたしている（*）（文献2より転載）．

## 骨転移のみえ方[1]

基本的には単純X線写真と同様で，造骨型の骨転移は正常の骨に比較して高濃度に（＝より白く）（**図14**），溶骨型の病巣は低濃度に（＝より黒く）描出され（**図15**），混合型の病巣ではこれらが混在する（**図16**）．

CTは，その優れたコントラスト分解能により，骨皮質の侵食（破壊）を詳細に評価するためには最も信頼できる手法である．例えば長管骨では皮質の50％以上が破壊されると病的骨折のリスクが増大するとされるが，この評価のためにはCTが最も適している（**図17**）．

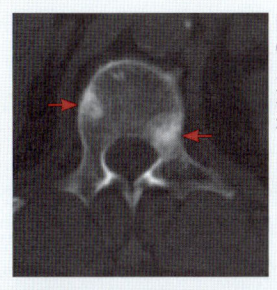

図14
60歳代の男性，前立腺がんからの骨転移．CTにて，第1腰椎の椎体に2か所の造骨型骨転移巣を認める（→）．

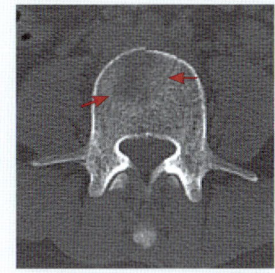

図15
30歳代の女性，肺がんからの骨転移．CTにて，第4腰椎の椎体に境界不明瞭な溶骨型の骨転移巣を認める（→）．

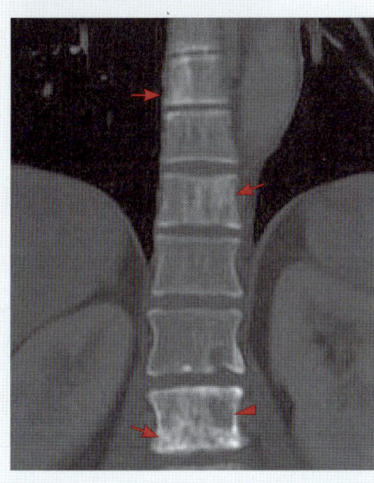

図16
40歳代の女性，乳がんからの多発骨転移．CTの冠状断再構成像にて，下部胸椎から腰椎にかけて造骨型の転移巣（→）と溶骨型の転移巣（→）が混在している．混合型の骨転移である（文献1より転載）．

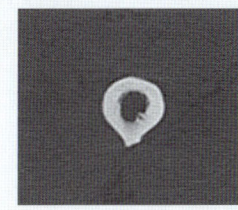 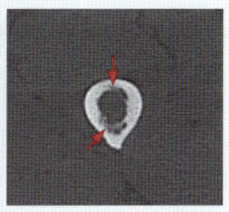

図17
40歳代の女性，乳がんからの骨転移．CTにて，左大腿骨の骨幹に溶骨型の骨転移があり，反対側と比較して骨皮質が侵食されて菲薄化していることがわかる（→）．

### 参考文献

1) 藤本　肇：転移性骨腫瘍［藤本　肇（編）：骨軟部画像診断の勘ドコロ］．pp202-218，メジカルビュー社，2015．
2) 藤本　肇：骨転移の検査画像．プロフェッショナルがんナーシング，2(2)：188-194，2012．
3) 藤井博史・他：FDG-PET診断のコツと治療への応用．画像診断，30(12)：1146-1159，2010．
4) 久慈一英・他：骨と内分泌の核医学．画像診断，30(12)：1180-1188，2010．

■**執筆者**　藤本　肇

# 5 原発がんによる骨転移巣の画像所見の特徴

## 肺がん[1, 5]

　肺がんはさまざまな部位に遠隔転移するが，骨転移の頻度は30〜40％程度である．溶骨型転移が多い（前項図4, 15）が，混合型の病巣を形成することもある．ときに造骨型の転移がみられることもある（前項図3）．また，小細胞がんでは骨梁間型の転移をきたす頻度も高いとされる．多くの転移巣は頭蓋・脊椎・骨盤などの躯幹や四肢近位（大腿骨や上腕骨など）に形成され，これは他の悪性腫瘍と同様だが，まれに四肢遠位や指趾骨など，思いがけない部位に転移することがある．逆に，肘または膝より遠位の骨に転移巣をみた場合にはまず肺がんと考えてよい．

　さらに，骨転移の症状が先行して患者が初診することもまれではない（図1）．なお，一般に骨転移をきたした肺がんの生命予後は数カ月程度と極めて不良である．

## 乳がん[1, 5]

　乳がんの骨転移頻度は高く，全乳がん患者の約70％に骨転移を認める．多くは溶骨型または混合型の転移巣を形成するが，造骨型転移をきたすこともある（前項図5, 6, 8, 13, 16, 17）．転移の部位は躯幹と四肢近位が主であり，多発病巣がみられることも多い．病的骨折の頻度は16〜17％，硬膜外脊髄圧迫は2〜6％程度と報告されている．

　他の臓器に全く転移がなく，骨転移のみがみられる症例もまれではない．

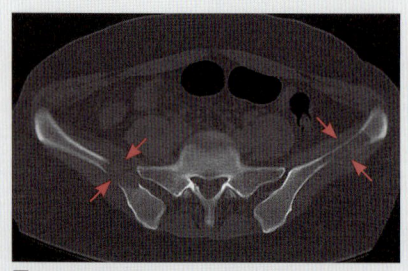

図1
30歳代女性，肺がんからの多発骨転移．CTにて両側腸骨に溶骨型転移が複数みられる（→）．この患者は腰痛を主訴に受診し，精査したところ肺がんからの多発骨転移であることが判明した．

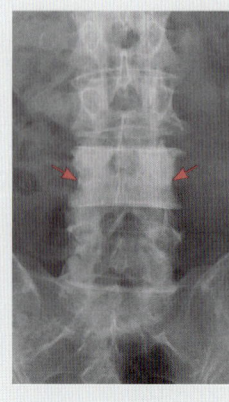

図2
60歳代男性，前立腺がんからの骨転移．腰椎単純X線写真正面像にて，第4腰椎椎体全体が他の椎体に比べ高濃度になっていることがわかる（→）．造骨型の骨転移であり，前立腺がんの骨転移として典型的な所見である．

## 前立腺がん[1,5]

　骨転移の頻度が極めて高い悪性腫瘍であり，全前立腺がんの60〜80％が骨転移をきたすとされる．ほぼ例外なく造骨型の転移巣を形成する(前項図14，本項図2)．ときには骨膜反応を伴うこともあるといわれている．まれに溶骨型の病巣を認めることもあるが，その場合は別の原発巣の存在を疑ってかかったほうがよいくらいである．部位は躯幹と四肢近位が主であり，単発，多発いずれのパターンもあり得る．

　ちなみに，造骨型の骨転移をきたしやすい他の原発巣としてはカルチノイドが挙げられる．その他，肺小細胞がん，乳がん，胃がん，膵がん，膀胱がん，髄芽腫，骨肉腫，悪性リンパ腫などの疾患においても，造骨型の病巣を認めることがある．

　前立腺がんにおいては，他の臓器に転移がなく，骨転移が唯一の遠隔転移であるという頻度が非常に高い．

## 肝がん[1]

　欧米の教科書にはあまり書かれていないが，肝がん(肝細胞がん)の罹患者が多いわが国では意外と日常臨床で遭遇することがある．ほぼ例外なく溶骨型の転移巣を形成し，高頻度で骨外に膨隆する軟部腫瘤を形成してくるのが特徴である(図3)．好発部位は，脊椎・骨盤・胸骨・肋骨などの躯幹骨および大腿骨である．単発性・多発性いずれもあり得る．病的骨折を起こすこともあるが，たとえ骨折していなくても，腫瘤による圧排によると考えられる疼痛やしびれを訴える例が多い．

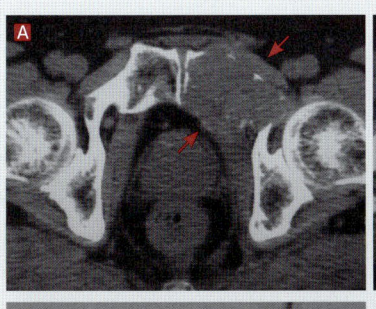
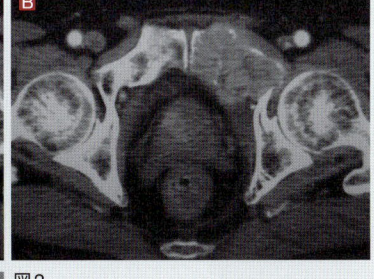
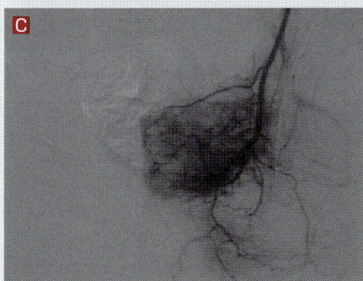

図3
70歳代男性，肝がんからの骨転移．
(A) 骨盤の単純CTにて，左恥骨に溶骨型骨転移を認め，病変は骨外へ向かって膨隆する腫瘤を形成している(→)．
(B) 造影CT(dynamic CTの動脈優位相)にて，この病変は著明に造影される．
(C) 血管造影では，著明な血管増生を認める．

(文献1より転載)

原発巣と同様に，極めて血管に富む転移巣を形成する．したがって不用意な生検は禁物である．血管撮影をすると著明な血管増生がみられ，経カテーテル的動脈塞栓術(TAE：transcatheter arterial embolization)のよい適応となる．まれに出血をきたして緊急TAEによる救命措置を要する症例にも遭遇する．

## 腎がん[1]

肝がんや甲状腺がんと並んで純粋な溶骨型転移巣を作る代表的疾患である．また，前述の肝がんと同様に，しばしば膨隆性で血管に富む腫瘍を形成する(図4)．したがって，やはりTAEのよい適応となり得る．

好発部位は脊椎，骨盤，大腿骨などであるが，まれに四肢末梢に転移することがある．また，単発性の転移をみる頻度が比較的高いのも特徴の1つである．

ときに，原発巣の手術後何年も(ときには10年以上)経過してから，突然単発性の骨転移を生じることがある．このような例では，患者自身が自分の既往歴を認識していないことがあり，他の疾患，特に原発性骨腫瘍と誤診しないことが肝要である．

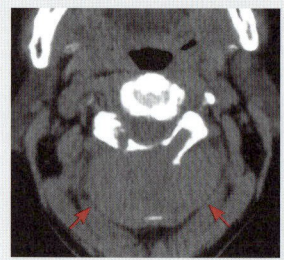

図4
70歳代男性，腎がんからの骨転移．頸部のCTにて，第2頸椎の後方要素を侵す溶骨型の転移があり，これを破壊して骨外へ膨隆する腫瘤性病変を認める(→)．

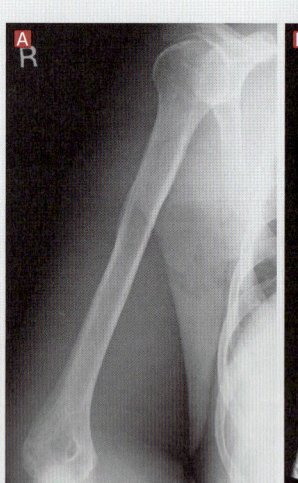 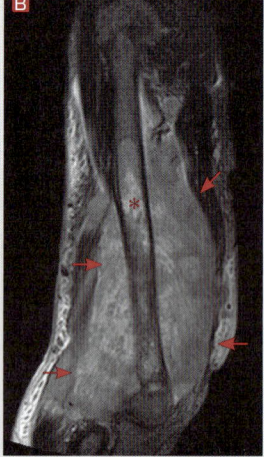

図5
80歳代男性，悪性リンパ腫の骨病変．(A)右上腕骨の単純X線写真正面像では骨に明らかな異常を指摘できない．(B)MRI(脂肪抑制T2強調矢状断像)にて，上腕骨を取り囲むようにして巨大な軟部腫瘤が形成され(→)ている．骨髄にも広範な異常信号が見られる(*)．

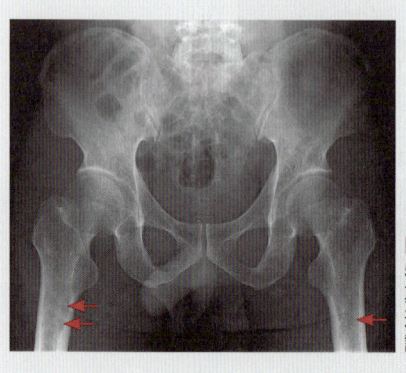

図6
50歳代男性，多発性骨髄腫．骨盤の単純X線写真正面像にて，坐骨，恥骨および両側大腿骨に透亮像が無数に見られる．特に大腿骨で病変が認識しやすい(→)．

## 造血系の悪性腫瘍

　悪性リンパ腫で，ときに骨に病巣を形成することがある．その画像所見は多彩で，造骨型，溶骨型，さまざまなパターンをとり得る．骨の破壊が軽微であるにもかかわらず，骨周囲に巨大な軟部腫瘤を形成することがあり，これは悪性リンパ腫の骨病変の特徴の1つといえる(図5)．

　また，多発性骨髄腫では，比較的境界明瞭な溶骨性病変が多発するのが特徴とされる．病変は硬化縁を伴わず，このような所見はしばしば"punched-out lesion"と称される(図6)．

---

参考文献

1) 藤本　肇：転移性骨腫瘍［藤本　肇(編)：骨軟部画像診断の勘ドコロ］．pp202-218, メジカルビュー社, 2015.
2) 藤本　肇：骨転移の検査画像．プロフェッショナルがんナーシング, 2(2)：188-194, 2012.
3) 藤井博史・他：FDG-PET診断のコツと治療への応用．画像診断, 30(12)：1146-1159, 2010.
4) 久慈一英・他：骨と内分泌の核医学．画像診断, 30(12)：1180-1188, 2010.
5) 永澤博幸, 岡田恭司：病的骨折(腫瘍による骨折)の診断．臨床画像, 27(9)：1070-1077, 2011.

■**執筆者**　藤本　肇

# 転移性骨腫瘍の治療戦略

　転移性骨腫瘍の治療は，画像診断の進歩や骨修飾薬・分子標的薬を含む内科的治療の進歩による症例増加と，長期生存症例の存在が認識されるようになり，注目されてきている．ここでは，転移性骨腫瘍の現状における治療戦略について総論を述べる．

## 治療目標

　まず治療目標としては，第一に疼痛のコントロールによる日常生活動作の維持と，病的骨折や脊髄損傷などの骨関連事象を防ぐことであり，第二に患者の状態に合わせたアプローチでニーズに応える方向性を見い出すことである[1]．そのためには集学的な治療戦略が必要で，原発担当科，放射線治療科，整形外科，緩和医療科，リハビリテーション科などがそれぞれbone management（図1）を意識し，どのような治療を組み合わせて行うかが問題となる．

## 治療方針

　転移性骨腫瘍の診断が判明した時点のさまざまな状態に対して，治療をどのように行っていくのか．より積極的に治療を行う施設では，症状のない時点でも骨転移部位に放射線照射を行うか，少なくとも骨修飾薬の投与を行っている．原発担当科の判断によっては，化学療法など内科的治療でしばらく様子をみて，切迫骨折や切迫麻痺になった時点で整形外科・放射線治療科に相談するか，場合によっては病的骨折や脊髄麻痺をきたすまで骨転移そのものに対する治療を行っていないところもあるのが現実であろう．

## 症状がなく，定期的な検査・CTなどで骨病変が判明した場合

　症状がなく，定期的な検査・CTなどで骨病変が判明した場合は骨修飾薬であるゾレドロン酸や抗RANKL抗体の投与を開始することが勧められている．画像による骨破壊の状況によっては抗がん剤と骨修飾薬投与で様子をみるのか，骨転移部位に放射線照射を予防的に行うのかを，原発担当科が整形外科や放射線治療科と相談することが望ましい．内臓の病態によっては内科的治療を先行したい場合もあるが，骨病変の治療反応は迅速ではないため，ある程度早い段階での局所治療である放射線照射を勧めたいと考える．

## 症状を認める場合

　症状を認める場合，麻薬を含む鎮痛剤投与，骨修飾薬投与，放射線照射の組み合わせが検討される．放射線照射の目的は鎮痛であるが，経験的には特に骨修飾薬との併用で骨の硬化が認められることも多く，骨折や麻痺などの予防にもなると考えられる．また多くの場合で骨転移は多発であり，ストロンチウムの投与を検討してもよい．あわせて荷重制限や危険動作の回避など，実際の生活における動きについてリハビリテーション（以下，リハ）を通して体得することが骨折・麻痺回避などのリスク管理につながる．継続的な骨病変の経過観察と管理が重要であることはいうまでもない．

## 外科的治療

　外科的治療は脊髄の切迫麻痺，長管骨の切迫骨折・病的骨折に対して行われることが多い．脊椎転移の多くは早期に骨病変を意識することによって，外科的治療の対象から免れることができるが，

図1 Bone managementの概念図(眞鍋,文献3)

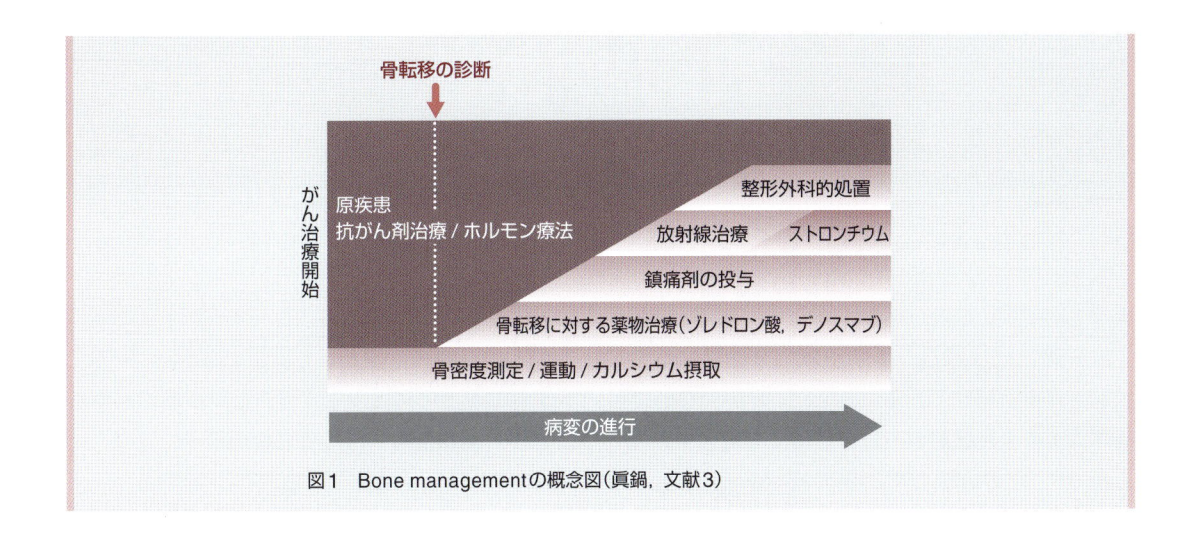

脊椎破壊性病変による不安定性が引き起こす疼痛や麻痺の進行には適応がある．予後予測の長いがんで，単発転移の場合，より積極的に脊椎全摘術を行う施設もある．また，骨粗鬆症の椎体圧潰に対して行う骨セメントの注入を転移性骨腫瘍に応用し，疼痛緩和やADL改善に使用している施設もある．転移性骨腫瘍の治療戦略の中で，外科的治療はできるだけ避けたいが，特に長管骨に対しては，状態によってより積極的に病巣切除と再建を行うことも勧められる．

## 装具療法やリハビリテーション

装具療法やリハを上記の治療に組み合わせることも重要である．コルセットや杖の使用によっては，かなり日常の生活動作を楽にすることができる．内科的治療・放射線照射・外科的治療のそれぞれをどのような位置づけで行うのかも大事だが，どの段階においても，あるいはより緩和的な状態においても，リハの果たす役割は大きいと考える．

## さいごに

転移性骨腫瘍の治療においては，集学的治療，多職種によるサポートが重要であるが，がん全体の治療のなかでの位置づけをどうするかを，顔を合わせて検討することが大切である．Bone managementの考え方を導入し，長期に健康的な骨を維持するために，早期に骨転移を意識し，骨関連事象の予防について，関連する多職種で介入できることが望ましい[2]．また，脊髄損傷や病的骨折などの重篤な骨関連事象を予防することが第一ではあるが，それらが起きてしまった後のより重篤な状態に対しても，何ができるかを考えることが大切である．可能なリハ，社会的資源の導入，家庭環境や住居環境への対応や適応を検討することも重要であることを付け加えたい．

以上，転移性骨腫瘍の治療戦略について，総論的に述べた．骨修飾薬，放射線治療，外科的治療，緩和治療などについての各論は他章を参照してほしい．

### 参考文献

1) 髙木辰哉：転移性骨腫瘍に対する診療戦略とリスク管理．がん看護，17：728-732，2012．
2) 眞鍋　淳：がん骨転移に対する集学的治療—骨転移Cancer BoardとBone Management—．癌の臨床，58(1)：43-50，2012．
3) 眞鍋　淳：がん骨転移に対する集学的治療　骨転移Cancer BoardとBone Management．癌の臨床，58(1)：43-50，2012．

■執筆者　髙木辰哉

# 7 放射線治療

　放射線治療は臓器の形態や機能を温存することができる治療法である．また，侵襲が少ないため高齢者や全身状態の不良な症例でも適応することができ，どの部位でも治療可能である．もちろんがんの根治的治療として重要であるが，一方で患者の負担が少なく，また強力な局所療法があることから緩和治療，特に骨転移の治療にはなくてはならない存在となっている．

## 放射線治療の実際

　放射線治療は，周囲の正常組織の障害が許容できる範囲で病変に必要量の放射線を照射し，がんの治癒や症状の改善を目的とする治療である．体外から照射する場合，通常はリニアック（直線加速器）とよばれる装置を用いてX線および電子線を照射する（図1）．最近では炭素線や陽子線を用いる粒子線治療も行われる．粒子線はX線に比較して体内の線量分布が良好で，さらに炭素線では放射線抵抗性の腫瘍にも高い効果が期待できる．装置の価格が高額で健康保険もまだ適用外であるため，粒子線治療施設は国内で10カ所程度に留まっている．

　放射線治療の手順を示す．まず病歴，症状，理学的所見，臨床検査データ，画像診断などから放射線治療の適応を判断する．順天堂医院での骨転移症例では，骨関連事象（SRE：Skeletal Related Events）カンファレンスで主治医のほか，整形外科医，放射線腫瘍医，リハビリテーション科専門医，理学療法士，作業療法士，その他の医療関係者と集学的治療の中での放射線治療の位置づけを明確にしたうえで治療を行っている．

　放射線治療の適応がある場合，患者に説明と同意を得た後，放射線治療を行う体位で治療計画用CTを撮影する．この画像を放射線治療計画装置（RTP）へ転送する（図1）．RTPは放射線治療を計画するための専用コンピュータである．RTP上でCTおよびその他の必要な画像を同時表示させながら，放射線治療を行いたい部位（標的体積）および周囲の臓器（リスク臓器）の輪郭を決定する[1]．標的体積に必要な線量が照射され，かつリスク臓器へは障害が起きない線量になるように放射線治療の方向と線量を決定する．この過程は放射線腫瘍医とともに診療放射線技師および医学物理士が行う．この計画に基づいて，診療放射線技師が日々の治療を行う．通常，1日1回，週5回の治療を行う．1回の治療に必要な時間は10〜30分程度で，放射線が照射されるのは1〜数分間である．放射線腫瘍医は1回/日〜1回/週の頻度で診察を行い，治療が順調に行われるように処置を行う．

**7. 放射線治療**

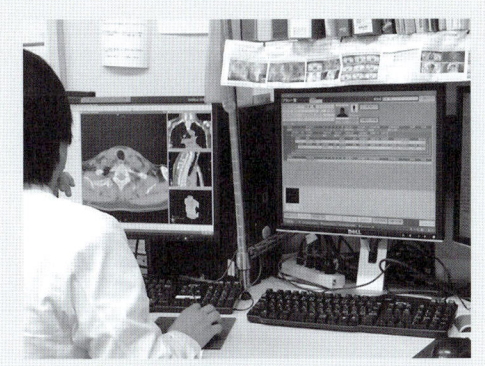

**図1A　放射線治療計画装置（RTP）**
放射線治療計画専用のコンピュータである．強度変調放射線治療などの最先端の複雑な治療計画も可能である．

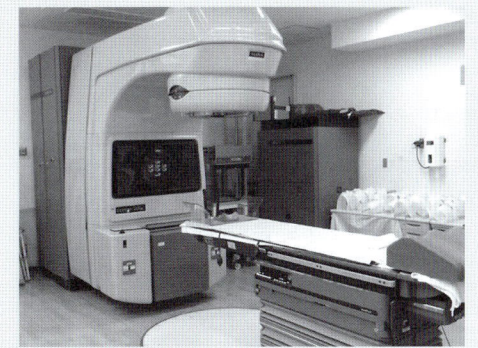

**図1B　リニアック**
電子を高電圧（400万〜1800万ボルト）で加速し，患者に電子線を直接照射するか，金属製のターゲットに照射することで発生させたＸ線を患者に照射することができる．どちらを利用するかは，病変の深さによる．治療効果は電子線，Ｘ線どちらも差がない．照射精度は1mm単位で制御可能である．

## 根治的治療と対症的治療

　放射線治療は根治的治療ばかりでなく対症的治療にも応用できることはすでに述べた．基本的には両者とも同様の方法で治療を行うが，治療の目的や治療に伴う有害反応（副作用）の発生を考慮するため総線量や1回線量に差異がある．根治的治療の目的はがん細胞の根絶にあり，治療後の患者には健康な日常を送っていただく必要がある．そのため，放射線治療による不可逆的な合併症は可能な限り少なくしなければならない．治療効果は必ずしも早期に出現しなくてもよいので，正常組織の晩期の障害を少なくし，がん細胞に最大限の効果を出すために1回線量を2Gy程度にし，総線量を60〜80Gy程度とする治療を行うことが多い．一方，対症的治療では早期に症状の改善が必要あるため，1回線量を大きくした治療が行われる．この場合，放射線治療期間に発生する急性の有害反応（副作用）を発生させないようにする．

## 骨転移の治療

　骨転移においては激しい痛み，骨折，運動障害などの機能障害が発生する．放射線治療は鎮痛ばかりでなく，病変の進行を抑え，破壊された骨を再骨化させたりすることが可能である（**図2**）．骨転移の放射線治療では，一般にはＸ線を用い2Gy×20〜25回（40〜50Gy），3Gy×10回（30Gy），4〜5Gy×4〜5回（16〜25Gy）などの分割照射が行われるとともに，症状や部位によっては6〜8Gyの1回照射で行われる場合もある[2]．どの分割方法を用いても治療効果や有害反応（副作用）には差はないことが知られている．ただ，1回照射では再照射が20％で必要になるが，分割照射

**両側腸骨転移例**

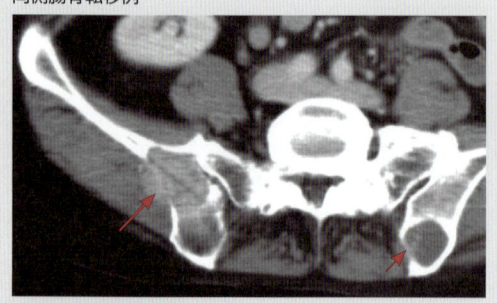

図2A　放射線治療前造影CT
右腸骨に，骨破壊を伴い造影を受ける転移巣を認める（→）．左後上腸骨棘にも同様の転移を認める（→）．

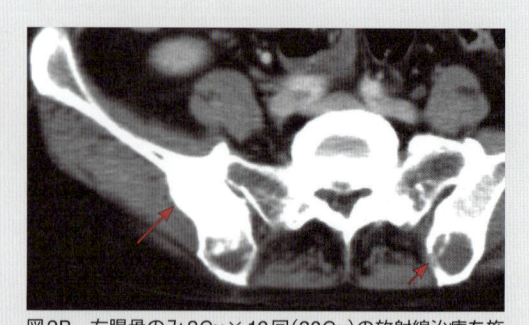

図2B　右腸骨のみ3Gy×10回（30Gy）の放射線治療を施行後約1年の造影CT
右腸骨の病変部は再石灰化を認める（→）．放射線治療を行っていない左腸骨の病変には変化を認めない（→）．

では8％と少ないことが報告されている[3]．

　根治的治療と異なり，骨転移での放射線治療は総線量が少ないため，上述のように再照射が可能である．ただ，再照射では脊髄などの重要臓器の耐容線量を超える場合があり，2回目の照射では総線量を低下させるなどの配慮が必要である．場合によっては，高精度治療技術を用いて脊髄などを避ける照射法を行う．

　骨転移による骨痛の原因には，がん細胞の浸潤に伴う知覚神経の物理的刺激や，がん細胞から産生される蛋白分解酵素による損傷で生じる神経因性疼痛，腫瘍組織が産生するサイトカインによる刺激や局所のpH低下に伴う酸による刺激で生じる痛み，がんの増大に伴う骨折による痛み，脊椎転移に伴う脊髄圧迫による痛み，また破骨細胞性骨破壊に伴う痛みなどが挙げられる[4]．骨転移の放射線治療では，微小環境の変化による破骨細胞の活動性の低下[5]，疼痛の原因である腫瘍からのchemical pain mediatorの分泌を抑制，腫瘍の縮小効果などにより鎮痛効果が得られる[6]．放射線治療の疼痛に関する効果は完全寛解が28〜88％，有効症例が62％〜92％である[2]．Chowらは分割照射と1回照射を比較した研究をまとめ，疼痛の完全寛解率は23％，24％，有効率は60％，61％で両者に差はないと報告している[7]．また溶骨性変化の骨化は照射後3〜6カ月程度で出現し[6,8]，最終的には65〜85％で認められると報告されている[5]．乳がん，肺がん，前立腺がんではX線写真上40〜60％で病変の改善が認められる一方，甲状腺がん，腎がん，肝がんでは改善が認められなかったと報告されている[8]．放射線治療後に4〜13％で骨折が報告されている[2,6,8]．特に，治療前から大きな溶骨性病変などがあり骨折のリスクが高い症例では，治療後も骨折のリスクが高い[8]．放射線治療により疼痛が改善するため，患者の運動量が増加することも一因ではないかと考える．その他の治療に伴う有害反応（副作用）としては悪心，嘔吐，下痢などが挙げられる．広範な溶骨性病変がある場合や荷重骨の骨折などは放射線治療より手術を先行させるべきである[9]．

　溶骨性変化等で骨折のリスクの高い症例に対して，予防的に放射線治療を行うと骨の再石灰化が促され骨折のリスクが低下するとの報告もある[10,11]．しかし，確固たる証明がないため，放射線治療計画ガイドラインでは予防的放射線治療は推奨されていない[12]．

　近年，X線による外照射以外に陽子線治療や炭素線治療などの粒子線治療が研究的に行われている．小児腫瘍や難治性の肉腫等の治療において期待されている．しかし，現時点で骨転移の放射線治療に関して，これらの粒子線治療のX線治療に対する優位性は証明されていない．粒子線治療は

先進医療として高額な医療費が必要で，骨転移に対して安易に行うべきでない．

外照射ばかりでなく，疼痛に関して純β線放出核種であるストロンチウム89を静脈内投与する治療法が行われている．ストロンチウムはカルシウムと同じアルカリ土類金属で，カルシウムと同様の体内動態を示し骨転移部分に取り込まれる．ストロンチウム89は物理的半減期が50.5日である．β線は飛程が短く，ストロンチウム89では最大飛程が8mm，平均飛程が2.4mmであり，体内に取り込まれると周囲への被曝がほとんどない．放射性薬剤のため，放射線管理区域内で点滴ルートを確保したうえで側管から緩徐に静脈内投与を行うが，投与後は帰宅可能である．治療効果は疼痛緩和効果のみと考えられ，骨溶解性の病変より骨硬化性病変で有効とされている．鎮痛効果は投与後2日～1週間で出現し，4週間後にピークに達することが多い．疼痛の改善は48～86％で認められ，71～81％で鎮痛剤の減量が可能である[6]．効果は平均3カ月，最長18カ月続くと報告されている．再投与を行う場合は3カ月以上の間隔が必要である．主な有害反応（副作用）として骨髄抑制が知られており，化学療法などにより骨髄抑制のある患者には使用することはできない[13]．

## 脊髄圧迫症状の治療

椎骨転移による脊髄の圧迫症状は，脊髄横断症状をきたし患者のQOLを急速に悪化させる．また，発症後治療開始までに時間が経過すると脊髄損傷が不可逆的になるため，早期に治療を開始する必要がある．長期予後が期待できる場合は可能なら手術を行うが[14]，残念ながら手術適応がない症例が多い．手術を行った場合でも，術後に放射線治療を追加する[3]．手術を行わない場合は，放射線治療を可能な限り早期に行う．一般に，発症後48時間以内，あるいは72時間以内に行うべきとされている．この時間経過以後に治療を開始した症例でも，症状の改善が認められる場合もある[15]．いずれにしても，早期に治療を開始することが重要である．放射線治療により，完全麻痺の場合でも10～20％が歩行可能になるとされる．完全麻痺でない場合は症状の改善が70～75％，歩行可能になる症例が20～60％と報告されている．歩行可能な症例では機能維持が70～100％で可能である[16]．

脊椎転移は圧迫により脊髄の浮腫，出血，脱髄，壊死を引き起こす．微小循環の障害に起因する白質側索および後索に脱髄が認められる．また静脈環流の障害に伴う虚血，浮腫，梗塞が後索内側および後角に認められる．放射線治療は腫瘍の縮小により，脊髄の直接的圧迫がとれるとともに，静脈叢への圧迫が解除されることにより脊髄の循環状態が改善することが期待される[17]．

骨折により骨片が脊髄を圧迫する場合は放射線での効果が期待しがたく，手術を選択すべきである．そのほか，放射線抵抗性腫瘍，既放射線治療部位，放射線治療中の悪化などでも手術を考慮すべきである[18]．

放射線治療は極めて強力な根治的治療法であるとともに，骨転移の治療でも重要な役割を担っている．他の治療方法と適切に組み合わせることで，より効果的に目的を達することができる．

### 参考文献

1) 永田　靖・他：三次元放射線治療計画［平岡眞寛・他（編）放射線治療マニュアル　改訂第2版］. pp49-65, 中外医学社, 2006.
2) Ratanatharathorn V, et al：Bone metastasis: review and critical analysis of random allocation trials of local field treatment. *Int J Radat Oncol Biol Phys*, 44(1): 1-18, 1999.
3) Lutz S, et al：Palliative radiotherapy for bone metastases: an ASTRO evidence-based guideline. *Int J Radat Oncol Biol Phys*, 79(4): 965-976, 2011.
4) 平賀　徹, 米田俊之：骨痛のメカニズム［松本俊夫・他（編）癌と骨病変］. pp39-48, メディカルレビュー社, 2004.
5) Hartsell WF, Yajnik S：Palliation of bone metastasis［Halperin EC et al eds Principles and Practice of Radiation Oncology 5$^{th}$ ed］. pp1986-1999, Lippincott Williams & Wilkins. 2008.
6) Parker RG, et al：Metastases to bone［Radiation Oncology for Cure and Palliation］. pp17-28, Springer, 2010.
7) Chow E, et al：Update on the systematic review of palliative radiotherapy trials for bone metastases. *Clin Oncol*, 24(2): 112-124, 2012.
8) Harada H, et al：Radiological response and clinical outcome in patients with femoral bone metastases after radiotherapy. *J Rad Res*, 51(2): 131-136, 2010.
9) Ciezki JP, et al：Palliative radiotherapy. *Seminars in Oncology*, 27(1): 90-93, 2000.
10) Agarawal JP, et al：The Role of External Beam Radiotherapy in the Management of Bone Metastases. *Clinic Oncol*, 18(10): 747-760, 2006.
11) Cheng DS, et al：Nonoperative management of femoral, humeral, and acetabular metastases in patients with breast carcinoma. *Cancer*, 45(7): 1533-1537, 1980.
12) 日本放射線腫瘍学会（編）：放射線治療計画ガイドライン 2012年版. pp280-283, 金原出版, 2012.
13) Kuroda I：Effective use of strontium-89 in osseous metastases. *Ann Nucl Med*, 26(3): 197-206, 2011.
14) Loblaw DA, et al：A 2011 updated systematic review and clinical practice guideline for the management of malignant extradural spinal cord compression. *Int J Radiat Oncol Biol Phys*, 84(2): 312-317, 2012.
15) Saito AI, et al：Golden hour for emergency spinal cord compression RT；is it too late to do it after 72 hours?（abstract） *Int J Radiat Oncol Biol Phys*, 81(suppl 2): s650-s651, 2011.
16) Maranzano E, Latini P：Effectiveness of radiation therapy without surgery in metastatic spinal cord compression：Final results from a prosptective trial. *Int J Radiat Oncol Biol Phys*, 32(4): 956-967, 1995.
17) Parker RG, et al：Spinal cord compression syndrome［Radiation Oncology for Cure and Palliation］. pp37-42, Springer, 2010.
18) Linstadt DE：Spinal cord.［Leibel SA, Phillips TL eds Textbook of Radiation Oncology］. pp401-411, W.B. Saunders Company, 1998.

■**執筆者**　笹井啓資

# 8 転移性骨腫瘍の手術

　骨転移治療の基本は侵襲の少ない放射線治療である．しかし全体の10％以下ではあるがQOLの改善や維持のために手術が必要な症例もある[1]．

　骨転移に対する手術は大腿骨が最も多く，次いで上腕骨，脊椎，骨盤の順である．

## 骨転移の手術術式の選択

　骨転移には発症後1カ月以内に死亡する症例から10年以上生存する症例までさまざまなものがある．骨転移の病態も切除可能な単発病巣から，全骨盤脊椎に転移している場合まである．そのため治療にはさまざまな方法があり，各症例に適した術式の選択のためには，手術の目的，予後予測，そして治療のゴール設定の3点を考慮に入れる必要がある．

　手術の目的は①除痛，②移動能力の維持または再獲得，③骨転移部の局所的な根治，の3つが考えられる．除痛が目的の場合，脊椎では後方固定，四肢なら単純な骨接合が体に与える負担（侵襲）が少ない点で適している．一方局所根治性が目的であれば脊椎は脊椎全摘術（Total enbloc spondylectomy：TES）[2]，四肢ならば病巣切除後人工骨で置換する方法が優れている．

　予後予測に関してはさまざまな方法が報告されているが，原発がんの種類と内臓転移の有無が大きなインパクトをもつことは共通である[1,3,4,5]．治療のゴール設定は年齢，内臓の状態，他の骨病変の状態を総合し，屋外歩行，屋内歩行，車椅子，ベッド上の4段階に単純化するとよい．長期予後が期待できて屋外歩行をゴールとする場合は，侵襲が大きく治療に要する期間が長くても確実に移動能力が獲得できて長期間効果が持続する方法を，一方予想される予後が短い症例や多発病変の症例には，侵襲が少なく治療期間が短い方法を選択することが原則である．

## 部位別治療方針

### 1. 脊椎

　多くの脊椎転移は椎体に発生する．脊椎転移の初期症状は疼痛であるが，進行すると椎体の強度が低下して潰れたり（圧潰），椎体から脊柱管内に腫瘍が進入して脊髄を圧迫して知覚障害，筋力低下を起こし，最終的に対麻痺や四肢麻痺，膀胱直腸障害となる．麻痺は胸椎レベルが多く，ついで腰椎，頸椎の順である．脊椎転移は4段階に分類でき（**表1**），StageⅡまでは放射線治療が第一選択である．手術適応となるのはStageⅢである．

表1　脊椎骨転移のStage分類

| Stage | 内容 | 治療 |
|---|---|---|
| Ⅰ | 骨転移巣が小さく，骨折，疼痛，神経症状がない | 化学療法あるいは放射線治療 |
| Ⅱ | 疼痛はあるが麻痺はない．<br>この段階で発見されることが多い． | 放射線治療 |
| Ⅲ | 疼痛と不全麻痺がある．<br>除圧および固定手術も選択の1つとなる． | 手術あるいは放射線治療，あるいは両者 |
| Ⅳ | 完全麻痺．手術により麻痺が回復する可能性はほとんどない． | 薬物による緩和医療あるいは放射線治療 |

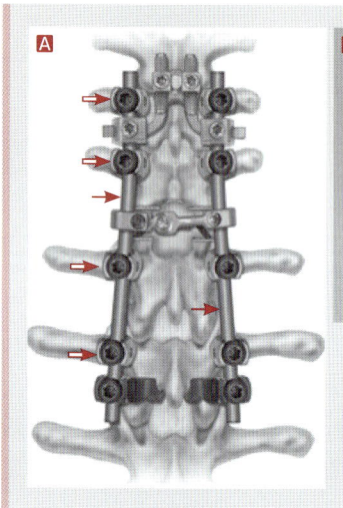

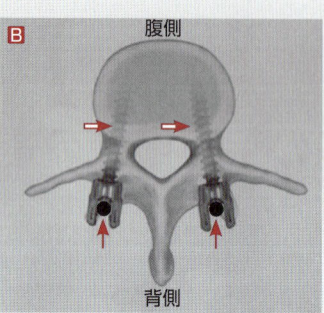

図1　後方固定の模式図
後方正面からみた模式図(A)および上方からみた模式図(B)．椎弓根スクリュー(⇒)を各椎体に左右2本入れ，それをロッド(→)という金属の棒に連結して固定を得る．

　手術が適応となる条件は，脊椎病巣が単発あるいは限局していること，半年以上の予後が期待できること，手術後に放射線治療が可能あるいは有用な化学療法が残されていること，全身麻酔が可能で1,000ml以上の出血に耐え得ること，他の骨転移や内臓転移の状態が安定しており脊椎病変が改善すれば歩行が可能と予想されることなどである[6]．手術法には後方除圧固定，前方除圧固定，および脊椎全摘術の3方法がある．

### 後方除圧固定

　うつ伏せ(腹臥位)にて脊髄圧迫レベルの椎弓を切除して後方から脊髄に対する圧迫を解除し(除圧)，その後罹患椎体の上下各2, 3椎体に椎弓根スクリューといわれる金属を刺入し，それらのスクリューをロッドといわれる金属の棒に連結し脊柱の安定性を得る(固定)手術である(図1)．転移性脊椎腫瘍の治療において最も行われることが多い(図2)．脊髄圧迫がなく不安定性による疼痛を改善することが目的の場合には，除圧を行わず単に後方固定のみを行う場合もある．後方除圧固定では腫瘍自体は一部しか切除されないので，手術後の腫瘍再増殖による疼痛や麻痺の悪化を防ぎ，手術の効果を持続させるために放射線治療が必要である．

### 前方除圧固定

　体の前側方からアプローチして脊髄の前にある椎体を切除し，人工の椎体に置換する手術である．通常は後方から椎弓根スクリューによる後方固定

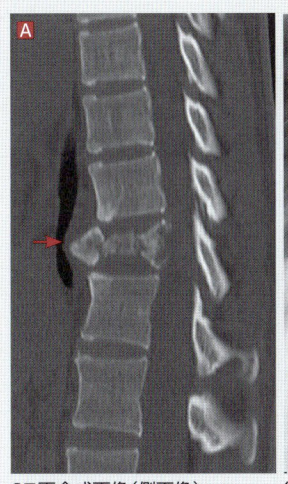

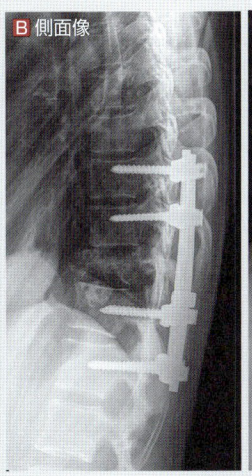

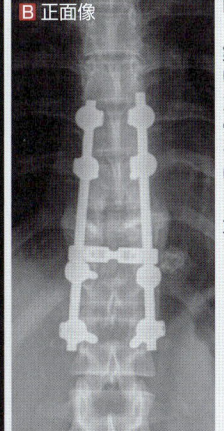

**図2 骨肉腫胸椎単発骨転移に対する後方固定**
第11胸椎（→）の病的骨折による強い疼痛を呈していた（A）. 若年者のためゴールは屋外歩行と設定した. 骨肉腫は放射線治療の効果が期待できないので, 後方除圧後方固定を行い術後化学療法と放射線治療を追加した（B）. 死亡する3カ月前まで自力移動が可能であった.

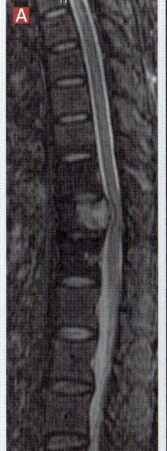

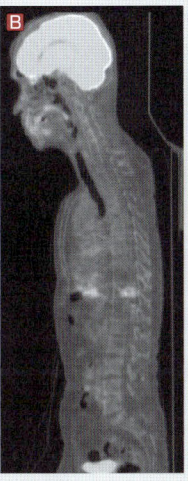

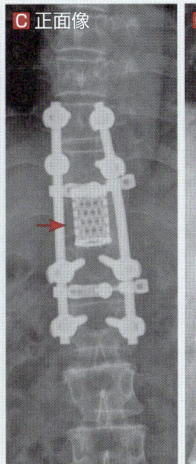

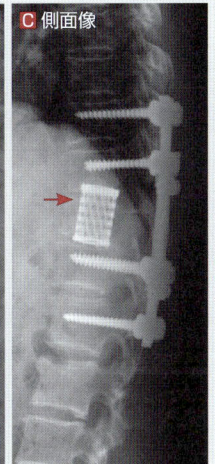

**図3 甲状腺がん胸椎単発骨転移に対する前方除圧固定**
骨転移による脊髄圧迫があり疼痛を呈していた（A）. MRIおよびPETで単発の骨転移であった（B）. 甲状腺がんは骨転移をしても2年以上生存できることが多いが, 放射線治療の効果が少ないので, 後方固定を行った後, 前方から罹患椎体を可及的に切除し人工椎体（→）を入れた. 術後放射線治療を追加した（C）.

を追加するか, 前方からプレートにより上下の椎体とともに固定をする. 脊椎転移では圧潰した椎体や椎体から出た腫瘍が前方から脊髄を圧迫するので, 後方からでは除圧が不十分であったり, 罹患椎体を切除しないため術後早期の再悪化の懸念がある. そのため長期予後が期待される症例や, 腎がんや甲状腺がんのように放射線治療では腫瘍を抑制しにくい症例には前方除圧固定手術が望ましい. しかし出血や侵襲, そして合併症の頻度は後方除圧固定に比較すると高い（**図3**）.

## 脊椎全摘術

後方から, あるいは前後両方からアプローチして椎体椎弓を含め病変部を全摘し, 同時に後方から上下各2, 3椎体を固定する術式である. 脊椎転移が1, 2椎体に限局し, かつ唯一の病巣であり, 2年以上の予後が期待できるが放射線治療が効かないと予想される症例が対象である. 最も根治性が高い（局所再発しにくい）術式である. しかし侵襲は最も大きく, 重篤な合併症の危険もあるため, 対象症例は限られ実施可能な病院も限定される.

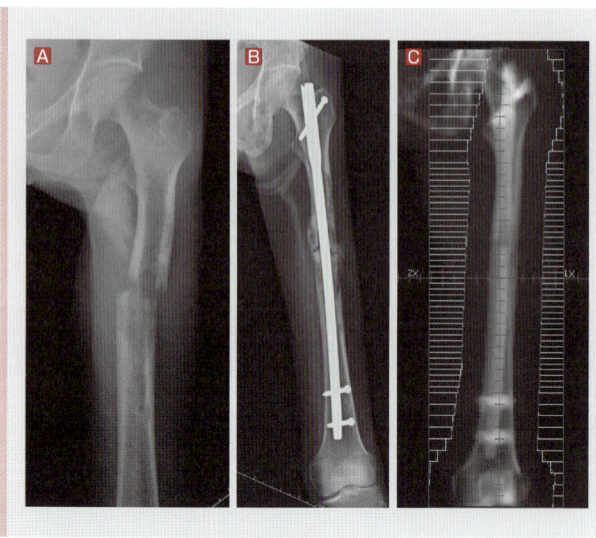

**図4** 乳がん大腿骨病的骨折に対する髄内釘手術
骨折を発症していた(Ⓐ). 多発骨転移であり髄内釘による骨接合を行った(Ⓑ). 術後放射線治療を20Gy (4Gy×5回)行い(Ⓒ)死亡直前まで疼痛のないロフストランド杖歩行が可能となった.

**表2** 大腿骨骨転移手術法とその特徴

| 手術法 | 適応 ||| 特徴 ||||
|---|---|---|---|---|---|---|---|
| | 予後 | 目的 | 術後ゴール | 切除 | 局所再発 | 放射線治療 | その他 |
| 内固定 | <6カ月～1年 | 除痛と移動能力獲得 | 屋内の移動または歩行 | ― | 可能性あり | 必要 | 1年以上生存すると再骨折の可能性あり |
| 内固定＋骨セメント充填 | <1年 | 除痛と歩行能力獲得 | 屋外歩行 | 掻爬(部分切除) | 可能性あり | 必要 | 1年以上生存すると再骨折の可能性あり |
| 腫瘍切除後人工材料置換 | 1年≦ | 局所根治と歩行 | 屋外歩行 | 骨転移部完全切除 | まれ | 通常不要 | 骨融解が強く内固定不可能な場合にも行う |

## 2. 大腿骨

　大腿骨は既に骨折を起こしている(病的骨折)場合だけでなく，骨の破壊が3cm以上あり骨折する危険が高い状態(切迫骨折)[7, 8]でも手術を行うことが多い．手術方法は3種類に大別される．

### 内固定(骨接合)

　プレートや髄内釘などの金属材料で骨折あるいは切迫骨折部の上下をつないで固定する方法．予後予測が1年未満で年齢や全身状態あるいは他の骨転移の程度から車椅子，杖，歩行器を使用しての屋内移動がゴールと判断できる症例に行う．術後の骨破壊の進行を防ぐため術後放射線治療は必須である．しかし十分な荷重に長期間耐えられる骨癒合が得られることはまれであるため，1年以上経過すると固定材料ごと再骨折を来し治療に難渋することがある．したがって予後が1年以上あると考えられる症例では後述の病巣部切除後人工材料に置換する術式が望ましい(図4, 表2).

### 骨セメント併用内固定

　内固定を行った後，腫瘍を掻き出し取り除き(掻爬)できたスペースに骨セメントといわれる樹脂を充填して補強する手術である．単純な内固定よ

**8. 転移性骨腫瘍の手術**

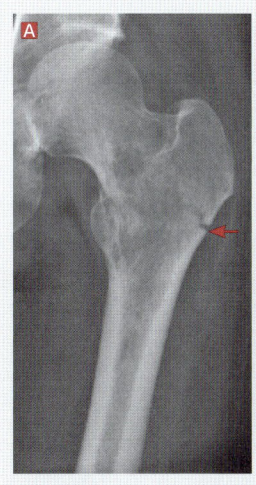

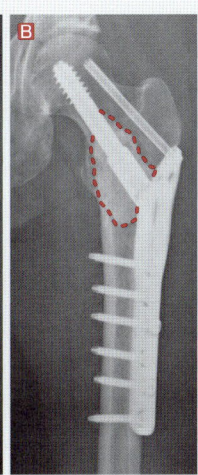

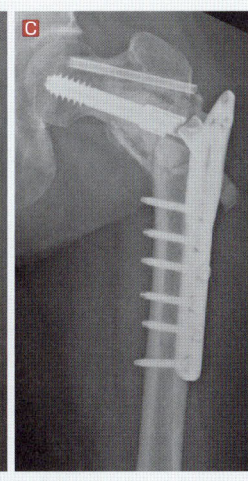

図5 乳がん病的骨折に対する骨セメント併用内固定
　大腿骨転子部に骨破壊と病的骨折(→)を認めた(A). 腫瘍掻爬とCompression Hip Screw (CHS)による骨接合を行い, 最後に骨セメントを充填し補強した. 点線で囲まれた部分が骨セメントである(B). しかし1年後CHSごと病的骨折を再発し再手術が必要となった(C).

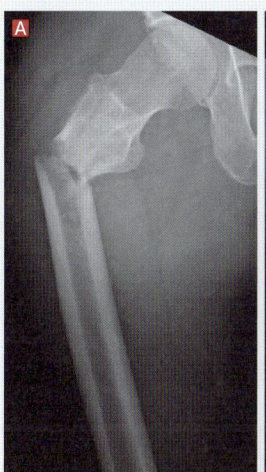

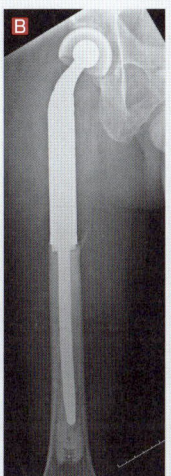

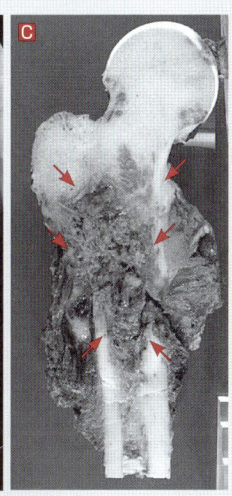

図6 腎がん病的骨折に対する腫瘍用人工骨頭置換
　転子部に病的骨折を発症した(A). 他の骨に転移がなく, 内臓転移は小さい肺転移のみで1年以上生存すると考えられ病巣切除後, 腫瘍用人工骨頭にて置換した(B). 切除した標本では骨転移(→)は完全に切除されている(C).

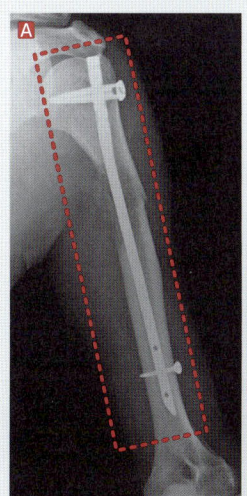

図7 上腕骨病的骨折に対する髄内釘
　生存期間は1年未満と考え髄内釘による骨接合を行い放射線治療(┄┄)を追加した(A). 術後4カ月のX線像では仮骨形成を認め(→)骨癒合している(B).

術後X線像と放射線治療範囲　　手術後4カ月X線像

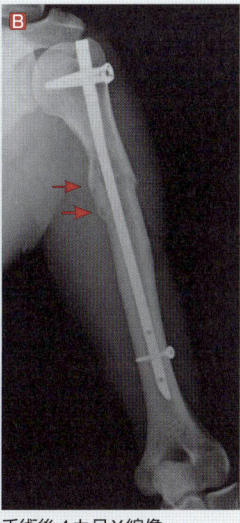

りも固定力が強く効果が長期間持続する．また内固定のみの場合よりも荷重が増やせることが多い．しかし放射線治療が必要なことや1年以上生存する症例には適さないことは先に述べた内固定と同様である（図5）．

### 病巣切除後人工骨頭，人工骨幹置換

病巣部を一塊として切除し，人工骨で再建する方法である．人工骨頭置換には大腿骨頚部や骨頭の骨転移に対して通常型人工骨頭置換を行う場合と，大転子や小転子を含めて切除し腫瘍用人工骨頭に置換する場合がある．骨幹部切除後に使用する人工骨幹にはJMM社製の人工骨幹もあるが，われわれは通常の髄内釘に骨セメントと金属メッシュによる補強を加えて使用している．局所根治性は高く全荷重に長期間耐え得る大腿骨に再建できるのでT字杖やロフストランド杖で屋外歩行も可能となる．しかし内固定に比べ手術侵襲が大きく，感染や脱臼といった合併症の発生率が高い[9]．そのため生存期間が1年以上見込まれる場合や骨ががんにより溶かされてしまうこと（骨融解）が著明で放射線治療では骨再生や骨癒合しない（腎がん，肝がん，甲状腺がんなどの）症例に対して行われる（図6）．

## 3. 上腕骨

上腕骨は骨折しても歩行は可能であり，骨癒合しなくとも1カ月程度で疼痛は軽快する場合が多いので，病態によっては手術をしない場合もある．手術方法は3種類に大別される．

### 内固定

内固定には髄内釘を使用する場合が多い（図7）．侵襲が少ないので進行した症例でも可能である．術後放射線治療が必要であり，1年以上経過すると再骨折や腫瘍の再発で固定性が失われることがある点は大腿骨と同様である．

### 病巣切除後人工骨頭，人工骨幹，人工肘関節置換

1年以上の予後が期待できる単発の骨転移や腎がんや甲状腺がんのように骨融解が強く放射線治療が効かないがんが適応である．骨セメントと人工材料で再建する．除痛効果は良好であり局所根治性も高い．人工骨頭置換では自動運動での肩の挙上は通常20度程度しか期待できないが，人工骨幹，人工肘関節置換手術は術後機能に優れ，正常に近い可動域が得られる（図8, 9）．

## 4. 骨盤

ほとんどの場合放射線治療と杖による部分荷重歩行で治療される．しかし放射線治療で疼痛が制御できない場合や，骨盤転移が唯一の病変である場合に手術を行う場合もある（図10）．

# 手術合併症

脊椎では術後約20％に合併症が生じ，そのうち約5％は心筋梗塞，肺炎，深部静脈血栓症，敗血症といった早期の死亡につながることが多い全身的なものである[10]．また椎弓根スクリューによる血管や神経の損傷といった手技そのものによる重篤な合併症も1％以下ながら発生し得る[11]．大腿骨では4.1％に全身的合併症が生じ，感染は内固定では0％であるが人工骨頭置換では2～4％と報告されている．また人工股関節，人工骨頭では14％が脱臼し反復性脱臼のために再手術を要し

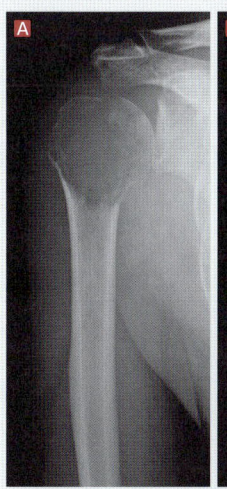

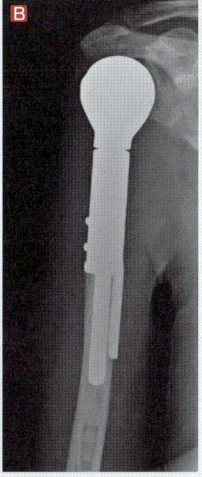

**8. 転移性骨腫瘍の手術**

図8　肉腫上腕骨転移に対する人工骨頭置換
上腕骨頭に骨融解と病的骨折を認め疼痛を訴えていた(A)．1年以上の生存が見込まれ，骨が完全に融解し内固定は不可能であるため病巣切除，人工骨頭置換を行った(B)．

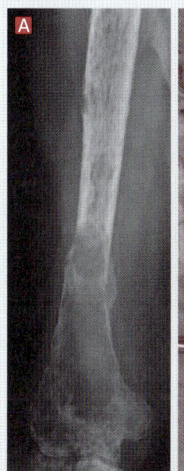

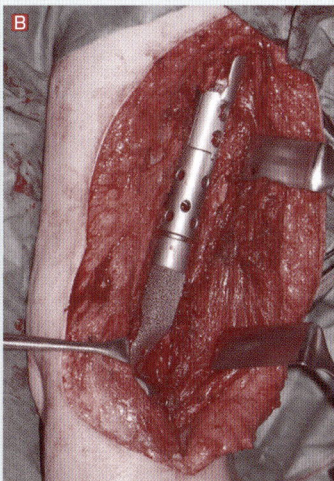

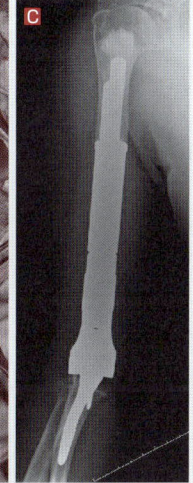

術前X線像　　人工骨頭置換後X線像

図9　乳がん上腕骨単発転移に対する人工肘関節置換
上腕骨遠位に骨破壊と病的骨折を認めた(A)．内臓転移がなく2年以上の生存が見込まれるため広範切除人工肘関節置換を行った(B)．術後日常動作で肘関節には不自由がない(C)．

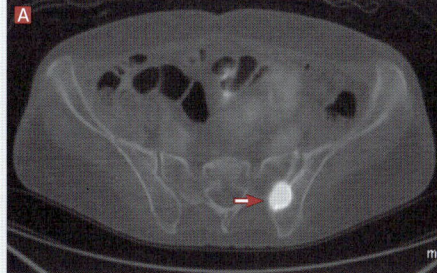

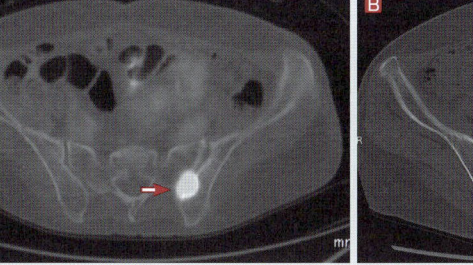

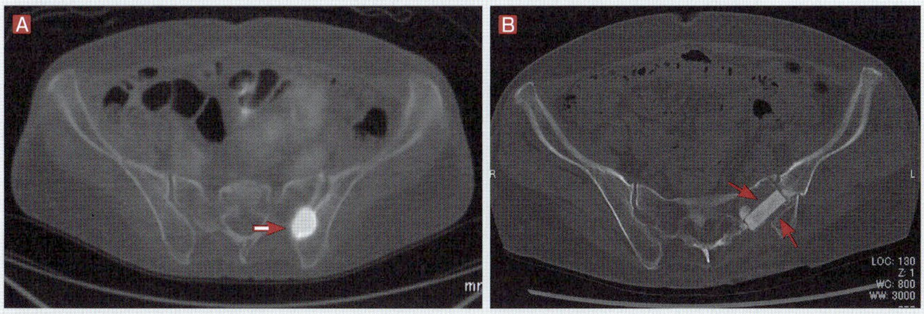

術前X線像　　術中の写真　　　　　　　　術後X線像

PET-CT画像　　術後CT画像

図10　甲状腺がん腸骨単発骨転移
仙腸関節部に単発の骨転移を認めた(→)(A)．PET検査では悪性腫瘍部に放射性同位体が集積してみえる．他の骨，内臓に転移がないので，病巣切除後，人工骨(→)を充填した(B)．

た場合もあると報告されている[9]．自験例では下肢骨転移に対して行った87手術中，脱臼は認めなかったが，深部静脈血栓症が6例7％（うち1例は肺血栓塞栓症）に，感染が3例（4％）に発生した[12]．

骨転移に対する手術はこのように合併症が発生する頻度が高く，発生した場合は重篤化，長期化することも多い．術前に患者にこの点を理解してもらい，術後早期から慎重に離床をはかり，合併症を回避することが必要である．

#### 参考文献

1) 片桐浩久・他：転移性骨腫瘍の予後因子と予後予測システム単一施設における808例の解析結果. 臨床整形外科, 48：649-655, 2013.
2) Tomita K, et al : Total en bloc spondylectomy for solitary spinalmetastases. *Int Orthop*, 18:291-298, 1994.
3) Tokuhashi Y, Matsuzaki H : Scoring system for the preoperative evaluation of metastatic spine tumor prognosis. *Spine*, 15：1110-1113, 1990.
4) Tomita K, et al : Surgical Strategy for Spinal Metastases. *Spine*, 26 298-306, 2001.
5) 片桐浩久・他：癌の骨転移患者の予後予測. 整形外科, 61：898-906, 2010.
6) 徳橋康明・他：転移性脊椎腫瘍に対する予後予想と治療戦略. 関節外科, 22：62-70, 2003.
7) Van der Linden YM, et al : Comparative analysis of risk factors for pathological fracture with femoral metastases. *J bone Joint Surg –B*, 86: 566-573, 2004.
8) Harrington KD : Impending pathologic fractures from metastatic malignancy: evaluation and management. *Instr Course Lect*, 35: 357-81, 1986.
9) Wedin R, Bauer HCF : Surgical treatment of skeletal metastatic lesions of the proximal femur Endoprosthesis or reconstruction nail? *J Bone Joint Surg*, [Br] 87-B: 1653-1657, 2005.
10) Patil CG, et al : National Inpatient Complications and Outcomes After Surgery for Spinal Metastasis From 1993-2002. *CANCER*, 110. 625-630, 2007.
11) 徳橋泰明：整形外科　治療と手術の合併症[富士武史（編）第Ⅱ章　局所合併症—脊椎・体幹　脊椎インストゥルメンテーション]. pp183-187, 金原出版, 2011.
12) 片桐浩久：整形外科　治療と手術の合併症[富士武史（編）第Ⅳ章　局所合併症—下肢　下肢転移性腫瘍手術]. pp 296-303, 金原出版, 2011.

■**執筆者**　片桐浩久

# 9 がんの骨転移に対する薬物治療

## 骨転移の薬物治療

　骨転移においては，骨関連事象を減らして患者のQOLを改善させることが治療の主要な目的となる．適切な薬物療法により骨関連事象を減少させること，また疼痛を適切な鎮痛剤の使用によりコントロールすることが重要であるとともに，病的骨折の危険がある部位や神経圧迫による麻痺に対して早期に放射線科的・整形外科的処置などを行うことが必要である．

　骨転移に対しては通常の進行がんの治療と同様に化学療法，内分泌療法を行うが，骨転移に特異的な治療法としてビスホスホネート（以下，BP）あるいは抗RANKL抗体による抗破骨細胞療法，骨に集中するストロンチウムが用いられている．

### 1. Bisphosphonates（ビスホスホネート，BP）

　BPはピロリン酸の類似体で，強力な破骨細胞抑制効果をもち側鎖の変更により種々のBPが開発されている．骨痛に対する緩和的治療として有効であり，単独治療でも10〜20％に改善をみる．またパミドロン酸90mg静注によって乳がん骨転移，骨髄腫の骨合併症の頻度が30〜40％減少し，さらに，最も破骨細胞抑制能の高いゾレドロン酸4mg静注投与は，乳がん骨転移や多発性骨髄腫に加えて，典型的な造骨性骨転移である前立腺がんの骨転移，その他の固形がん（肺がん，腎がんなど）骨転移においても骨関連事象を減少させた（図1）．

現在，骨転移特異的な薬物治療としてゾレドロン酸4mgの3〜4週ごとの投与が標準治療として広く行われている．BPの有害反応（副作用）で最も高頻度なのは，特に1回目の点滴でみられるacute phase response（発熱，疼痛）である[2]．報告にもよるが30〜55％に認められる．骨吸収抑制による低カルシウム血症・低リン血症が起こる可能性はあるが，臨床的に問題になるのは1％以下である．特にゾレドロン酸投与例では時に血清クレアチニンの軽度上昇が認められ，まれに腎不全が報告されている．

　特に静注BPの有害反応（副作用）として顎骨壊死（bisphosphonate-related osteonecrosis of jaw, BRONJまたはONJ）が問題になっている．最近わが国でも骨代謝学会を中心に顎骨壊死のポジションペーパーが作成された[3]．まずは予防が重要であり，歯科・口腔外科との緊密な連携により，口腔衛生を心がけ，BP治療前に歯科治療をすること，またBP治療中は観血的歯科治療を避けることが重要である．

　BPは腫瘍細胞も直接抑制する可能性が*in vitro, in vivo*で示唆されているが，骨以外で腫瘍細胞を抑制する濃度に到達するのかという問題がある．BPの再発予防・生存延長効果については確立していなかったが，最近多発性骨髄腫[4]，乳がん[5,6]での有効性が報告されている．

図1　種々の骨転移病変においてゾレドロン酸は骨関連事象を減少させる

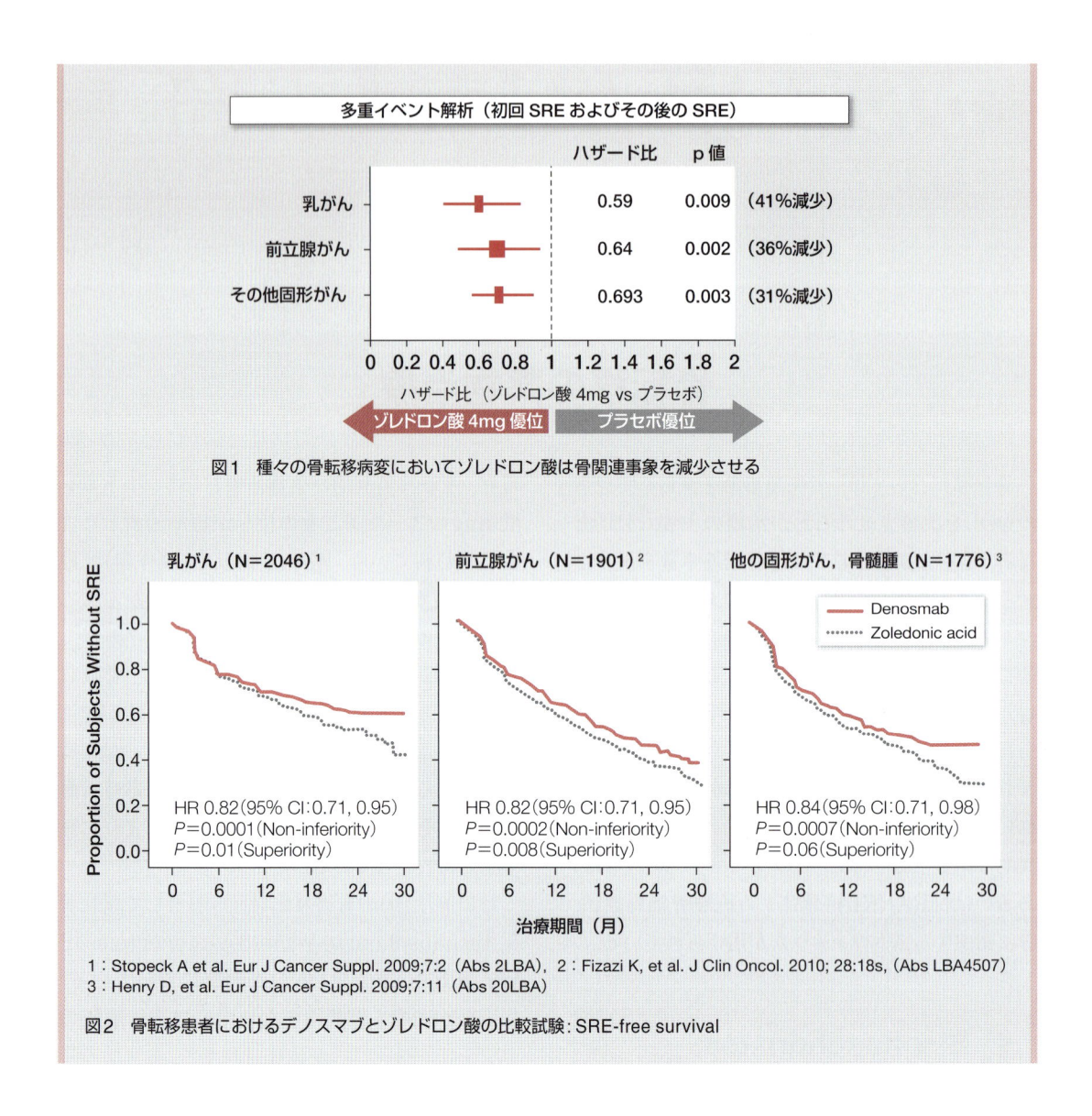

1：Stopeck A et al. Eur J Cancer Suppl. 2009;7:2（Abs 2LBA），2：Fizazi K, et al. J Clin Oncol. 2010; 28:18s,（Abs LBA4507）
3：Henry D, et al. Eur J Cancer Suppl. 2009;7:11（Abs 20LBA）

図2　骨転移患者におけるデノスマブとゾレドロン酸の比較試験：SRE-free survival

## 2. 抗RANKL抗体（デノスマブ）

　デノスマブは，RANKLに対するヒト型モノクローナル抗体で，破骨細胞の骨吸収機能を低下させ，骨転移におけるがん細胞増殖と骨破壊の悪循環を断ち切り，骨破壊を抑制する．乳がん骨転移患者，ホルモン療法耐性前立腺がん骨転移患者，その他の固形がん骨転移あるいは骨髄腫患者における3つのデノスマブ（120mg皮下注，4週ごと）とゾレドロン酸（4mg静注，4週ごと）を直接比較したランダム化二重盲検第Ⅲ相比較試験が行われ，デノスマブはゾレドロン酸に比べ，SREの初回発現リスクを有意に低下させた（図2）[7]．全生存期間と病勢進行については，両群間で同等の結果を示した．有害反応（副作用）については，顎骨壊死はデノスマブ群で1.8％，ゾレドロン酸群で1.3％であり，統計学的な有意差はなかった．腎毒性と関連する可能性のある有害反応（副作用）の発現率は，デノスマブ群と比較して，ゾレドロン酸群で高かった．

## 3. デノスマブとゾレドロン酸の臨床使用

　SRE予防効果において，デノスマブがゾレドロン酸に対して優れているが，その差（SRE rateが一人1年あたり0.58から0.45に低下）に臨床的な意味があるかは別の問題である．またデノスマブ長期投与のデータはなく，特に免疫低下の可能性について，骨粗鬆患者の試験では皮膚感染，new malignancyの増加の可能性が指摘されていることもあり今後注意が必要である．ともに長期投与で顎骨壊死のリスクがあり，使用開始前および使用中の口腔マネジメント，歯科チェックが推奨される．利便性においてはゾレドロン酸が点滴静脈内投与であるのに対し，デノスマブは皮下投与であり，また腎機能による用量調節の必要がないという利点がある．

　アメリカ臨床腫瘍学会のガイドラインでは溶骨性病変をもつ乳がん骨転移患者についてゾレドロン酸4mg静注3〜4週ごと，パミドロン酸90mg静注3〜4週ごと，デノスマブ120mg皮下注4週ごとが並行して推奨されている[9]．他のがん骨転移，骨髄腫骨病変でも同様に考えられる．

### 参考文献

1) Yoneda T, Hiraga T. Crosstalk between cancer cells and bone microenvironment in bone metastasis. Biochem Biophys Res Commun. 328: 679-87, 2005.
2) Dicuonzo G, Vincenzi B, Santini D, et al : Fever after zoledronic acid administration is due to increase in TNF-alpha and IL-6. J Interferon Cytokine Res. 23 : 649-54, 2003.
3) Yoneda T, Hagino H, Sugimoto T, et al : Bisphosphonate-related osteonecrosis of the jaw: position paper from the Allied Task Force Committee of Japanese Society for Bone and Mineral Research, Japan Osteoporosis Society, Japanese Society of Periodontology, Japanese Society for Oral and Maxillofacial Radiology, and Japanese Society of Oral and Maxillofacial Surgeons. J Bone Miner Metab, 28: 365-83, 2010.
4) Morgan GJ, Davies FE, Gregory WM, et al : First-line treatment with zoledronic acid as compared with clodronic acid in multiple myeloma (MRC Myeloma IX) : a randomised controlled trial. Lancet. 376: 1989-99, 2010.
5) Gnant M, Mlineritsch B, Schippinger W, et al : Endocrine therapy plus zoledronic acid in premenopausal breast cancer. N Engl J Med, 360: 679-91, 2009.
6) Coleman RE, Marshall H, Cameron D, et al : Breast-cancer adjuvant therapy with zoledronic acid. N Engl J Med. 365: 1396-405, 2011.
7) Lipton A, Fizazi K, Stopeck AT, et al : Superiority of denosumab to zoledronic acid for prevention of skeletal-related events : A combined analysis of 3 pivotal, randomised, phase 3 trials. Eur J Cancer. 48 : 3082-92, 2012.
8) Storto G, Klain M, Paone G, et al. Combined therapy of Sr-89 and zoledronic acid in patients with painful bone metastases. Bone. 39 : 35-41, 2006.
9) Van Poznak CH, et al : American Society of Clinical Oncology executive summary of the clinical practice guideline update on the role of bone-modifying agents in metastatic breast cancer. *J Clin Oncol*, 29(9) : 1221-1227, 2011.

■執筆者　高橋俊二

# 10 骨セメント

## 骨転移痛に対する経皮的椎体（骨）形成術

　いわゆる骨セメント治療は，骨転移病変に対して，針を介してアクリル系骨セメント製剤（PMMA：polymethyl methacrylate）を注入することによって除痛を得る低侵襲の治療法である．主な治療対象が椎体（胸椎や腰椎）や仙骨，骨盤骨となるため経皮的椎体形成術（percutaneous vertebroplasty；以下PVP）や経皮的骨形成術（percutabeous boneplasty），経皮的仙骨形成術（percutaneous sacroplasty）ともよばれている．

　適応部位は骨転移をきたした胸腰椎など脊椎骨（**図1，2**）や仙骨，臼蓋（**図3，4**），腸骨，坐骨などの骨盤骨である．特に，がん侵襲による骨皮質破壊に伴って生じた疼痛や臥位から立位などへの体位変換時や労作時に局所疼痛が増強する場合，疼痛や椎体不安定性からの神経障害を主訴としている症例などが良い適応となる．腫瘍による神経障害性の疼痛については無効となることが多い．硬化性変化のみをきたしている骨病変は針の穿刺が困難であり適応外となることが多い．また椎体や全身に活動性炎症がある症例は禁忌であり，頸椎や高位胸椎，出血傾向症例や重篤な心疾患症例などは相対禁忌である．

　除痛メカニズムについては明らかではないが，①骨強度の増強により骨の脆弱性が改善され安定性が増すこと，②骨セメントが固まるときに発する熱（硬化する際に一過性に70℃前後の発熱を生じる）や化学毒性による抗腫瘍効果や発痛物質を

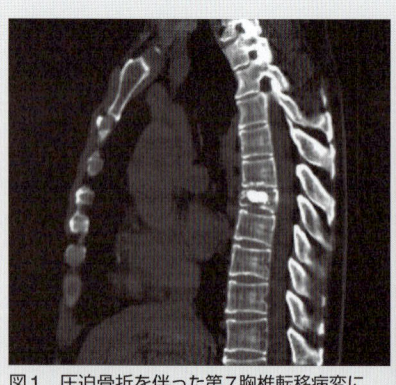

図1　圧迫骨折を伴った第7胸椎転移病変に対する骨セメント治療後

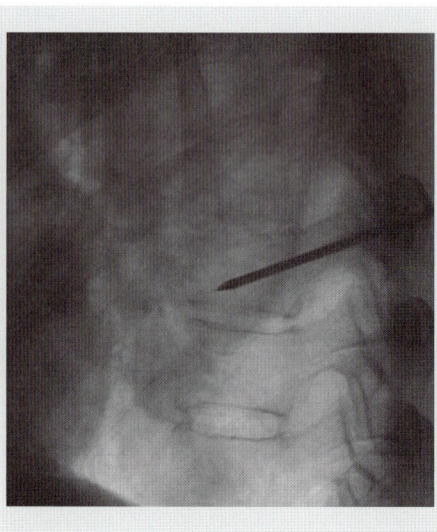

図2
治療中の透視画像．
経皮的経椎弓根的に針を穿刺している様子

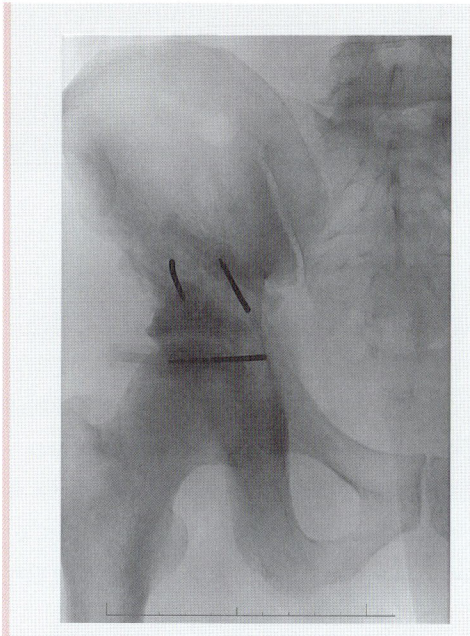

図3　肺がんの臼蓋転移に対して3本の骨生検針を刺入 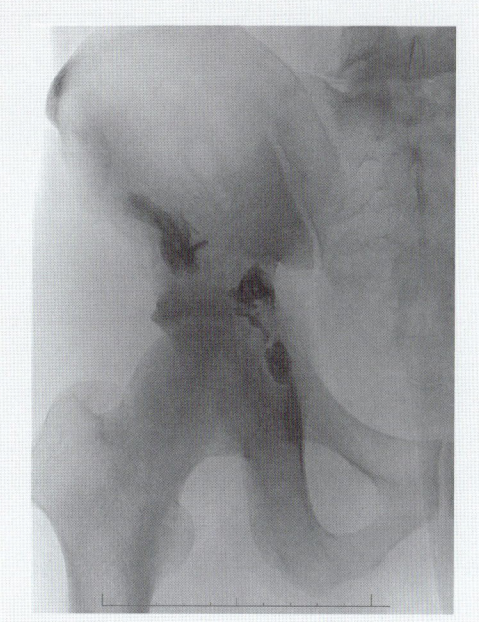　　　図4　骨セメントを約13cc注入した後の透視画像

抑制する可能性などが示唆されている[1〜3]．

　X線透視下もしくはCT，CT透視下で11〜15Gの骨穿刺針（骨生検針）を用いて病変に穿刺し骨セメント製剤を注入する（**図2**）．患者は機器の寝台に腹臥位になり，局所麻酔下に施行される．PVPでは60〜80％の効果が報告されており，治療後1〜3日間で疼痛緩和が得られるとされ治療部の疼痛再発率も低い[4]．即効性に関して放射線照射では除痛に2〜4週間要することから骨セメント治療は早期の効果が期待できる．合併症としてはセメント製剤の骨外漏出に伴う肺塞栓症や脊髄障害など重篤な合併症が報告されているが，致命的な合併症は1％以下である．

　骨セメント治療と放射線治療と併用していくことでより優れた除痛効果が期待でき，従来の疼痛コントロールでは効果が得られない症例に関して常に骨セメント治療の可能性を考慮しつつ，関係各診療科の合議で決定することが大切である．

#### 参考文献

1) Hadley C, et al : Biomechanics of vertebral bone augmentation. *Neuroimaging Clin N Am*, 20(2): 159-167, 2010.
2) Urrutia J, et al : Early histologic changes following polymethylmethacrylate injection (vertebroplasty) in rabbit lumbar vertebrae. *Spine (Phila Pa 1976)*, 15: 33(8): 877-882, 2008.
3) Tancioni F, et al : Vertebroplasty for pain relief and spinal stabilization in multiple myeloma. *Neurol Sci*, 31(2): 151-157, 2010.
4) Kobayashi T, et al : Phase I/II clinical study of percutaneous vertebroplasty (PVP) as palliation for painful malignant vertebral compression fractures (PM-VCF): JIVROSG-0202. *Ann Oncol*, 20: 1943-1947, 2009.

■**執筆者**　吉松美佐子

# 11 疼痛への対応
## （薬物療法）

　痛みの性質は，体性痛，内臓痛，神経障害性疼痛に分類され，骨転移痛は体性痛の代表格であるとされている．骨転移痛には特別な鎮痛治療があるのではなく，他のがん疼痛と同様にWHO方式のがん疼痛治療法が基本となる(図1)[1]．痛みは長時間持続する持続痛と，短時間に増強する痛みである突出痛に分けられる(図2)．骨転移痛は，体動時に突出痛が生じやすく，転倒などによる骨折のリスクが潜在的にあり，それらがQOLに著しい影響を与える可能性がある．これらの特徴を十分に理解したうえで骨転移痛の鎮痛治療を行っていく必要があり，薬物療法のみではなく放射線治療や装具の利用なども含めた包括的なアプローチが重要である[2]．本章では，WHO方式がん疼痛治療法に基づいて，個々の薬物療法を紹介する．ビスホスホネートに関しては第1部−9章を参照していただきたい．

## 非オピオイド鎮痛薬

　骨転移痛を有する患者に対して，第1段階の薬剤として非ステロイド性消炎鎮痛薬(NSAIDs：Non-Steroidal Anti-Inflammatory Drugs)およびアセトアミノフェンが処方されることが多い．NSAIDsとしてロキソプロフェンやジクロフェナクなどが一般的であるが，胃潰瘍のリスクが少ないといわれるセレコキシブやメロキシカムなども用いられる．これらの薬剤の鎮痛効果の優劣を比較した試験はない．骨転移痛は，内臓痛よりもNSAIDsが効きやすいのかどうかを検討した研究がある[3]．骨転移痛あるいは内臓痛を有し，オピオイドをすでに内服している患者にNSAIDsを追加したところ，いずれにも効果があった．すなわち，骨転移痛であるからといって，特別にNSAIDsがよく効くというわけではない．このことは，系統的レビューにおいても確認されている[4,5]．

　それでは，WHO方式のがん疼痛治療法において，第1段階で開始した薬剤を第2あるいは第3段階で併用するメリットはあるのであろうか．NSAIDsに関しては，骨転移痛に対してオキシコドンおよびアセトアミノフェンが投与されているがん患者にイブプロフェンを併用したプラセボ対照二重盲検比較試験があるが，イブプロフェンをオピオイドやアセトアミノフェンに追加することによる相加効果が認められている[6]．したがって，骨転移痛のために，モルヒネやオキシコドンを開始したからといって，それまで処方していたロキソプロフェンなどを中止することは患者にとってはデメリットのほうが大きい．ただし，NSAIDsによる胃腸障害や腎障害などの副作用の出現には，十分に注意する必要がある．

11．疼痛への対応（薬物療法）

**鎮痛薬使用の5原則**
- できるだけ経口で
- 時間通りに
- 痛みの強さに応じた鎮痛薬を
- 患者ごとに適量を決めて
- そのうえで細かい配慮を
（服薬指導，副作用対策など）

第1段階 軽度の痛み
アセトアミノフェン
NSAIDs

第2段階 中等度までの痛み
コデイン
トラマドール
低用量オキシコドン

第3段階 中等度から高度の痛み
モルヒネ
フェンタニル
オキシコドン
ブプレノルフィン

第2段階，第3段階でも併用が望ましい

± 鎮痛補助薬

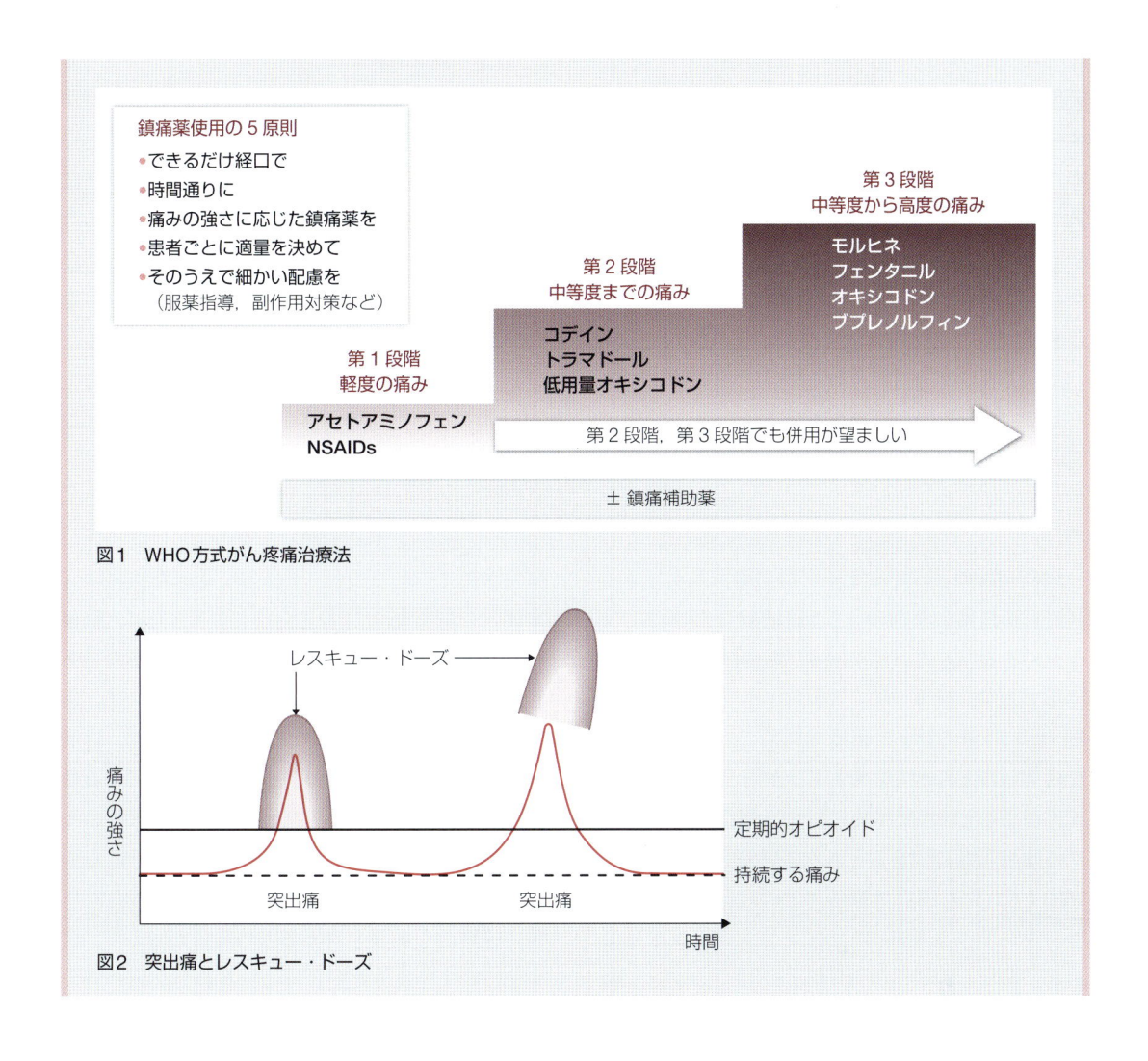

図1　WHO方式がん疼痛治療法

図2　突出痛とレスキュー・ドーズ

## オピオイド鎮痛薬

　わが国で利用できる主なオピオイド鎮痛薬は，コデイン，トラマドール，モルヒネ，フェンタニル，オキシコドン，メサドン，ブプレノルフィンなどがある．トラマドールは最近，経口徐放剤が処方できるようになったため，WHO方式がん疼痛治療法の第2段階として開始する際のオピオイドとして用いられる．骨転移痛に対して，これらのオピオイドによる鎮痛効果の優劣を比較した研究はない．最近の研究では，経口モルヒネ徐放剤あるいはフェンタニル貼付剤で十分に痛みが緩和されない骨転移痛を有するがん患者に対して，オキシコドンおよびアセトアミノフェンの合剤を追加投与したところ，持続痛および突出痛がいずれも軽減したことが確認されている[7]．しかし，2種類のオピオイドを組み合わせるほうがよいのか，骨転移痛に対してはオキシコドンを第一選択にすべきであるのかは未だに明らかではない．
　持続痛に対しては徐放性製剤の定期投与が望ましく，突出痛への対応には速放性製剤の追加投与によるレスキュー・ドーズが必要である．前述したように，骨転移痛は体動時痛をいかに軽減させるかが重要である．定期的オピオイドに加えて，

突出痛にレスキュー・ドーズをかぶせるようなイメージである(**図2**).そのための工夫の1つとして,トイレへの移動前や食事の前などに予防的レスキュー・ドーズが投与されることもある.ただし,一時的に眠気が強まることによる転倒のリスクもあるため,個々の患者の状態を確認する必要がある.特に,リハにあたっては,リハ医,整形外科医と相談して鎮痛薬の投与を検討する必要がある.一方,骨転移痛を有する患者に対して,安静時痛が改善した後にオピオイドのベースを注意深く増量したところ,体動時痛も改善が認められたとの報告もある[8].眠気や認知障害などが問題とならないように,オピオイドの増量を試みる意義はあると考えられる.

## 鎮痛補助薬

鎮痛補助薬とはオピオイド鎮痛薬,非オピオイド鎮痛薬以外の薬剤のうち,鎮痛効果が期待できるものを指す.これらの中には,抗けいれん薬,抗不整脈薬,抗うつ薬,ステロイドなどが相当する.骨転移痛に対する鎮痛補助薬の効果を検証した研究はほとんどないが,ステロイドに関しては成書によると,骨転移痛に対する鎮痛補助薬としての効果が期待できるとされている[9].すなわち,WHO方式がん疼痛治療法のどの段階においても検討されるべき薬剤の1つである.ステロイドの鎮痛に関する作用機序は明らかではないが,①腫瘍周囲の浮腫の軽減,②ステロイド感受性腫瘍の場合には腫瘍縮小効果などによる疼痛の軽減,③プロスタグランジンやロイコトリエンなどの生理活性物質を減少させることにより侵害受容器の刺激が抑えられること,④傷害を受けた神経の異常興奮の抑制などが考えられている.特に,腫瘍周囲の浮腫による圧力に関係するような痛みである骨痛などには有効であると考えられている.当然のことながら,ステロイドによる高血糖,胃潰瘍などの有害反応(副作用)や長期間投与による骨粗鬆症などにも十分な注意が必要である.

その他の鎮痛補助薬の効果は明らかではないが,骨転移を有する患者の17%は神経障害性疼痛に特徴的な痛みを訴えるとの報告がある[10].機序としては骨髄や骨皮質は知覚神経と交感神経の神経支配を受け,各々が障害されることによると考えられている.以上より,骨転移痛に対する鎮痛補助薬の鎮痛効果は期待できないわけではないが,今後の検証が必要である.

骨転移痛には,特別な鎮痛治療があるわけではなく,その他のがん疼痛と同様にWHO方式がん疼痛治療法が基本となる.ただし,骨転移による体動時痛への対応,骨折のリスクが高いことへの配慮をしながら,慎重に鎮痛薬を調整していく必要はある.

### 参考文献

1) World Health Organization : Cancer Pain Relief, 2nd ed. World Health Organization, Geneva, 1996.
2) Clare C, et al : Painful bone metastases: a prospective observational cohort study. *Palliat Med*, 19(7): 521-525, 2005.
3) Mercadante S, et al : Analgesic effects of nonsteroidal anti-inflammatory drugs in cancer pain due to somatic or visceral mechanisms. *J Pain Symptom Manage*, 17(5): 351-356, 1999.
4) Eisenberg E, et al : Efficacy and safety of nonsteroidal antiinflammatory drugs for cancer pain: a meta-analysis. *J Clin Oncol*, 12(12): 2756-2765, 1994.

表 オピオイド製剤一覧

| 一般名 | | 商品名 | 投与間隔 | 特徴 |
|---|---|---|---|---|
| コデイン | | コデインリン酸塩(散, 錠) | 4～6時間ごと<br>(レスキューは1時間ごと) | 鎮咳剤としても使用 |
| トラマドール | | トラマール®(カプセル),<br>トラムセット®(錠)*<br>トラマール®(注) | 4～5時間ごと | 便秘が少ない |
| モルヒネ | 硫酸塩 | MSコンチン®(錠), モルペス®(細粒),<br>MSツワイスロン®(カプセル) | 12時間ごと | 剤型が最も豊富<br>便秘, 眠気, 悪心 |
| | | カディアン®(カプセル, スティック),<br>ピーガード®(錠), | 24時間ごと | |
| | 塩酸塩 | モルヒネ塩酸塩(末, 錠, 注),<br>オプソ®(内用液)<br>アンペック®(注), モルヒネ塩酸塩(注),<br>プレペノン®(注) | 4時間ごと<br>(レスキュー1時間ごと)<br>単回・持続 | |
| | | アンペック®(坐剤) | 6～12時間ごと | |
| | | パシーフ®(カプセル) | 24時間ごと | |
| フェンタニル | | デュロテップ®MT(貼付剤) | 72時間ごと | 便秘が少ない |
| | | フェントス®テープ(貼付剤) | 24時間ごと | |
| | | フェンタニル(注) | 単回・持続 | |
| オキシコドン | | オキシコンチン®(錠) | 12時間ごと | 腎機能低下時にも<br>投与可能<br>便秘, 眠気, 悪心 |
| | | オキノーム®(散) | 6時間ごと<br>(レスキュー1時間ごと) | |
| | | オキファスト®(注) | 単回・持続 | |
| メサドン | | メサペイン®(錠) | 8時間ごと | QT延長, 心室頻拍,<br>呼吸抑制 |
| ブプレノルフィン | | レペタン®(坐剤) | 8～12時間ごと | 便秘が少ない<br>鎮痛効果に上限あり |
| | | レペタン®(注) | 6～8時間ごと | |
| | | ノルスパン®(貼付剤) | 7日ごと | |

＊アセトアミノフェンとの合剤

5) Mercadante S : Malignant bone pain: pathophysiology and treatment. *Pain*, 69 (1-2) : 1-18, 1999.
6) Stambaugh JE Jr, Drew J : The combination of ibuprofen and oxycodone/ acetaminophen in the management of chronic cancer pain. *Clin Pharmacol Ther*, 44 (6) : 665-669, 1998.
7) Sima L, et al : Efficacy of oxycodone/paracetamol for patients with bone-cancer pain: a multicenter, randomized, double-blinded, placebo- controlled trial. *J Clin Pharm Ther*, 37: 27-31.
8) Mercadante S, et al : Optimization of opioid therapy for preventing incident pain associated with bone metastases. *J Pain Symptom Manage*, 28 (5) : 505-510, 2004.
9) Colvin LA, Fallo M : Cancer-induced bone pain. Hanks G, et al. ed. Oxford Textbook of Palliative Medicine. 4th ed. Oxford university press; 2010. 638-653.
10) Kerba M, et al : Neuropathic Pain Features in Patients With Bone Metastases Referred for Palliative Radiotherapy. *J Clin Oncol*, 28 (33) : 4892-4897, 2010.

■執筆者　大坂　巌

# 12 疼痛への対応（物理・運動療法）

## 非薬物療法としての物理・運動療法

　米国の公式ガイドラインである，Agency for Health Care Policy and Research（AHCRP）のがん疼痛治療のガイドライン[1]でも，非薬物療法として，物理療法，運動療法はその施行が推奨されている．注意すべき点としては，これらは薬物の代替として用いるものではないということである．必要十分な薬物での鎮痛が行われていることが基本となり，そのうえで併用することによって，薬物の効果が増強したり，薬物量を減少させたりすることが可能となる[2]．

　わが国の緩和ケアガイドラインの「がん患者の末期を含めたリハビリテーションに関する研究」[3]においても，疼痛への対応として物理療法や運動療法がそのエビデンスとともに勧められている．

　緩和ケアガイドラインに示された推奨レベルについて表1にまとめる．

　非薬物療法であっても，全く有害反応（副作用）や危険がないわけではなく，適応・禁忌や施行法には注意が必要である．しかし，的確な方法を選択すれば，病棟や自宅でも比較的手軽に施行でき，効果的であるため，進行がん患者のQOL向上に有用と考える．

## 物理療法の実際

　物理療法とは，熱・電気・光線・水・力などの物理的エネルギーを利用した治療大系であり[4]，その適応や施行法によって，有用な治療法となる．

### 1. マッサージ

　マッサージとは，身体の組織を，機械的かつ系統的に，主として手指でさする，こする，なでる，もむ，押す，叩くなどの動的手技[5]である．図1に示したようなメカニズムによって痛みが軽減すると考えられている．

〈適応・禁忌〉
**適応**：痛みの種類や場所に応じて施行すれば，その適応は広いものである．
**禁忌**：局所の炎症，出血傾向など．局所の悪性腫瘍も禁忌となっているため，施行にあたっては注意が必要である．

〈方法〉
　マッサージの手技には，表2，図2に示すようにさまざまなものがある．疼痛の原因や部位によって選択する．あまり刺激の強くない軽擦法は，どこでも，誰でも行うことのできる簡便なマッサージ療法として推奨できる．

〈骨転移に対するマッサージ〉
　骨転移患者に対して推奨あるいは禁忌とされるマッサージ法はないが，進行した骨転移は捻転や外部からの圧迫による骨折のリスクが否定できな

## 12. 疼痛への対応（物理・運動療法）

表1 緩和ケアガイドラインに示された推奨レベル

| | |
|---|---|
| 物理療法 | **推奨レベルA：行うよう強く勧められる** |
| | 全身的または部分的なマッサージはがん疼痛を緩和する． |
| | **推奨レベルC1：行うことを考慮してもよいが，十分な科学的根拠がない** |
| | 温熱療法は，筋緊張や筋痙攣にともなう痛みを緩和する方法として，推奨される． |
| | 寒冷療法は，筋緊張や筋痙攣にともなう痛みを緩和する方法として，推奨される． |
| | 慢性疼痛を緩和する方法として，経皮的電気神経刺激は推奨される． |
| 運動療法 | **推奨レベルB：行うよう勧められる** |
| | 頭頸部がん術後の肩の痛みに対して，肩周囲の筋力トレーニングは，疼痛軽減に対して，有効である． |
| | 化学療法中の患者において，筋力増強運動と有酸素運動（持久力向上のための運動）を組み合わせたトレーニング，あるいは有酸素運動のみでも，痛みの軽減に有効である． |
| | **推奨レベルC1：行うことを考慮してもよいが，十分な科学的根拠がない** |
| | 自力で動くことが困難ながん患者に対しては，正しい姿勢での体位保持や定期的な体位変換が疼痛の予防・緩和に有効である． |
| | 不動により生じた痛みの軽減のために，関節可動域（ROM）運動は有効である． |
| | がん患者に対する筋力低下・筋萎縮の予防・改善のための筋力増強運動は，疼痛の予防・緩和に有効である． |

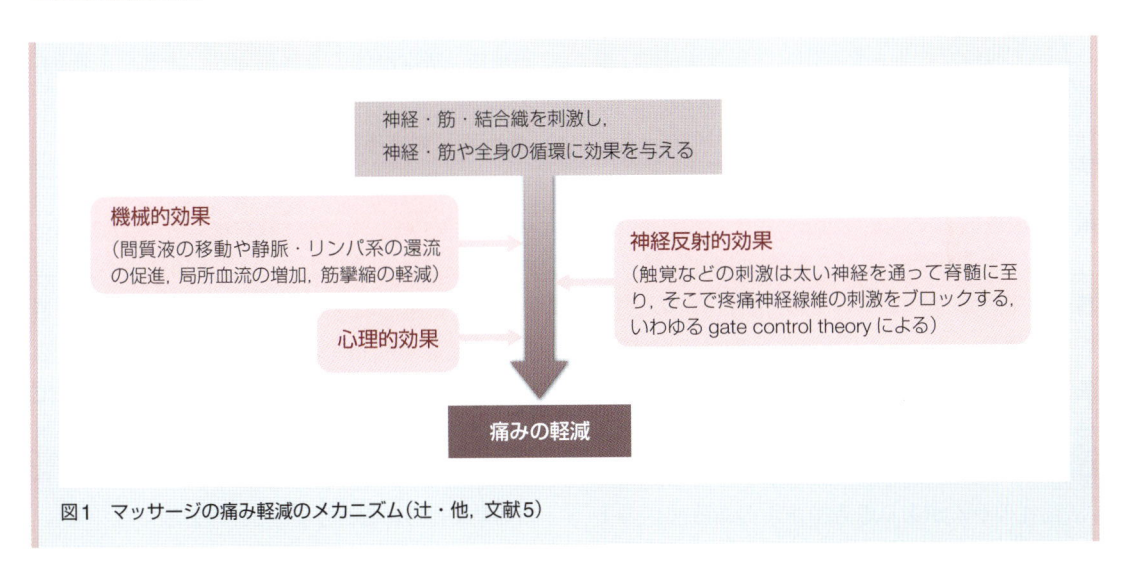

図1 マッサージの痛み軽減のメカニズム（辻・他，文献5）

いため，圧力の少ない軽擦法が勧められるだろう．

## 2. 温熱・寒冷療法

図3に示したようなメカニズムによって，痛みが軽減すると考えられている[6]．

〈適応・禁忌〉

**適応**：温熱・寒冷療法は，疼痛に限らず用いられている物理療法であり，その適応は広い．

温熱療法のほうが一般的に使われるが，寒冷療法は，組織障害直後の炎症反応や浮腫，焼けつくような末梢の痛みで，温熱を使用しにくいときに効果的である．

表2 マッサージ法の種類

| 軽擦法 | さする | 表皮の上手指の掌側でゆっくりと連続的にリズミカルにさする |
|---|---|---|
| 圧迫法 | 押す | 手根あるいは手指でトリガーポイントなど局所を圧迫する |
| | もむ | 皮膚を手指でつまみあげるようにし，瘢痕を軟化させたり，筋組織へ他動的な動きを与える |
| | こする | 母指や手掌中枢部で局所的に円を描くように圧迫する |
| | しぼりこむ | 特定した筋肉全体に対して両側手掌で絞り込むような圧迫を加える |

(辻・他，文献5)

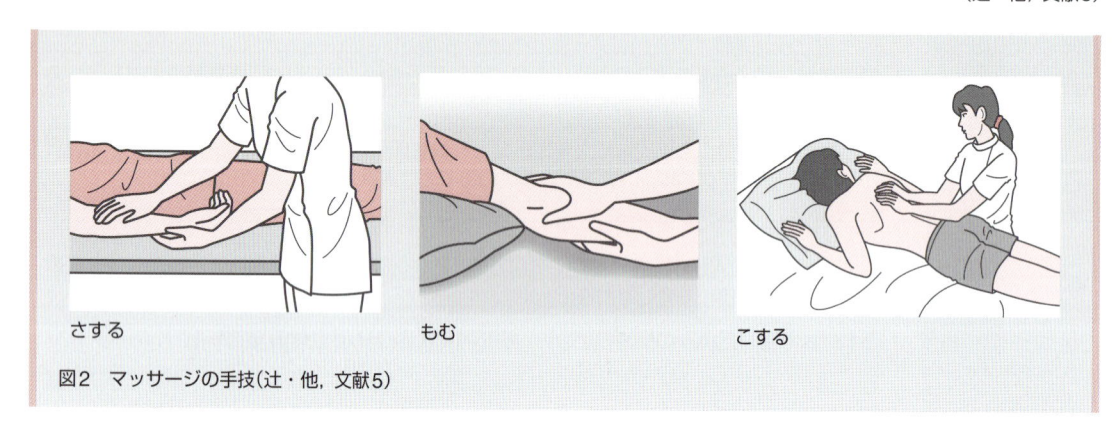

図2 マッサージの手技(辻・他，文献5)

AHCPRのガイドラインでは，「寒冷療法は，温熱やマッサージなどとともに皮膚刺激法として，筋緊張や筋痙攣に伴う痛みを緩和する方法として用いられるべきである」と記載されている[1].

**禁忌**：温熱・寒冷療法の禁忌を表3に示す[3].

温熱による腫瘍の成長や血流量増加に伴う転移の促進の危険性については，AHCRPのがん疼痛治療のガイドライン[1]では，「皮膚表面(腫瘍浸潤や放射線治療後の皮膚は除く)への使用が禁忌と明確に示している実験はないため，温熱の使用は推奨される」と明記されているが，一方では，「活動性のがんがある患者やがんのある部位の上では深部熱の使用は注意するように」とも記載されている．したがって，がん患者に対する温熱療法は禁忌ではないが，患者の病状(がんの活動性・皮膚の状態・がんの存在する部位など)を把握したうえでその適応を判断し，十分に注意して施行する必要がある．

〈方法〉

温熱療法には，さまざまな方法があり，表4にそれらをまとめた．また，病室や自宅でできる温熱療法，寒冷療法の具体的方法，注意点を表5にまとめた．

〈骨転移に対する温熱・寒冷療法〉

骨転移部位に対しての温熱・寒冷療法は禁忌とはなっていない．しかし，放射線照射された皮膚への温熱療法は禁忌となっているため注意が必要である．骨転移部に対しての温熱・寒冷療法は，直接骨の痛みを緩和するというよりは，疼痛や緊張によって筋肉がこわばり，疼痛の悪循環が生じている際に，筋肉の緊張を緩和する役割が大きいと考えられる．他のリハに併用して行うと，よりリハの効果を得られることもあると考える．

## 3. 経皮的電気刺激 (Transcutaneous electrical nerve stimulation：TENS)

TENSは，皮膚に貼付した電極によって，経皮的に神経に電気刺激を与える方法である．TENS

図3 温熱・寒冷療法による痛み軽減のメカニズム（近藤，文献6）

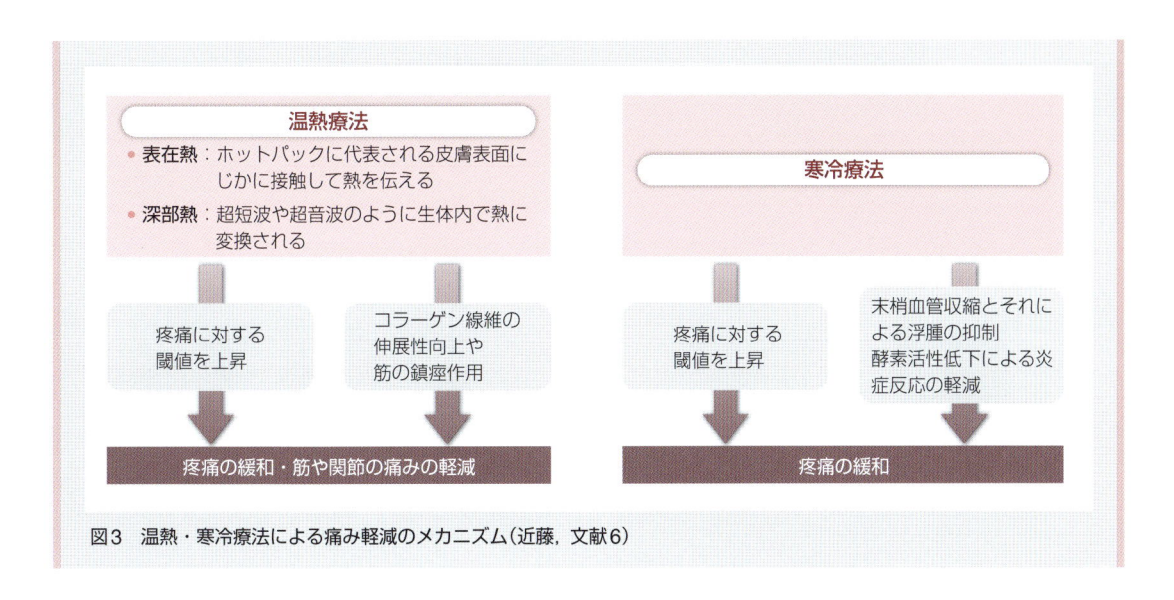

表3 温熱・寒冷療法の禁忌

| 表在性温熱（ホットパック・赤外線） | 深達性温熱（超音波・マイクロ） | 寒冷療法 |
|---|---|---|
| ・意識障害<br>・感覚障害<br>・循環障害<br>・急性炎症<br>・出血傾向<br>・禁忌部位<br>　脳実質・精腺・子宮・胎児<br>　成長期の骨端線 | 左記に加えて<br>・眼球<br>・金属挿入部位（マイクロのみ）<br>・感染症<br>・心臓，ペースメーカー<br>・深部放射線療法後部位 | ・放射線療法などで障害のある皮膚<br>・レイノー症候群や末梢血管障害などのような，血管収縮が症状を悪化させるもの |

による除痛効果は，マッサージと同様に前述のgate control theoryによって説明される．また，刺激部以外の除痛効果や除痛効果の持続に関して，内因性鎮痛物質エンドルフィンの関与も考えられている[7]．

〈適応・禁忌〉
適応：手術後や外傷後のような急性痛から変形性関節症やカウザルギー様状態などの慢性痛まで多岐にわたる．末期がん患者の疼痛も適応とされている．
禁忌：頸動脈の上への貼付，心ペースメーカー患者や妊婦への使用は禁忌である[7]．

〈方法〉
具体的方法を表6に示した．電気刺激機器には，医療用の比較的大きなもの（図4a）から家庭用の小型のもの（図4b）までさまざまな種類のものがある．家庭用のものは，値段によって刺激頻度や刺激強度などの機能が異なる．選択時にはその機器の性能を確認する必要がある．

〈骨転移に対するTENS〉
がんのリハビリテーションガイドラインにおいて，「転移性骨腫瘍患者に対する疼痛部位へのTENSは運動時疼痛緩和が得られるので，行うよう勧められる」として，推奨グレードBと示されている[8]．これは，BennettらのRCTの研究によるもので，疼痛部位へのTENSを連続刺激・80Hz・200μs・1回60分・2～7日間行ったところ運動時痛の疼痛緩和が得られたと報告されている[9]．

表4　温熱療法の分類・特徴・方法

|  | 表在性温熱 |  |  | 深達性温熱 |  |
|---|---|---|---|---|---|
|  | 伝導温熱 |  | 放射温熱 | 変換温熱 |  |
| 種類 | ホットパック[6] | パラフィン浴 | 赤外線[6]　近赤外線 | 電磁波[6]　マイクロウェーブ | 音波[6]　超音波 |
| 特徴 | 温熱療法の中では一番簡便な方法である. | 水よりも熱伝導率の高いパラフィンは、50〜55℃で使用しても熱傷を起こさない. 被膜を形成するため保温効果は高い. | 可視光に近い近赤外線(0.7〜1.4μm)と遠い遠赤外線(1.4〜12μm)に分けられる. 深達度は遠赤外線で0.1mm, 近赤外線で数mm. | 超短波(30〜300MHz)と極超短波(300〜3,000MHz). いわゆるマイクロウェーブとよばれる極超短波が一般的である. | 20kHz以上の超音波. 医療用としては、0.8〜3MHzを用いる. 最も深部まで到達可能(表面から5cm). 生体内に金属があっても使用可. |
| 方法 | シリカゲルなどの吸湿物質を木綿袋などに入れてパック状にし、これを80℃前後の恒温槽に漬けて使う. | 患部をパラフィン浴につける方法と、局所に塗布する方法がある. | 赤外線電球を患部から60〜100cm離して15〜30分照射する. | 2,465Hzではアプリケーターを皮膚から約10cm離し、20分程度照射する. | 導子にゲルをつけるか、患部を水の中に入れる(超音波は空気で反射するため). 強度0.5〜1.2W/cm²で1局所あたり5〜10分施行する. |

表5　病室や自宅でできる温熱・寒冷療法の具体的方法, 注意点

|  | 温熱 | 寒冷 |
|---|---|---|
| 用いるもの | ・薬局で市販されている家庭用ホットパック<br>・手作りでのホットパック(小豆やおむつなど) | 氷や水, 化学薬品を用いたアイスパック |
| 種類 | ・乾熱法：ビニールでくるんだ上にタオルを巻く<br>・湿熱法：そのまま直接タオルを巻く | ・水分量が多いもの：温度が低く(−12〜−15℃)保冷性はよいが固い<br>・水分量の少ないもの：温度が高く(−4〜−5℃)保冷性に劣るが比較的軟らかく, 治療部位の形状になじみやすい |
| 注意点 | ・湿熱法では熱伝導率が高いので, 熱傷を起こさないようにタオルを多めに巻いたほうがよい<br>・施行時間は1回あたり約20分を目安とする | ・凍傷に注意し, 治療中には皮膚の状態を頻回にチェックする<br>・特に温度が低いものは凍傷の危険が増すため, タオルの枚数を増やすなどの注意が必要である |

表6 TENSの施行法

| 電極貼付位置 | ・疼痛部位を挟む：局所的な痛みや関節など<br>・疼痛部位に関係した末梢神経の走行に沿わせる<br>・疼痛部位と同じ脊髄レベルに支配されている皮膚（デルマトーム）表面：放散痛<br>・疼痛部位を支配している脊髄節を刺激するために脊柱棘突起両側：放散痛 |
|---|---|
| 刺激周波数 | **高周波数（10～100Hz）**<br>　不快感が少ない<br>　刺激開始から徐痛効果の出現まで，比較的時間がかかる<br>　刺激後の鎮痛効果は持続する<br>**低周波数（0.5～10Hz）**<br>　即効性があるが，刺激後の効果は持続しにくい<br>　　　不快感の少ない高頻度刺激から開始し，効果が不十分な時に低頻度刺激を行うことが多い． |
| 刺激強度 | 刺激による痛み，不快感などの様子をみながら，徐々に上げる． |
| 刺激時間 | 15分～数時間<br>高周波刺激は，不快感が少ないので長時間可能である<br>高強度の場合，長時間は避け，30分以内とする<br>　　　刺激時間や1日の施行回数に関して，明確な規定はない |

**調整方法**
①電極貼付部位，②刺激頻度，③刺激強度，④刺激時間を調整する．電極を貼付し刺激頻度を決定した後，0の刺激強度から開始して徐々に上げていく．刺激強度を上げても効果を認めないときには，電極の位置や刺激頻度を変更して行うが，一度にいろいろな条件を変えるのではなく，1つずつ変えて効果をみていく．

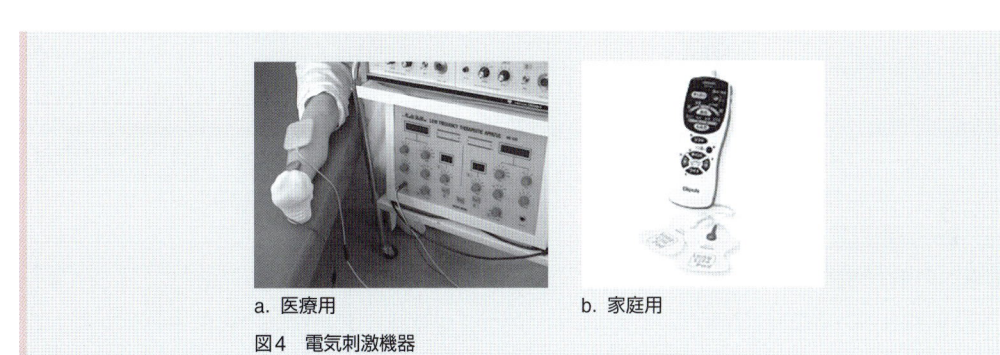

a. 医療用　　　　　　　　　　b. 家庭用

図4　電気刺激機器

# 運動療法の実際

　運動療法には，いわゆるポジショニングや関節可動域練習，装具療法も含まれるが，ここでは筋力増強練習と持久力トレーニング（有酸素運動）について述べる．筋力増強練習や持久力トレーニングについては，骨転移患者に行う場合には，転移部に負荷が加わらないように行う必要がある．以下，骨転移部に負荷をかけないという前提での筋力増強練習や持久力トレーニングについての適応や方法について示す．

## 1. 筋力増強練習

〈メカニズム〉

　安静臥床によって，痛みのある患肢だけでなく健肢の筋力も低下すると，患肢の免荷が十分にできなくなり，歩行や起居動作のときに患肢の痛みが悪化する．また，関節周囲の筋は，関節を支持し安定させているため，筋力の低下によって関節の痛みが生じやすくなる．したがって，筋力増強訓練は単に筋力を増加させるだけでなく，疼痛の悪化防止や軽減にも有用である．

〈適応〉

　基本的に，頻度や負荷を調節すれば，どのような患者にも適応となる．関節に痛みのある場合やギプス固定中などで不動を余儀なくされている場合でも，関節運動を伴わない等尺性筋収縮による運動は施行可能である．

〈方法〉

　1日数秒間の最大筋力の20〜30％の等尺性筋収縮を毎日行えば筋力を維持することができる[10]．関節の動きを伴って，一定の負荷（抵抗の強さ，おもりの重さ）で行う等張性筋収縮には，古典的なDeLormeによる漸増抵抗運動（表7）[10]などがある．

〈骨転移患者への筋力増強練習〉

　疼痛を伴う転移巣のある患肢については，他動や自動介助は行わずに，疼痛の範囲内で自動運動を行うことが勧められ，原則的には筋力増強練習による負荷をかけることは避ける．

　筋力増強練習の意味としては，骨転移部への負荷を減らすために他部位の筋力を増強して，代償や免荷動作を行いやすいようにするということが大きい．

　骨転移患者に対する筋力増強練習の効果についての研究は，これまでに報告はほとんどない．現在進行している公開研究として，Riefらが，放射線治療を行っている脊椎転移部位に対する等尺性の筋力増強トレーニングの効果について研究を実施中であるが[11]，結果はまだ出ていない．

## 2. 持久力トレーニング（有酸素運動）

〈メカニズム〉

　中枢性の疼痛抑制機構の活性化やエンドルフィン分泌増加などによる疼痛閾値の上昇が理由とされている[12]．

〈適応・禁忌〉

　筋力増強訓練と同様，頻度や負荷を調節すれば，どのような患者にも適応となる．

〈方法〉

　全身持久力向上のための運動として，ジョギングやエルゴメーターなどの有酸素運動が行われる．全身状態に合わせて，負荷量や施行時間を調整する．

〈骨転移患者への持久力トレーニング〉

　転移部位に負荷をかけない形での持久力トレーニングは，疼痛の軽減や持久力改善のためにも有用と考えられるが，転移部位に負荷をかけずに運動をするのは難しい場合が多い．過去にも骨転移患者への持久力トレーニングについての研究報告はみられない．現在進行している公開研究として，Galvaoらが，骨転移を合併した前立腺がんの患者に対する持久力トレーニングを含めた"multi-modal exercise program"の効果について研究を実施中である[13]．前立腺がんは，骨転移診断後

表7　DeLormeによる漸増抵抗運動

| |
|---|
| ① 10RM（10回繰り返して行える負荷量の最大）を決める |
| ② 訓練は毎日3セット行う<br>　1セット目：10RMの50％の負荷量を10回<br>　2セット目：10RMの75％の負荷量を10回<br>　3セット目：10RMの100％の負荷量を10回 |
| ③ 5日目に新たな10RMを決め，2日間休息 |
| ④ 翌週から②→③を繰り返す |

（Bennett・他，文献9）

も年単位での余命が期待され,また転移巣も造骨性病変が多く,骨折のリスクも溶骨性に比べると高くないため,適切なリスク管理の下での運動は有用である可能性が高い.研究の結果が待たれる.

#### 参考文献

1) Management of Cancer Pain Guideline Panel : Nonpharmacologic management : Physical and Psychological Modalities : Management of cancer pain. Rockville, MD : U.S. Dept. of Health and Human Services, Public Health Service, Agency for Health Care Policy and Research ; 1994.
2) Cheville AC, Shaiova LA : Physiatric approached to pain management : Principles and Practice of Palliative Care and Supportive Oncology. Philadelphia : Lippincott Williams & Wilkins, pp116-127, 2002.
3) 辻 哲也・他:がん性疼痛に対するリハビリテーション(物理療法・運動療法)ガイドライン.緩和ケアのガイドライン作成に関するシステム構築に関する研究.厚生労働科学研究費補助金がん臨床研究事業.pp104-113.
4) 岡島康友:物理療法.現代リハビリテーション医学,千野直一他(編).金原出版,pp229-234, 1999.
5) 千野直一:マッサージ,マニピュレーション.現代リハビリテーション医学,千野直一他(編).金原出版,pp224-229, 1999.
6) 近藤国嗣:温熱療法.リハビリテーションMOOK5 運動療法・物理療法・作業療法.金原出版,pp67-76, 2002.
7) 道免和久:電気治療[現代リハビリテーション医学,千野直一他(編)].金原出版,pp248-255, 1999.
8) 公益社団法人日本リハビリテーション医学会がんのリハビリテーションガイドライン策定委員会編:がんのリハビリテーションガイドライン.金原出版,2013.
9) Bennett MI, et al : Feasibility study of Transcutaneous Electrical Nerve Stimulation(TENS)for cancer bone pain. *J Pain*, 11 : 351-359, 2010.
10) 椿原彰夫.筋力増強運動[千野直一,木村彰男(編):リハビリテーションレジデントマニュアル 第2版]医学書院,pp95-97, 2001.
11) Rief H, et al : Isometric muscle training of the spine musculature in patients with spinal bony metastases under radiation therapy. *BMC Cancer*, 9 ; 11 : 482. doi : 10.1186/1471-2407-11-482, 2011.
12) Droste C : Transient hypoalgesia under physical exercise : Relation to silent ischaemia and implications for cardiac rehabilitation. *Ann Acad Med Singapore*, 21(1): 23-33, 1992.
13) Galvão DA, et al : Efficacy and safety of a modular multi-modal exercise program in prostate cancer patients with bone metastases : a randomized controlled trial. *BMC Cancer*, 13 ; 11 : 517. doi : 10.1186/1471-2407-11-517, 2011.

■**執筆者** 大森まいこ

# 13 骨転移と骨関連事象(SRE)

## 骨転移合併症と骨関連事象(SRE)

骨転移患者は，さまざまな合併症を生じる．骨転移によって，転移部は正常な骨の構造を失って脆弱化し不安定となるため，痛みや病的骨折を生じる．また脊椎椎体の不安定性や腫瘍の進展によって脊髄や神経の圧迫をきたす．正常な骨リモデリングが破綻することや骨髄機能が抑制されることによって，高カルシウム血症や骨髄抑制を生じることもある．"Textbook of Bone Metastases"にも，主な骨転移の合併症としてこれらの症状が示されている(**表1**)[1]．

その中で疼痛は，一番頻度の多い症状である(疼痛については第1部-2章参照)．その他問題となる合併症としてよく取り上げられるのは，病的骨折，脊髄圧迫，高カルシウム血症である．

病的骨折は，骨転移によって骨の構造が破壊され，荷重に耐える力を失って生じる．そのため骨折を生じやすいのは，荷重などによる力が加わりやすい部位の溶骨性病変である．

脊髄圧迫は，医療的緊急度の高いもので，早急な診断と治療を必要とする(第2部-3章)．

高カルシウム血症は，扁平上皮肺がんや乳がん，腎がん，血液がんでよく認められ，ほとんどの場合，骨の破壊によって生じるものである．症状は特異的ではないが，易疲労や食欲不振，便秘などがみられる．治療が行われないと，腎機能や精神機能の低下を引き起こし，最終的には腎機能不全や不整脈によって死に至ることもある．

これら合併症の発生頻度としては，1987年のColemanらの報告[2]が引用されることも多い．彼らは，骨を最初の再発病変とした乳がん患者498名を約10年間フォローアップし，145人(29%)に病的骨折，脊髄圧迫，高カルシウム血症のうち少なくとも1つの発生を認めた．それぞれの発生率は病的骨折が16%，脊髄圧迫が3%，高カルシウム血症17%であった．

近年，骨転移の合併症として使用されることの多い骨関連事象(SRE：Skeletal-related events)という言葉は，もともとビスホスホネートによる骨転移治療の臨床研究のエンドポイントとして定義された[3]．骨転移の合併症の中でも頻度が高く問題となりやすい病的骨折，脊髄圧迫と高カルシウム血症に，治療項目(外科的手術，放射線治療)を合わせた5項目からなる(**表2**)[3]．

SREの発生によって，身体機能，精神・心理状態の悪化や日常生活における自立度の低下をもたらし，QOLの低下につながる．それだけでなく，SREの中でも特に病的骨折の発生は，死亡率の上昇と関連するという報告もある[4]．SREの発生には，原発がんの進行度をはじめとして，治療内容などさまざまな要因が絡んでいるため，SREの発生を防げば生存率が上がるという単純なものではないが，早期の骨転移診断と適切な対応によっ

表1 骨転移に伴う合併症

| |
|---|
| 疼痛 |
| 病的骨折 |
| 脊髄圧迫 |
| 高カルシウム血症 |
| 脳神経麻痺 |
| 骨髄抑制 |

(Pulunkett, 文献1より和訳引用)

表2 SRE

① 病的骨折（pathological fracture）
② 脊髄圧迫（spinal cord compression）
③ 高カルシウム血症（hypercalcemia of malignancy；HCM）
④ 整形外科的手術（surgery to bone）
⑤ 放射線治療（radiation to bone）

（Coleman RE，文献3）

てSREの発生を予防することは，患者QOLの向上につながり，生存期間を延長する可能性もあるため非常に重要である．

## SRE発生研究のアウトカム

　SREの発生頻度は原発がん種によっても異なるが，進行がん患者では3～6カ月ごとに1つのSREを発生するといわれている[5]．SREの発生頻度は一定ではないため，がんの進行に従ってその頻度は増える．

　SREの発生に関する研究では，ある一定期間における発生割合（骨転移患者全体の人数のうちSREを発生した人数の割合）をアウトカムにすることが多い．また，観察開始から初回のSRE発生までの期間をみる初発解析（first-event analysis）も多くの研究で用いられている．ただ，SREは一定の頻度で生じるものではなく，多発することが多いため，発生頻度は生存期間にも影響を受けやすい．そこで，生存期間の影響を除外した解析（survival-adjusted multiple-event analysis）も使用される[6〜9]．その他，1年に1人あたりの患者に発生するSREの数（SMR：skeletal morbidity rate）など，報告によってさまざまな評価方法がある．

　ビスホスホネートによる骨転移治療の臨床研究が本格的に行われるようになった1990年代後半までは，自然経過の中での骨転移合併症発生割合を報告した観察研究や後方視的研究が主であった．それらの報告では，骨転移合併症として取り上げられる項目がさまざまであり，また観察期間が骨転移診断から早期なのかあるいはがんの末期に近い時期なのか，フォローアップ期間がどれくらいなのかによっても骨転移合併症の発生割合が異なるため，一概にまとめて論ずることは困難であった．

　それに対して，ビスホスホネートによる治療の臨床研究では，対象患者や期間が一定であり，また前方視的研究であるためSRE発生の見落としが少ないと考えられる．各研究でエンドポイントもほぼ統一されているため，SREの発生割合を引用する際には，これらの研究の対照群（プラセボ群）のデータが用いられることが多い．

　引用されることの多い4つの二重盲検の大規模研究[10〜13]から，がん種別のSRE発生割合や発生までの期間，SMRについて，プラセボ群のデータをグラフと表にまとめた（**図1，表3**）．

　これら4つの研究はそれぞれ，①乳がんと②前立腺がん，③多発性骨髄腫，④肺非小細胞がんとその他固形腫瘍（乳がんと前立腺がんを除く）を原発巣とした進行がん患者を対象としており，無作為にビスホスホネート剤投与群とプラセボ群に分類して，21〜24カ月間の投与を行った．

　研究期間内に死亡したものもデータには含まれ

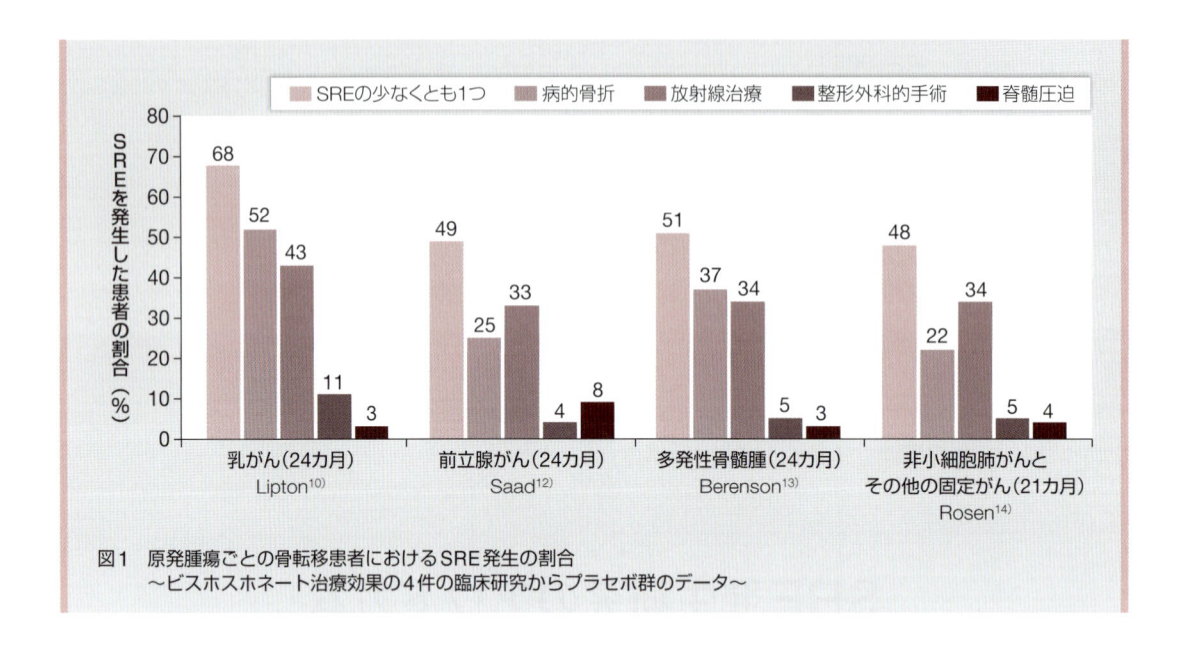

図1 原発腫瘍ごとの骨転移患者におけるSRE発生の割合
～ビスホスホネート治療効果の4件の臨床研究からプラセボ群のデータ～

ており，それぞれ研究開始からの生存期間の中央値は，乳がんで17.8カ月[10]，前立腺がんで15.4カ月[11]，多発性骨髄腫で24カ月[13]，肺がんとその他の固形腫瘍で6.1カ月[14]であった．

研究期間内にSREを少なくとも1つ発生した患者人数の割合が一番高かったのは，Liptonらの乳がんの報告[10]では68％であり，その他のがん種でも50％前後と高い値であった．SREの内訳としては，いずれのがん種においても病的骨折あるいは放射線治療が一番多かった．

SRE発生割合だけでなく，病的骨折・放射線治療の頻度やSMRが最も高かったのもLiptonらの乳がんでの報告[10]であった（SMRは4.0）．この研究では，溶骨性変化を優位とした骨転移患者を対象としたためと考えられる．また乳がんは骨転移発症後の生存期間が比較的長いため，SREを発生し得る期間が長く，発症頻度も高くなると考えられる．

骨転移発症後の生存期間は，乳がんと前立腺がんでは同じくらいであったが，前立腺がんのSREの発生割合は乳がんと比べると低く，SMRも1.49であった[11]．これは，前立腺がんでは造骨性病変が主であるためと考えられる．しかし，前立腺がんでは脊髄圧迫の割合が他のがんと比較して高いという特徴があった．これは，骨折のリスクが低いために，逆に脊椎に転移した腫瘍が脊椎腔内に進展しても気づきにくいためと考えられる．

多発性骨髄腫は溶骨性変化を主体とするため，SREの発生割合は高く，Berensonらの報告では約半数（51％）となっている[13]．病的骨折の発生頻度も高く，37％であった．Berensonらの研究と同時期に，多発性骨髄腫患者を対象としてクロドロネートによる臨床研究を行ったMcCloskeyらの報告では，プラセボ群において34カ月間の研究期間内に椎体の病的骨折は55.0％，椎体以外の病的骨折は13.2％であった[15]．Berensonらに比べてMcCloskeyらの研究では，研究期間が約1年長いため，病的骨折の割合がより高かったと思われる．

乳がんや前立腺がんを除いた固形腫瘍の患者を対象としているRosenらの研究では，SREの発生割合は48％，SMRは2.71であった[14]．他のがん種の研究とSREの発生割合などは同じくらいであるが，研究開始からの生存期間は中央値

表3 原発腫瘍ごとの骨転移患者におけるSRE発生の詳細〜ビスホスホネート治療効果の4件の臨床研究からプラセボ群のデータ〜

| 著者名 原発巣 | 研究デザインと対象人数 | プラセボ群人数 | 研究期間 | SRE発生割合 | 最初のSRE発生までの期間 | SMR | 研究開始からの生存期間 |
|---|---|---|---|---|---|---|---|
| Lipton 2000[10] 乳がん | 骨転移を合併しているsatageIVの乳がん患者751人でのパミドロネートとプラセボ投与の二重盲検RCT | 384人 | 24カ月間 | 68% | 最初のSRE発生までの期間の中央値は7.0カ月、病的骨折発生までの期間の中央値は12.8カ月 | 4.0 | 76.7%の患者が24カ月以内に死亡し、生存期間の中央値は17.8カ月であった |
| Saad 2002[11], 2004[12] 前立腺がん | 骨転移を合併しているホルモン抵抗性の前立腺がん患者643人でのゾレドロン酸4mg、8mg、プラセボ投与の二重盲検RCT *ECOGのPSは2以下 | 208人 | 15カ月間 | 44.2% | 最初のSRE発生までの期間の中央値は10.7カ月 | 1.49 | 生存期間の中央値は15.4カ月であった *122人がさらに延長して24カ月の研究が可能であった(グラフは24カ月の結果)[12] |
| Berenson 1998[13] 多発性骨髄腫 | 骨転移を合併しているstageIIIの多発性骨髄腫患者392人でのパミドロネートとプラセボ投与の二重盲検RCT | 179人 | 21カ月間 | 51% | 最初のSRE発生までの期間の中央値は7.0カ月、病的骨折発生までの期間の中央値は12.8カ月 | 2.2 | 生存期間の中央値は24カ月 |
| Rosen 2004[14] 非小細胞肺がんとその他の固形がん | 骨転移を合併している肺がんとその他の固形がん患者(乳がんと前立腺がんを除く)773人でのゾレドロン酸4mg、8mg、プラセボ投与の二重盲検RCT *ECOGのPSは2以下 *がんの診断から骨転移の診断までの平均は18カ月 *68.5%の患者が研究前にSREを経験していた | 250人(うち約半数が肺非小細胞がん) | 21カ月間 | 48% | 最初のSRE発生までの期間の中央値は5.2カ月、病的骨折発生までの期間の中央値は5.4カ月 | 2.71 | 生存期間の中央値は6.1カ月 |

6.1カ月で他のがん種の1/3〜1/4と短かった。これは、約半数が肺非小細胞がん患者であるためと考えられる。

このRosenらの研究には、SREの発生頻度が高いといわれる腎がんも含まれており、腎がんの患者のみ抽出したデータをLiptonが2004年に報告している[16]。46人の腎がん患者のうちプラセボ群に割り当てられたのは19人であり、プラセボ群における9カ月でのSRE の発生割合は74%で、SMRは3.38であり、最初のSRE発生までの期間の中央値は72日であった。

その他、これらの臨床研究では個別のデータが示されていない泌尿器科がんや大腸がん、分化型甲状腺がんについては、後方視的研究の報告を表4にまとめた[17〜19]。溶骨性反応が優位となる甲状腺がんや腎がんでは、報告でもSREの発生頻度は高く8割近い患者がSREを少なくとも1つ経験していた[18,19]。またSantiniらの報告では、大腸がんでもSREの発生頻度は7割近かったが、この研究では溶骨性反応を示していた症例が約80%であったためと考えられる[17]。SREの中でも一番頻度が高かったのは、いずれのがん種においても放射線治療であった。

表4 各がん種におけるSREの発生頻度(後方視的研究)

| | | 少なくとも1つのSRE発生割合人数 | 病的骨折 | 脊髄圧迫 | 放射線治療 | 手術 | 高カルシウム血症 |
|---|---|---|---|---|---|---|---|
| Santini 2012[17] | 骨転移を合併した大腸がん(直腸含) 264人 ビスホスホネート治療有・無両方含 死亡までフォローアップ | 68.2% | 10.2% | 6.4% | 44.7% | 6.1% | 0.8% |
| Farooki 2012[18] | 骨転移を合併した分化型甲状腺がん 245人 5年間フォローアップ | 78% | 1つ目のSRE (n=192) | | | | |
| | | | 16% | 16% | 46% | 19% | 3% |
| | | | 2つ目のSRE (n=125) | | | | |
| | | | 19% | 10% | 44% | 25% | 2% |
| Yokomizu 2010[19] | 骨転移を合併した泌尿器科がん 計511人 5年間フォローアップ | 41.7% | 8.2% | 10% | 31.1% | 5.3% | 4.5% |
| | 前立腺 351人 | 29.3% | 29.3% | 9.1% | 21.9% | 1.4% | 2.3% |
| | 腎細胞 94人 | 80.9% | 19.1% | 13.8% | 57.4% | 21.3% | 10.6% |
| | 膀胱 41人 | 39.6% | 4.9% | 4.9% | 36.6% | 0% | 4.9% |
| | 腎盂・尿管 25人 | 68% | 8% | 16% | 52% | 8% | 12% |

## SREの発生に関連する因子

　骨転移患者におけるSRE発生リスクを予測する方法としては，病歴や臨床所見，検査データや画像の評価がある．画像評価は，大きな皮質病変や変形がある場合には，骨折のリスクを疑うが，細かい評価は専門家的な技術が必要となる．また，日頃頻回な画像撮影を行うことは困難な場合が多い．そのため，臨床所見や原病の状況，これまでの病歴，生化学的検査データも合わせて，総合的にSREのリスクを判断することが重要である．

　Berrutiらは，骨転移を合併している前立腺がん患者112人において，SREの発生を前方視的に調査した[20]．SREの定義は，椎体の圧潰，脊髄圧迫，病的骨折，症候性の高カルシウムあるいは低カルシウム血症としている．SREを生じた群と生じない群で背景因子を比較したところ，SREを生じた群では有意に，①PSが高く(身体機能が低く)，②骨転移の部位数が多く，③疼痛スコアが高く(疼痛が強く)，④骨吸収マーカー(Deoxypyridinoline)が高い，という結果であり，これらがSREのリスク因子となる可能性が示唆された．

　自然経過における後方視的観察研究やビスホスホネートの治療効果をみたRCT研究から，SREの発生リスク因子について調べた報告も散見される(表5)．

　乳がん患者においては，Domchekら[21]やPlunkettら[22]が，SREの発生リスクについて後方視的に分析し，骨のみへの転移群では骨以外の転移を伴う群と比較して，SREの発生率が高く，発生までの期間が短かったとしている．Domchekら[21]は多変量解析の結果，①再発を診断された時点で骨転移がある，②再発までの期

表5　各研究におけるSRE発生リスク因子

| 著者<br>年 | 原発症例数 | デザイン | 統計解析結果 |
| --- | --- | --- | --- |
| Berruti<br>2000[20] | 骨転移を合併した前立腺がん<br>112人 | 前方視的観察研究 | *ノンパラメトリックMann-Whitney U testあるいはKruskal-Wallis解析での，SRE有と無群での有意差<br>①PSが高い(身体機能が低い)<br>②骨転移の部位数が多い<br>③疼痛スコアが高い(疼痛が強い)<br>④骨吸収マーカー(Deoxypyridinoline)が高い<br>*多変量解析での独立のSREリスク |
| Domchek<br>2000[21] | 骨転移を合併した乳がん<br>718人 | 10年間の後方視的観察研究 | *多変量解析にてSRE発生リスクが高い<br>①再発を診断された時点で骨転移がある<br>②再発までの期間(がんの診断から転移の診断まで)が3年未満<br>*Kaplan-Meier曲線によって解析<br>　骨のみでの転移群では，他部位への転移を合併している群と比較して，SREの発生率が高く，発生までの期間も短い |
| Plunkett<br>2000[22] | 骨転移を合併した乳がん<br>859人 | 16年間の後方視的観察研究 | *Kaplan-Meier曲線によってlong rank testで解析<br>　転移巣が骨のみに限局している(多臓器への転移がない)群で脊椎骨折の発生までの期間と脊髄圧迫発生までの期間が有意に短縮<br>*Chi square test<br>　転移巣が骨のみに限局している群で，放射線治療や脊髄圧迫発生の割合が有意に高い |
| 中田<br>2012[23] | 骨転移を合併した乳がん<br>202例 | 2年間の後方視的観察研究 | *多変量解析にてSREの発生率が有意に高い<br>①脊椎転移数が多い(20箇所以上)<br>②CEAが高値(4ng/ml以上) |
| Sun<br>2011[24] | 骨転移を合併した肺がん<br>273人 | 3年間の後方視的観察研究 | *survival-adjusted multiple-event analysisにて，SREの発生率が有意に高い<br>①喫煙歴，②非腺がん，③ECOGのPSが2～3，<br>④ゲフィチニブの治療歴なし<br>*Kaplan-Meier曲線によってlong rank testで解析<br>　SRE発生までの期間の中央値は8.9カ月．ゲフィチニブの治療歴なし群では治療歴あり群に比べてSRE発生までの期間が有意に短かった(3.3カ月vs11.8カ月)．喫煙歴あり群ではなし群に比べてSRE発生までの期間が有意に短かった(5.2カ月vs11.6カ月)．非腺がん群で腺がん群に比べてSRE発生までの期間が有意に短かった(3.1カ月vs11.5カ月)． |
| Sekine<br>2009[25] | 骨転移を合併した肺がん患者<br>642人 | 後方視的観察研究 | *多変量解析にてSRE発生のリスクが有意に高い<br>①男性，②PSが2～3，③多発骨転移<br>　(ハザード比はそれぞれ1.44，2.21，4.43)<br>*Kaplan-Meier曲線によるlong rank test解析にて，SRE発生までの期間が有意に短い<br>①男性，②PSが2～3，③多発骨転移 |
| Major<br>2009[6] | 骨転移を合併している乳がん患者<br>プラセボ投与群<br>195人 | パミドロネートとプラセボ投与の二重盲検RCT | *縮小多変量解析(reduced multivariate model)<br>SRE発生リスクが高い：疼痛スコア(高い)，放射線治療歴，<br>　　　　　　　　　　溶骨性病変が3箇所以上．<br>病的骨折のリスクが高い：骨性ALP高値，疼痛スコア(高い)，<br>　　　　　　　　　　ECOG PS(2～3)<br>放射線治療のリスクが高い：疼痛スコア(高い)，放射線治療歴 |
| Brown<br>2010[26] | 骨転移を合併している乳がん患者<br>ゾレドロン酸投与群<br>444人 | ゾレドロン酸とパミドロネート投与の二重盲検RCT | *縮小多変量解析(reduced multivariate model)<br>SRE発生リスクが高い：60歳以上，SREの既往，疼痛のスコアが高い，<br>　　　　　　　　　　溶骨性病変が優位，骨性ALPが201.5U/lより高い．<br>病的骨折のリスクが高い：骨転移の期間が12カ月より長い，<br>　　　　　　　　　　病的骨折の既往，骨転移部数が多い，尿中NTX高値，溶骨性病変が優位，LDH高値 |

表6 SRE発生リスクが高くなると考えられる因子

- 転移数が多い
- 身体機能が低い（PSが高い）
- 骨代謝マーカーが高い
- 疼痛が強い
- SREの既往がある

間（がんの診断から転移の診断まで）が3年未満の場合にSREの発生リスクが高いと結論した．わが国では，中田ら[23]が乳がん患者においてSRE発生と関連する因子について多変量解析を行い，①脊椎転移数が多い，②CEAが高値（4ng/ml以上），でSREの発生リスクが高いと報告している．脊椎転移数では，2箇所以下と比較してのオッズ比は，3箇所以上19箇所以下では3.7，20箇所以上では5.7であった．

非小細胞肺がんについての後方視的研究としては，Sunらが，生存期間の影響を除外した解析（survival-adjusted multiple-event analysis）を行った結果，①喫煙歴，②非腺がん，③ECOGのPSが2-3，④ゲフィチニブの治療歴なしで，SREの発生リスクが高いと報告している[24]．また，Sekineらも①男性，②PSが2-3，③多発骨転移は，SREの発生リスクを有意に高く，SRE発生までの期間を有意に短くしたと報告している[25]．

RCT研究では，Majorら[6]とBrownら[26]の報告がある．Majorらがパミドロネートとプラセボによる RCT 研究のプラセボ群から，Brown らはゾレドロン酸とパミドロネートによる RCT 研究のゾレドロン酸群から，それぞれ SRE の発生リスクとなる要因について解析を行った．2つの研究において共通する因子としては，SRE 発生のリスクについては，①疼痛のスコアが高い（疼痛が強い），②溶骨性病変が優位（溶骨性病変の数が多い）であった．放射線治療の発生リスクについても，疼痛のスコアが高いというものが共通であった．病的骨折のリスク因子としては共通する項目は認めず，両研究の結果を合わせると，骨性ALP高値，疼痛スコアが高値，ECOG PS（2～3），骨転移の期間が12カ月より長い，病的骨折の既往，骨転移部数が多い，尿中NTX（1型コラーゲン架橋N-テロペプチド）高値，溶骨性病変が優位，LDH高値であった．

いずれのがん種においても，転移数が多い，疼痛が強い，身体機能が低い（PSが高い），SREの既往がある，骨代謝マーカーが高いなどの因子が，SRE発生のリスクとなると考えられる（表6）．日頃の臨床において，これらの因子に留意し，当てはまる症例にはSRE発生のリスクを念頭において，症状変化の観察や画像検査の施行など，適切な対応を行うことが必要である．

## 1. 骨代謝マーカー

前述のBerruti[20]やMajor[6]，Brown[26]の研究では，疼痛やSREの既往などとともに，骨吸収や形成などを示す骨代謝マーカーがSRE発生のリスク因子として抽出された．骨代謝マーカーの中でも，骨吸収マーカーである尿中NTXはSREの発生や生存率と関係があるとして注目されている．

2003年にBrownらは，ビスホスホネートで治療を行った121人の骨転移患者（乳がん91人，前立腺がん26人，その他4人）において，尿中NTXとSRE発生率と生存期間について分析した[27]．結果，NTX値が高いほどSREの発生率あるいは死亡する率が高く，ベースラインのNTX値が200nmol/mmol creatinineより大きい場合にはオッズ比が46.7のリスクであった．

2005年にもBrownらは，441人の骨転移患者（前立腺がん203人，肺がんとその他の固形腫瘍238人）を対象とした大規模のゾレドロン酸とプラセボ投与のRCTにおいて，サブ解析としてプ

ラセボ群でのNTX，ALPの値とSRE発生の関係を分析した．その結果，両マーカーとも高値であるほど，SREや骨転移の進行，死亡に対するリスクが高かった[28]．特にNTXはALPに比べて，より強い予後予測因子であった．NTX値が100nmol/mmol creatinine以上では，100未満に比べてSRE発生のリスクが前立腺がんでは2.36倍，肺がんとその他の固形腫瘍では3.25倍であった．

## 2. 疼痛

SREのリスクを予測するための注意すべき臨床症状として，疼痛は臨床現場において一般的に用いられている．前述したように，Berrutiらは前立腺がん患者でSREを発生した群と発生しない群では疼痛のスコアに有意差があったと報告した[20]．またMajorら[6]やBrownら[26]の報告でも，乳がん患者において疼痛スコアはSREのリスク因子として結論されている．

また，Koizumiらは，手術後の乳がん患者5,429人を後方視的に調査し，骨転移と診断されたときに疼痛があった群となかった群で，SREの発生率および生存期間などについて解析を行った[29]．その結果，骨転移の診断時に疼痛のあった群ではなかった群と比較して，SRE発生のハザード比は2.24，死亡率のハザード比も1.54と高かった．骨転移診断時の疼痛の存在は，活動性の高い病勢，急激な腫瘍の成長，溶骨性優位などを反映しているため，SRE発生リスクや死亡率が高くなっているのではないかと推察している．

SREの中でも，脊髄圧迫における疼痛とその後の麻痺症状出現のリスクに関する報告もある（第2部-3章）．Bayleyらの研究[30]ではリスク因子には疼痛は含まれなかったが，Venkitaramanらの研究[31]では，背部痛は神経症状出現の予測因子となるとしている．

このように疼痛とSRE発生の関係については，有意であるという報告がいくつかみられるが，有意でないという報告もあり，実際の臨床において，疼痛だけをSRE発生リスクの指標とするのではなく，その他の要因も含めて考えなくてはならない．

またこれまでの研究では，SREに放射線治療が含まれているため，疼痛緩和目的で行われる放射線治療は，SRE発生と疼痛の関係にはバイアスとなる可能性が考えられる．

# SREによるQOLへの影響

SREによってQOLが低下するのは自明のようであるが，SREの発生によってどれくらいQOLが低下するのか，あるいはどのSREによってどの程度QOLが低下するかということを調べた研究は数少ない．

Weinfurtらは，乳がん患者1,124人を対象としたゾレドロン酸とパミドロネートを比較した臨床試験のサブ解析において，SREの既往のある患者とない患者でQOLに違いがあるかどうかを分析した[32]．QOLの評価尺度としては，身体面，精神/心理面，社会/家族面，機能面の4つの下位尺度から成るFunctional Assessment of Cancer Therapy-general scale（FACT-G）を用いた．結果，SREの既往のある患者では，ない患者に比べてFACT-Gの身体面と機能面のスコアが有意に低下していた．

彼らはさらに，2005年にも骨転移を合併した前立腺がん患者248人を対象としたゾレドロン酸の臨床試験のサブ解析において，SRE発生前後のQOLを比較しSRE（病的骨折，放射線治療，その

他)がQOLに与えた影響を分析した．その結果，①身体面のスコアは放射線治療，病的骨折後に有意に低下，②機能面のスコアは放射線治療後に有意に低下，③精神/心理面のスコアは放射線治療，病的骨折後に有意に低下した[33]．

その他，SREがQOLに及ぼす影響を直接調べたものではないが，ビスホスホネートや抗RANKL抗体(デノスマブ)の投与によってSREの発生頻度が低下し，QOLが改善したという報告は散見される(Liptonら[10]，Dielら[34]，Wardleyら[35])．

Costaら(2008)は，SREが患者のQOLや移動能力，機能的自立に与える影響についての総説を報告しているが[36]，SREがQOLに与える影響に焦点を合わせた研究は数少なく，その理由としては，QOLを評価する標準化された評価法がないためとしている．最近では，骨転移に特化したQOL評価法がいくつか開発されて使用されており(**第2部-4章**)，今後の研究の発展に期待したい．

## SREと生存率

SREの発生によって，QOLの低下だけでなく生存率の低下も生じるという報告もある．Saadら(2007)[5]によると，乳がん患者1,130人のデータから，病的骨折を生じた群では生じなかった群に比べて死亡のリスクが32％増加した．同様に前立腺がん(640人)，多発性骨髄腫(513人)においても，病的骨折を生じた群で20％以上の死亡リスクの増加を認めた．Oefeleinら(2002)[37]は，前立腺がん患者195人について，病的骨折だけではなくその他の骨折も含め，骨折の既往のある患者はない患者に比べて有意に生存期間が短く，その危険率は7.4倍であったとしている．

骨折だけでなくすべてのSREを含めた解析では，乳がんと前立腺がんそれぞれにおいて，米国とデンマークで大規模なデータベースを用いた研究がある(**表7**)．表7に示したとおり，骨転移のない患者に比べて，骨転移とSREを合併した患者では，乳がん，前立腺がんのいずれにおいても死亡リスクが高いという結果であった．

一方，肺がんではSunら(2011)が，進行がんと診断された肺がん患者1,166人を対象とした後方視的研究を実施し，骨転移を認めた273人のうちSREを発生した群171人と発生しなかった群102人では生存期間の差は認めなかったと報告している[24]．前述のSaadらの報告でも，肺がん患者では，両群において死亡リスクの差は認めなかった[5]．

乳がん，前立腺がんおよび多発性骨髄腫において，SREの発生が死亡リスクを増加させる理由としては，①骨転移やSREを生じさせるがんは進行が早く活発，②身体機能低下によって活動性や自立度が低下しやすい，③病的骨折に対する手術のリスク，などが推測されているが，明らかな理由はわかっていない[5,38〜41]．また，肺がんでは死亡率に差を認めなかった理由については，骨転移を発生した患者の生存期間が肺がんではもともと短いためではないかと推測されているが[5]，その理由は不明確である．

ビスホスホネートや抗RANKL抗体(デノスマブ)の臨床研究において，SREの発生頻度の減少や発生するまでの期間の延長は多く報告されているが，生存期間が延長したという報告は多くはない[42]．一見矛盾する結果であるが，これは多臓器転移の存在や治療開始の期間が異なることなどによって，もともとの生存期間に違いがあった可能性が考えられるため，その点を考慮に入れる必要があるという意見もある．

SREが生存期間を短縮させることは明らかであるので，SRE発生を予防する目的でリハを行う

## 13. 骨転移と骨関連事象（SRE）

表7 SREと生存率の大規模研究

| | | |
|---|---|---|
| Sathiakumar 2011[38] 乳がん(米国) | 65歳以上の乳がん患者 1999年から2005年に診断され，2006年まで中央値3.3年フォローアップした (後方視的研究) | ＊98,260人のうち，骨転移を生じたのは7,189人(7.3%)<br>＊骨転移患者のうちSREを発生したのは3,319人(46%)<br>＊骨転移なしの患者と比較して，骨転移(+)SRE(+)の患者死亡リスクはハザード比で6.2，骨転移(+)，SRE(-)では4.9であった<br>＊SREがある患者はない患者に比べて死亡リスクはハザード比で1.5であった |
| Yong 2011[39] 乳がん (デンマーク) | 乳がん患者 1999〜2007年に診断され，2008年まで中央値で2.2年フォローアップした (後方視研究) | ＊35,912人のうち，骨転移を生じたのは1,494人(4%)<br>＊骨転移患者のうちSREを発生したのは722人(48%)<br>＊1年生存率と5年生存率は，<br>　骨転移(-)患者：93.3%, 75.8%<br>　骨転移(+)，SRE(-)患者：59%, 8.3%<br>　骨転移(+)，SRE(+)患者：40.2%, 2.5%<br>骨転移なしの患者に比べて5年での死亡リスクは，骨転移(+)，SRE(-)患者で10.5，骨転移(+)，SRE(+)患者で14.4であった |
| Sathiakumar 2011[40] 前立腺がん (米国) | 65歳以上の前立腺がん患者 1999年から2005年に診断され，2006年までフォローアップした (後方視的研究) | ＊126,978人のうち，骨転移を生じたのは9,746人(7.7%)<br>＊骨転移患者のうちSREを発生したのは4,296人(44%)<br>＊骨転移なしの患者と比較して，骨転移(+)SRE(+)の患者死亡リスクはハザード比で10.2，骨転移(+)，SRE(-)では6.6であった |
| Nørgaard 2010[41] 前立腺がん (デンマーク) | 前立腺がん患者 1999〜2007年に中央値で2.2年フォローアップした (後方視的研究) | ＊23,087人のうち，骨転移を生じたのは3,147人(14%)<br>＊骨転移患者のうちSREを発生したのは1,577人(50%)<br>＊1年生存率と5年生存率は，<br>　骨転移(-)患者：87%, 56%<br>　骨転移(+)，SRE(-)患者：48%, 3%<br>　骨転移(+)，SRE(+)患者：40%, 1%<br>骨転移なしの患者に比べて1年での死亡率は，骨転移(+)，SRE(-)患者で4.7，骨転移(+)，SRE(+)患者で6.6であった |

こと，またSREを発生したとしてもその後にリハを行って身体機能や活動性，自立度の低下を防ぐことは，生命期間を延長することにもつながると考えられる．

### 参考文献

1) Pulunkett TA, Rubens RD : Clinical features and prognosis of bone metastases〔Jasmin C, Coleman RE et al. (ed.) : Textbook of bone metastases〕. pp65-75, WILEY, 2005.
2) Coleman RE, Rubens RD: The clinical course of bone metastases from breast cancer. *Br J Cancer*, 55(1) : 61-66, 1987.
3) Coleman RE : Bisphosphonates : clinical experience. *Oncologist*, 9 Suppl 4 : 14-27, 2004.
4) Coleman RE : Clinical features of metastatic bone disease and risk of skeletal morbidity. *Clin Cancer Res*, 15; 12(20 Pt 2): 6243s-6249s, 2006.
5) Saad F, et al : Pathologic fractures correlate with reduced survival in patients with malignant bone disease. *Cancer*, 110(8): 1860-1867, 2007.
6) Major PP, et al : Natural history of malignant bone disease in breast cancer and the use of cumulative mean functions to measure skeletal morbidity. *BMC Cancer*, 6 ; 9 : 272, doi : 10.1186/1471-2407-9-272, 2009.
7) Major PP, et al : Survival-adjusted multiple-event analysis for the evaluation of treatment effects of zoledronic Acid in patients with bone metastases from solid tumors. *Support Cancer Ther*, 1 ; 2(4): 234-40. doi : 10.3816/SCT. 2005. n.017, 2005.
8) Cook RJ, Major P : Methodology for treatment evaluation in patients with cancer metastatic to bone. *J Natl Cancer Inst*, 4 ; 93(7): 534-538, 2001.

9) Cook RJ, Lawless JF : Marginal analysis of recurrent events and a terminating event. *Stat Med*, 30 ; 16(8): 911-924, 1997.
10) Lipton A, et al : Pamidronate prevents skeletal complications and is effective palliative treatment in women with breast carcinoma and osteolytic bone metastases : long term follow-up of two randomized, placebo-controlled trials. *Cancer*, 1 ; 88(5): 1082-90, 2000.
11) Saad F, et al : Zoledronic Acid Prostate Cancer Study Group : A randomized, placebo-controlled trial of zoledronic acid in patients with hormone-refractory metastatic prostate carcinoma. *J Natl Cancer Inst*, 2 ; 94(19): 1458-1468, 2002.
12) Saad F, et al : Long-term efficacy of zoledronic acid for the prevention of skeletal complications in patients with metastatic hormone-refractory prostate cancer. *J Natl Cancer Inst*, 96(11): 879-882, 2004.
13) Berenson JR, et al : Long-term pamidronate treatment of advanced multiple myeloma patients reduces skeletal events. Myeloma Aredia Study Group. *J Clin Oncol*, 16(2): 593-602, 1998.
14) Rosen LS, et al : Long-term efficacy and safety of zoledronic acid in the treatment of skeletal metastases in patients with nonsmall cell lung carcinoma and other solid tumors: a randomized, Phase III, double-blind, placebo-controlled trial. *Cancer*, 15 ; 100(12): 2613-2621, 2004.
15) McCloskey EV, et al : A randomized trial of the effect of clodronate on skeletal morbidity in multiple myeloma. MRC Working Party on Leukaemia in Adults. *Br J Haematol*, 100(2): 317-325, 1998.
16) Lipton A, et al : Zoledronic acid delays the onset of skeletal-related events and progression of skeletal disease in patients with advanced renal cell carcinoma. *Cancer*, 1; 98(5): 962-969, 2003.
17) Santini D, et al : Natural history of bone metastasis in colorectal cancer : final results of a large Italian bone metastases study. *Ann Oncol*, 23(8): 2072-2077, 2002.
18) Farooki A, et al : Skeletal-related events due to bone metastases from differentiated thyroid cancer. *J Clin Endocrinol Metab*, 97(7): 2433-2439, 2012.
19) Yokomizo A, et al : Skeletal-related events in urological cancer patients with bone metastasis : a multicenter study in Japan. *Int J Urol*, 17(4): 332-336, 2010.
20) Berruti A, et al: Incidence of skeletal complications in patients with bone metastatic prostate cancer and hormone refractory disease: predictive role of bone resorption and formation markers evaluated at baseline. *J Urol*, 164(4): 1248-1253, 2000.
21) Domchek SM, et al : Predictors of skeletal complications in patients with metastatic breast carcinoma. *Cancer*, 15; 89(2): 363-368, 2000.
22) Plunkett TA, et al : Risk of complications from bone metastases in breast cancer. implications for management. *Eur J Cancer*. 36(4): 476-482, 2000.
23) 中田英二・他：骨転移に対する骨転移対策システムの有用性と問題点．癌治療学会学術集会. 2012.
24) Sun JM, et al : Predictors of skeletal-related events in non-small cell lung cancer patients with bone metastases. *Lung Cancer*, 71(1): 89-93, 2011.
25) Sekine I, et al : Risk factors for skeletal-related events in patients with non-small cell lung cancer treated by chemotherapy. *Lung Cancer*, 65(2): 219-222, 2009.
26) Brown JE, et al : Prognostic factors for skeletal complications from metastatic bone disease in breast cancer. *Breast Cancer Res Treat*, 123(3): 767-779, 2010.
27) Brown JE, et al : Bone resorption predicts for skeletal complications in metastatic bone disease. *Br J Cancer*, 1 ; 89(11): 2031-2037, 2003.
28) Brown JE, et al : Bone turnover markers as predictors of skeletal complications in prostate cancer, lung cancer, and other solid tumors. *J Natl Cancer Inst*, 5 ; 97(1): 59-69, 2005.
29) Koizumi M, et al : Post-operative breast cancer patients diagnosed with skeletal metastasis without bone pain had fewer skeletal-related events and deaths than those with bone pain. *BMC Cancer*, 13 ; 10 : 423. doi : 10.1186/1471-2407-10-423, 2010.
30) Bayley A, et al : A prospective study of factors predicting clinically occult spinal cord compression in patients with metastatic prostate carcinoma. *Cancer*, 92(2): 303-310, 2001.
31) Venkitaraman R, et al : Frequency of screening magnetic resonance imaging to detect occult spinal cord compromise and to prevent neurological deficit in metastatic castration-resistant prostate cancer. *Clin Oncol (R Coll Radiol)*, 22(2): 147-152, 2010.
32) Weinfurt KP, et al : Health-related quality of life among patients with breast cancer receiving zoledronic acid or pamidronate disodium for metastatic bone lesions. *Med Care*, 42(2): 164-175, 2004.
33) Weinfurt KP, et al : The significance of skeletal-

related events for the health-related quality of life of patients with metastatic prostate cancer. *Ann Oncol*, 16(4): 579-584, 2005.

34) Diel IJ, et al ; MF 4265 Study Group : Improved quality of life after long-term treatment with the bisphosphonate ibandronate in patients with metastatic bone disease due to breast cancer. *Eur J Cancer*, 40(11): 1704-1712, 2004.

35) Wardley A, et al : Zoledronic acid significantly improves pain scores and quality of life in breast cancer patients with bone metastases : a randomised, crossover study of community vs hospital bisphosphonate administration. *Br J Cancer*, 23 ; 92(10): 1869-1876, 2005.

36) Costa L, et al : Impact of skeletal complications on patients' quality of life, mobility, and functional independence. *Support Care Cancer*, 16(8): 879-889, 2008.

37) Oefelein MG, et al : Skeletal fractures negatively correlate with overall survival in men with prostate cancer. *J Urol*, 168(3): 1005-1007, 2002.

38) Sathiakumar N, et al : Mortality following bone metastasis and skeletal-related events among women with breast cancer : a population-based analysis of U.S. Medicare beneficiaries, 1999-2006. *Breast Cancer Res Treat*, 131(1): 231-238, 2012.

39) Yong M, et al : Survival in breast cancer patients with bone metastases and skeletal-related events : a population-based cohort study in Denmark (1999-2007). *Breast Cancer Res Treat*, 129(2): 495-503, 2011.

40) Sathiakumar N, et al : Mortality following bone metastasis and skeletal-related events among men with prostate cancer: a population-based analysis of US Medicare beneficiaries, 1999-2006. *Prostate Cancer Prostatic Dis*, 14(2): 177-183, 2011.

41) Nørgaard M, et al : Skeletal related events, bone metastasis and survival of prostate cancer : a population based cohort study in Denmark (1999 to 2007). *J Urol*, 184(1): 162-167, 2010.

42) 藤田崇史, 岩田広治：総論　骨転移治療においてBP治療を実施するメリットとは何か？〔高橋俊二（編）．がん骨転移治療～ビスホスホネート治療によるBone Management～.〕pp36-42．先端医学社，2012.

■**執筆者**　大森まいこ・辻　哲也

# 14 がん種別の特徴

## 乳がん

乳がん遠隔転移のうち骨転移は最も頻度が高く，骨転移による骨関連事象（SRE：skeletal-related event）の発現を予防するためにさまざまな治療が行われる．骨転移発見早期から，抗がん剤とともにゾレドロン酸や抗RANKL抗体などの薬物治療が行われるようになり，より多くの患者で長期予後が見込まれるようになっている．

〈臨床的特徴〉

乳がん骨転移の部位別頻度は体幹中心に高く，四肢末梢に転移することはまれである．1972～2003年の全国骨腫瘍患者登録一覧表における乳がん2,414例のデータによると，脊椎10.5%（腰椎4.2%，胸椎4.4%，頸椎1.3%），下肢（大腿骨・脛骨ほか）6.8%，骨盤3.6%，上肢（上腕骨ほか）2.2%，胸骨1.3%，肋骨1.3%の順である[1]．まれな骨転移部位としては，下顎，尺骨，手指骨，中足骨，足指骨各1例，腓骨2例であり[1]，他にも膝蓋骨1例[2]，両側母趾[3]，足骨[4]への転移の報告がある．腰椎，骨盤近傍に発生した骨転移は，全身の赤色骨髄内転移を繰り返しながら病状が進行していく．経過が緩慢であるため，周囲に反応性骨形成を起こしながら進展していくことが特徴である．脊椎転移による疼痛・脊髄神経・神経根症状や大腿骨転移・骨盤転移の骨折による長期臥床などがQOL低下の主因となることから，これらの部位の転移巣の評価は重要である．

〈原発巣と骨転移巣の治療〉

原発巣に対しては乳房温存手術，非定型的乳房切除術（胸筋温存乳房切除術），拡大乳房切除術などの手術治療が行われ，術後補助療法として放射線治療，化学療法，ホルモン療法などが病期に応じて施行される．

骨転移例の根治は困難であることから，治療の主目的は骨関連事象（SRE）の予防および発生までの期間を延長させることにおかれる[5]．乳がんの骨転移の治療には，薬物療法，疼痛対策，外科手術，放射線治療などがあり，転移巣の部位，症状，患者の全身状態を考慮しながら決定される．薬物療法として現在ではビスホスホネート製剤，抗RANKL抗体が第一選択として用いられる．ビスホスホネートは，転移や再発予防に対する有効性についての一定の結論は得られていないが，SREの減少だけでなく，疼痛の緩和に有効とされている[6]．抗RANKL抗体（デノスマブ）はゾレドロン酸との比較試験において骨関連事象の減少における優越性が示されており[7]，疼痛の緩和にも有効とされる[6]．これらの薬剤に加えて，全身治療としてホルモン剤，化学療法，抗HER2療法がサブタイプ別に適応となる．骨折の危険性が高い場合や，疼痛が激しいときには放射線療法も選択される．病的骨折，切迫骨折，あるいは脊髄圧迫による麻痺の進行をみる場合には手術適応となる．

〈予後〉

ステージ別の5年生存率を図1に示す．原発巣根治手術例の約30%が再発し，再発部位は局所リンパ節，肺，骨がそれぞれ30%で，肝臓が10%を占める[9]．

骨転移単独例では転移後生存期間中央値は24カ月，5年以上の生存率は約20%である[10]．複数箇所転移例では予後は悪くなり，肺・肝転移合併例

**14. がん種別の特徴**

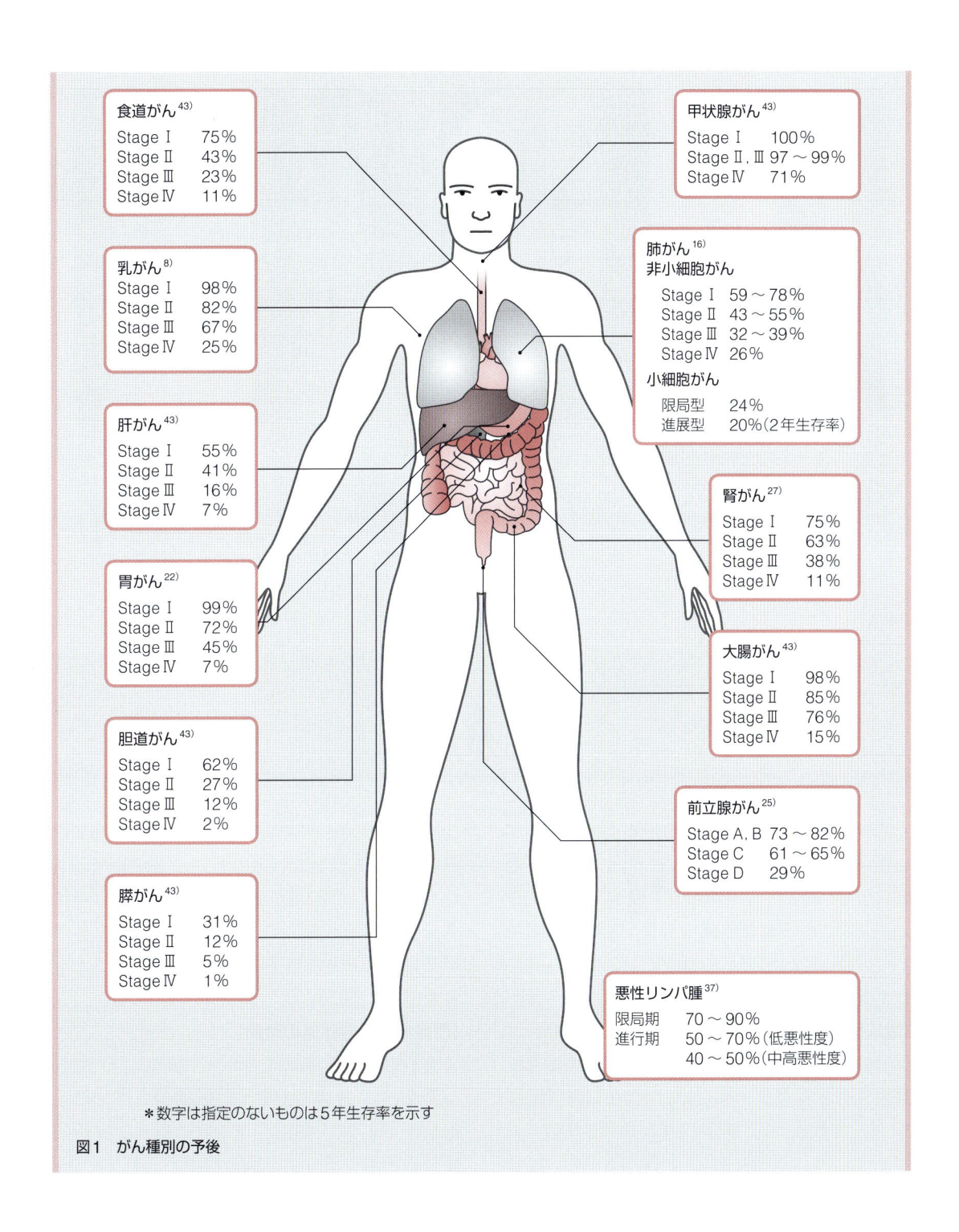

食道がん[43]
| Stage I | 75% |
| Stage II | 43% |
| Stage III | 23% |
| Stage IV | 11% |

乳がん[8]
| Stage I | 98% |
| Stage II | 82% |
| Stage III | 67% |
| Stage IV | 25% |

肝がん[43]
| Stage I | 55% |
| Stage II | 41% |
| Stage III | 16% |
| Stage IV | 7% |

胃がん[22]
| Stage I | 99% |
| Stage II | 72% |
| Stage III | 45% |
| Stage IV | 7% |

胆道がん[43]
| Stage I | 62% |
| Stage II | 27% |
| Stage III | 12% |
| Stage IV | 2% |

膵がん[43]
| Stage I | 31% |
| Stage II | 12% |
| Stage III | 5% |
| Stage IV | 1% |

甲状腺がん[43]
| Stage I | 100% |
| Stage II, III | 97〜99% |
| Stage IV | 71% |

肺がん[16]
非小細胞がん
| Stage I | 59〜78% |
| Stage II | 43〜55% |
| Stage III | 32〜39% |
| Stage IV | 26% |

小細胞がん
| 限局型 | 24% |
| 進展型 | 20%（2年生存率） |

腎がん[27]
| Stage I | 75% |
| Stage II | 63% |
| Stage III | 38% |
| Stage IV | 11% |

大腸がん[43]
| Stage I | 98% |
| Stage II | 85% |
| Stage III | 76% |
| Stage IV | 15% |

前立腺がん[25]
| Stage A, B | 73〜82% |
| Stage C | 61〜65% |
| Stage D | 29% |

悪性リンパ腫[37]
| 限局期 | 70〜90% |
| 進行期 | 50〜70%（低悪性度） |
|  | 40〜50%（中高悪性度） |

＊数字は指定のないものは5年生存率を示す

**図1　がん種別の予後**

はさらに予後不良である．乳がん骨転移患者の約50％はSREを併発し，SREのなかでも病的骨折により死亡リスクが20〜40％上昇することが報告されている[10]．他の臓器に全く転移がなく骨転移のみが認められる症例もあり，その場合は年単位の長期予後が期待できるため，疼痛緩和や病的骨折予防など，QOLを保つための適切な治療が重要となる（**図2**）．

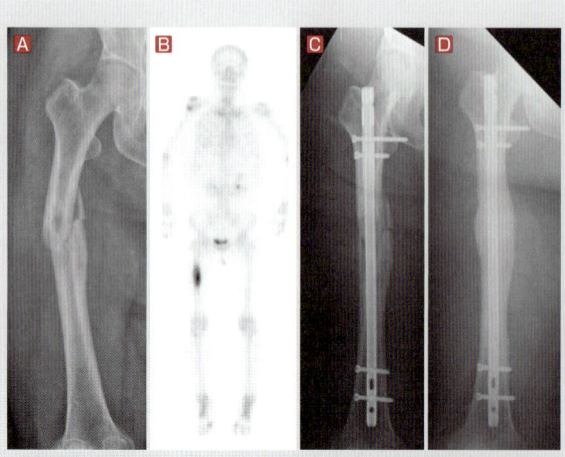

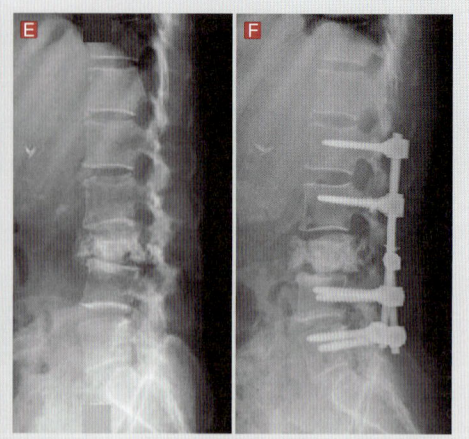

図2 乳がん症例

50歳代女性，乳がん術後12年で発症した大腿骨病的骨折の一例
転倒により大腿骨転移病的骨折を受傷(A). 骨シンチにて他部位へのuptakeを認めず(B), 髄内釘による骨接合施行(C). 杖歩行自立を目標に，術後翌日より全荷重許可．術後1週で両T字杖歩行自立．術後1年6カ月現在，良好な骨形成がみられる(D).

60歳代女性，乳がん術後12年で発症した腰椎病的骨折の一例
10年前から腰椎転移があり，タモキシフェン投与と放射線治療を実施され，4年前からゾメタが投与されていた．2年前よりL3の圧潰が進行(E). 麻痺が出現したため，後方除圧固定術実施(F). 術後6週で麻痺は軽快し，ロフストランド杖歩行が可能となった．

# 肺がん

肺がんにおいては分子標的治療薬の導入などに伴い長期生存例も経験されるようになった．それに伴い，経過中に骨転移を合併する頻度や脊髄圧迫などの重篤なSREを合併する頻度は増加しており，進行期肺がん治療においてその対策は重要な課題となっている．

〈臨床的特徴〉

全国骨腫瘍患者登録一覧表(2,667例)による肺がん骨転移部位の頻度は，脊椎13.9%（腰椎5.5%，胸椎5.2%，頸椎2.2%，仙骨0.9%），大腿骨10.7%，骨盤6.6%，上腕骨3.3%，肋骨2.7%，肩甲骨1.9%の順である[1]．脊椎の頻度が最も高く，疼痛や病的骨折による脊髄圧迫などの重篤な合併症を起こしやすいことが特徴である．四肢の末梢骨への転移はまれで，中手骨5例，指骨5例，足根骨5例，中足骨1例と0.1〜0.2%に過ぎない[1]．しかし，四肢末梢骨への転移(acrometastasis)の原発臓器は肺がんが約半数を占め，がん種別では最も多いことが特徴とされている[11]．骨転移が発見されたときには既に多発骨転移をきたしている例も多い．骨転移が原発巣よりも先に発見されることが多いことも特徴である(図3).

〈原発巣と骨転移巣の治療〉

非小細胞がん（扁平上皮がん，腺がん，大細胞がんなど）に対する治療は，StageⅠ，Ⅱでは手術治療が主体で，StageⅢAは術前化学療法後に手術治療を行う集学的治療が行われている．手術不能のⅢBは化学療法と放射線療法が適応とされ，StageⅣでは化学療法が主体となる[12]．小細胞がんでは限局型・進展型を問わず化学療法が施行される．

骨転移に対しては，一般的には化学療法の効果はあまりみられないことが多いが，近年の分

**図3 肺がん症例**

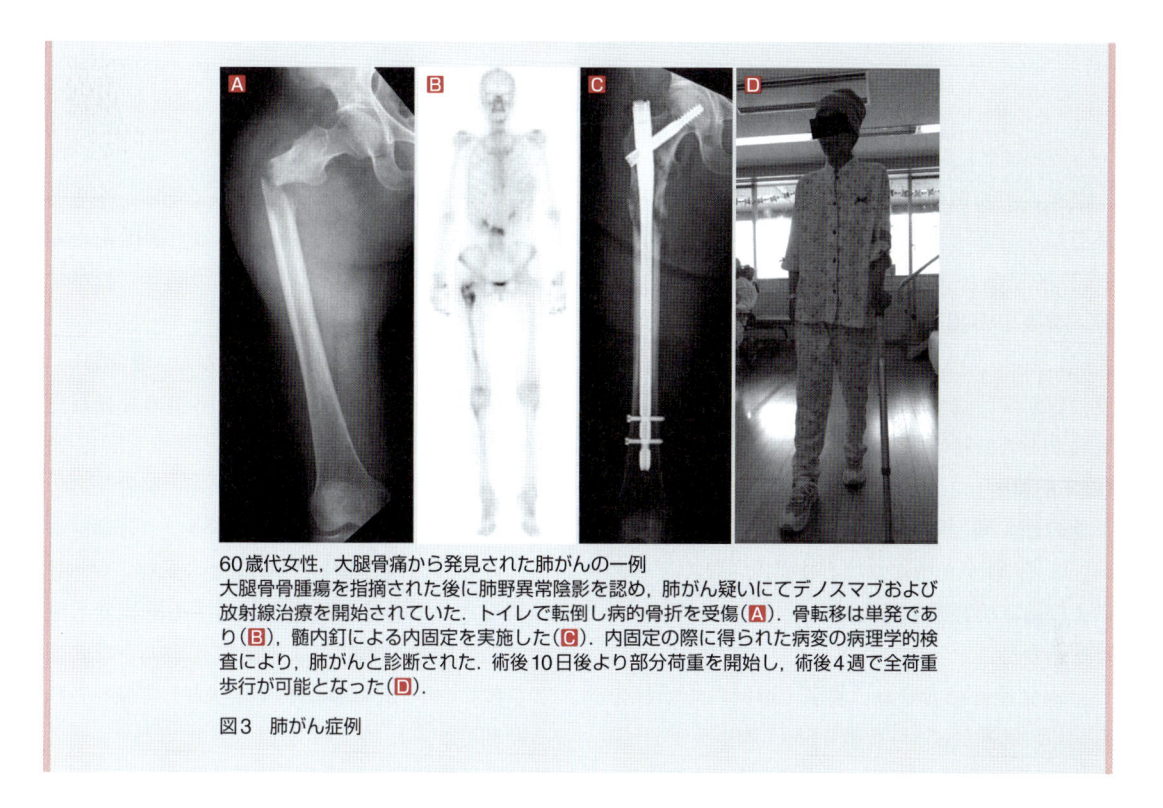

60歳代女性，大腿骨痛から発見された肺がんの一例
大腿骨骨腫瘍を指摘された後に肺野異常陰影を認め，肺がん疑いにてデノスマブおよび放射線治療を開始されていた．トイレで転倒し病的骨折を受傷（A）．骨転移は単発であり（B），髄内釘による内固定を実施した（C）．内固定の際に得られた病変の病理学的検査により，肺がんと診断された．術後10日後より部分荷重を開始し，術後4週で全荷重歩行が可能となった（D）．

子標的薬の進歩により一部の症例では劇的な効果がみられるようになった．上皮成長因子（EGFR）を特異的に阻害するゲフィチニブ（イレッサ®）の投与により，劇的な骨修復および骨癒合を認めた症例や，椎体と横突起の腫瘍による破壊がほぼ正常な状態まで骨修復がみられた症例の報告などが散見される[13]．病的骨折および切迫骨折に対しては，骨接合術あるいは人工関節置換術などが行われ，場合により放射線治療も併用される．脊椎転移は多発性に生じることが多いため手術適応とはなりにくく放射線治療が第一選択となるが，麻痺が進行する場合には手術治療も考慮される．骨転移に対する薬物治療としては，乳がんと同様，ビスホスホネート製剤と抗RANKL抗体が挙げられ，既にその有効性は確立されている[14]．また，骨転移症例の疼痛対策としてNSAIDsやオピオイドの投与のほか放射線治療も有用であり，約60％で疼痛緩和が可能で約25％で完全な除痛が得られたと報告されている[14,15]．

〈予後〉

国内における肺がんによる年間死亡者数は6万人を超え，全悪性腫瘍死の第1位を占める．
ステージ別の生存率を表1に示す．骨転移を生じた場合，その後の中間生存期間は5.5カ月で，骨転移のないStage Ⅳ群の7.5カ月よりも有意に短かったという報告がある[13]．わが国における進行期非小細胞肺がん患者を対象とした259例の後向き研究では，全経過で70例（30.4％）に骨転移を認め，そのうち35例（50％）の患者でSREを発症しており[17]，SREを生じた患者の予後は生じていない患者に比べ不良であった（生存期間中央値12.1カ月 vs. 6.1カ月）と報告されている[14]．

# 消化器がん

消化器がん領域では過去に骨転移患者をみる機会は少なかったが，近年のがん治療の進歩とPET-CTなどの全身検索のための画像診断装置の普及とが相まって，骨転移診断数は増加の傾向にある．特に，わが国では全がん中最も高頻度の胃がんは減少し大腸がんが増加傾向にあり，大腸がん骨転移症例の増加傾向は著しい．

〈臨床的特徴〉

他のがん種と同様に脊椎骨への転移が最も多い．以下，各がん種における骨腫瘍登録のデータおよび臨床的特徴を記載する．

● 食道がん

全国骨腫瘍患者登録一覧表199例の骨転移先部位は，脊椎18.5%（腰椎6.5%，胸椎5.0%，頸椎6.5%），大腿骨12.6%，骨盤6.0%，肋骨2.0%の順に多い[1]．まれな転移部位としては，指骨4例，足根骨2例，橈骨1例，下顎1例などが記載されている[1]．転移骨の反応は局所破壊性増殖が強い扁平上皮がんが主であるため溶骨型が優位を占める．骨転移が原発巣より先に発見される症例は少なく，ほとんどの症例は骨転移発見時に他臓器転移（肺あるいは肝転移）を有している．

● 胃がん

全国骨腫瘍患者登録一覧表693例の骨転移先部位は，脊椎18.4%（腰椎8.9%，胸椎4.8%，頸椎3.8%，仙骨1.0%），骨盤6.3%，大腿骨4.9%，上腕骨2.9%，肋骨1.3%の順に多い[1]．腺がんが基本であるため，転移骨の反応は非特異的である．多くが胃がんの手術歴を有しており，術後2年以内に骨転移が生じていることが多い．

● 大腸がん

全国骨腫瘍患者登録一覧表521例の骨転移先部位は，脊椎28.2%（腰椎9.8%，仙骨7.1%，胸椎6.5%，頸椎4.8%），大腿骨6.5%，腸骨5.2%，肩甲骨4.8%，恥骨1.9%，上腕骨1.9%，坐骨1.5%の順に多い[1]．他のがん種と比べ，仙骨や骨盤の転移率が高いことが特徴である．多くの症例は門脈系を介して肝，次いで大静脈系から肺を経て大循環経由で骨髄など諸臓器に転移すると考えられている[1]．

● 肝がん（肝細胞がん，肝内胆管がん，混合型）

全国骨腫瘍患者登録一覧表716例の骨転移先部位は，脊椎22.1%（胸椎8.7%，腰椎7.5%，頸椎3.8%，仙骨2.1%），大腿骨8.1%，腸骨5.9%，上腕骨5.0%，肋骨4.3%の順に多い[1]．肝細胞がんの骨転移は他の臓器がんに比べ少ないが，骨転移をきたす前に肝硬変に起因する肝機能不全や食道静脈瘤の破裂による出血死が大きな要因とされている．骨転移が初発症状として発見される肝細胞がんは約20%と報告されており，その他は原発巣治療中に疼痛，麻痺をきたして発見されることが多い．転移巣は徐々に増大するが，他の部位に早期に多発転移を伴うことは少ない．原発巣と同様に極めて血管に富む転移巣を形成するため，不用意な生検は禁物であることを念頭に置かねばならない．

● 膵がん

全国骨腫瘍患者登録一覧表120例の骨転移先部位は，脊椎25.8%（胸椎9.2%，腰椎6.7%，頸椎8.3%，仙骨1.7%），腸骨5.0%，大腿骨4.2%，上腕骨3.3%，肋骨0.8%の順に多い[1]．転移骨の反応は溶骨型が主であり，骨破壊は急速かつ広範に拡がる傾向にある．

● 胆道がん

全国骨腫瘍患者登録一覧表54例の骨転移先部位は，脊椎42.6%（胸椎24.0%，腰椎11.1%，頸椎7.4%），肋骨3.2%である[1]．転移骨の反応は造骨型，溶骨型，混合型の順に多いとされる．

〈原発巣と骨転移巣の治療〉

● 食道がん

原発巣に対しては粘膜浸潤の程度に応じて，内視鏡的粘膜切除術や，食道亜全摘と再建術お

よびリンパ節郭清術が行われる．放射線治療や化学療法も併用され，シスプラチン，フルオロウラシルなどが用いられる．骨転移が生じた場合，既に他臓器転移を有し末期状態であることが多く，手術適応となることは少ない．化学療法や放射線療法が第一選択となる．切迫骨折，病的骨折や脊髄麻痺が生じた状態でも，他の内臓転移の状況も考慮に入れることが重要である．

● 胃がん

原発巣に対しては，内視鏡的粘膜切除術，縮小手術，定型手術（2/3以上の胃切除とリンパ節郭清），拡大手術（多臓器合併切除）が進展度に応じて施行される．手術不能例や再発症例に対しては多剤併用による化学療法や放射線治療，温熱療法などが施行される[19]．骨転移に対しては予後を考慮すると手術適応となることは少なく，多くは放射線治療や化学療法が行われる．麻痺を起こし得る脊椎転移の早期診断と放射線治療により，全身状態の悪化の予防に努める必要がある．

● 大腸がん

内視鏡的粘膜切除（ポリペクトミーを含む），手術（腹腔鏡下手術，高位前方切除，低位前方切除，腹会陰部直腸切断，骨盤内臓全摘術），化学療法，放射線療法が病期に応じて選択される．切除可能なものは手術が第一選択である．骨転移に対しては，切迫骨折，病的骨折，脊髄圧迫による神経障害発生時には，骨病変の切除，骨接合術，神経除圧術，脊椎固定術などの外科手術が行われる．化学療法，放射線療法も行われるが，大腸がんに対する放射線治療の感受性は低く，放射線単独治療では数カ月の抑制効果しか得られないことが多い[20]．

● 肝細胞がん

外科的切除，塞栓療法，凝固療法，ラジオ波焼灼療法，凍結療法などが行われる．これらの治療法は，がんの大きさ，進展範囲，肝機能など個々の症例に応じて選択され，現時点で定型的治療は存在しない[21]．骨転移症例に対しては，単発例で肝機能が良好かつ原発巣制御が可能の場合には積極的全切除が行われるが，多くの例で骨転移出現時に既に重度の肝機能障害あるいは肝不全を呈しており予後不良であるため手術適応になる例は少なく，放射線治療，塞栓術などが行われる．著明な血管増生がみられることから経カテーテル的動脈塞栓術（transcatheter arterial embolization: TAE）のよい適応となる症例もある．

● 膵がん

消化器系がんのなかで最も治療成績が悪く，診断時には手術適応とならない場合が多い．早期発見が強く望まれるがん種である．術式としては，膵頭十二指腸術，膵体尾部切除，膵全摘術などがある．骨転移に対しては予後を考慮すると手術適応となることは少ない．

● 胆道がん

原発巣に対しては，切除可能であれば外科的切除が第一選択となる．切除不能胆道がんに対しては化学療法，放射線療法が選択される．骨転移に対しては手術適応となることは少ない．

〈予後〉

ステージ別の5年生存率を図1に示す．

● 食道がん

以前は他のがん種と比べ予後不良であったが近年では改善傾向にある．

● 胃がん

骨転移後の予後は，発見よりおおむね1年以内との報告が多い[22]．

● 大腸がん

転移は肝転移，肺転移，腹膜転移の順に高い．骨転移後の予後は1年ないし2年以内であるが，単発転移では長期無病症例も報告されている[20]．

● 肝細胞がん

骨転移が発見されてからの平均生存期間は3.5カ月，5年生存率は12%と報告されている[21]．

● 膵がん

骨転移の有無による膵がんの入院後生存日数は，骨転移群と非骨転移群でそれぞれ133日，

228日であったという報告がある[1].

● 胆道がん

骨転移例では，非骨転移例よりも平均生存日数が長いことが報告されており，長期生存例に骨転移の機会が高いことが示されている[1].

# 前立腺がん

前立腺がんの遠隔転移部位として最も多いのが骨であり，進行期前立腺がんにおいて骨転移を有する頻度は非常に高い．骨転移全体に占める割合は肺がん，乳がんに次いで多く約8%とされている[25]．また，骨転移をきたしても予後が長い症例も多く，手術適応となることも多い．

〈臨床的特徴〉

前立腺がんは他臓器転移に先行して骨転移を好発する特徴があり，骨転移が唯一の遠隔転移であるという頻度も高い．早期から脊椎を中心とした多発性転移をきたすことが多く，骨腫瘍登録による927例のデータによると，転移先は脊椎11.5%（腰椎4.2%，胸椎4.7%，頸椎1.5%），骨盤6.6%，大腿骨5.7%の順に多い[1]．脊椎転移については上部ほど転移が減少する傾向にある．造骨性骨転移症例は圧迫骨折やこれに伴う下肢麻痺は少ないと考えられているが，脊椎転移による脊髄横断症状を呈した症例報告も散見される[26]．また，造骨性骨転移であっても手術対象となる大腿骨の病的骨折は多いことから，正常よりも脆弱になっていることを念頭に置くべきである．病的骨折の頻度は5〜6%程度である．

〈原発巣と骨転移巣の治療〉

原発巣に対しては全摘手術などの外科治療，放射線治療，内分泌療法，化学療法，待機療法（PSA監視療法）が行われる．転移・再発症例には内分泌療法が第一選択となる．内分泌療法には，LHRHアゴニスト（黄体ホルモン放出ホルモン），抗アンドロゲン薬，女性ホルモンなどの投与のほか，外科的精巣摘除術も行われる[27].

骨転移に対しては内分泌療法が第一選択である．下肢長幹骨転移に対しては，骨破壊が少ない場合は内分泌療法に加えて放射線治療でも治療効果が期待できることがあるが，病的骨折や切迫骨折には手術治療が第一選択となる．脊椎転移に対しては，脊髄圧迫がない場合には内分泌治療が，脊髄圧迫や疼痛がある場合には内分泌療法と放射線治療が適応とされ，不安定性を有する場合には手術治療や装具療法が選択される．前立腺がんは放射線感受性が高いことから，放射線治療で除痛効果が得られることが多い．ゾレドロン酸や抗RANKL抗体の投与も重要である．内分泌療法耐性の前立腺がん骨転移に対してゾレドロン酸投与により骨関連事象の発生頻度が減少し[28]，一方では骨密度を増加させたという報告もある[6]．抗RANKL抗体についても，SRE発現までの期間が延長したという報告や[29]，骨密度が上昇したという報告がみられる[6].

〈予後〉

ステージ別の5年生存率を図1に示す．骨転移発見後は，1年生存率77%，2年生存率64%，3年生存率47%であるとされる[25]．内分泌療法に反応すれば生命予後も良好であり，多発骨転移があっても年単位で長期生存する症例も多い．

# 腎がん

腎がんの骨転移はほとんどが溶骨性であり，しばしば病的骨折を起こす．化学療法や放射線治療の効果は乏しく，手術治療が第一選択となる．以前は血尿，腹部腫瘤を訴え進行した状態で発見されることが多かったが，近年では検診などにより早期に発見されるものも多くなっている．

〈臨床的特徴〉

全国骨腫瘍患者登録一覧表による989例のデータでは，転移先は脊椎15.0％（腰椎6.6％，胸椎5.6％，頸椎1.6％，仙骨1.2％），大腿骨13.5％，骨盤7.8％，上腕骨6.9％，脛骨3.2％，肩甲骨2.3％，肋骨1.6％の順に多い[30]．長管骨では特に近位部に転移しやすいとされている．腎がんそのものの進行がなければ症状に乏しい場合が多いことから，骨転移を契機に診断に至ることも少なくない．また，原発巣治療後長期経過後に骨転移を生じることがあり，原発性骨腫瘍などの他の疾患との鑑別に注意を要する例もある．

〈原発巣と骨転移巣の治療〉

原発巣に対しては化学療法や放射線治療の効果が乏しいため，外科的切除が第一選択となる．手術不能例には動脈塞栓療法が行われることもある．サイトカイン療法として従来からIFN-αやIL-2の投与も行われ，10～20％程度の症例に腫瘍縮小効果が得られている．近年では分子標的治療薬の開発が進み，ソラフェニブ，スニチニブ（以上チロシンキナーゼ阻害薬），エベロリムス，テムシロリムス（以上mTOR阻害薬）の4剤が我が国では認可されている[30]．

骨転移に対しては，四肢であれば手術治療が第一選択で，骨盤・脊椎病変に対しては放射線治療を行う場合が多い．脊椎椎体の破壊による疼痛に対して骨セメント注入が有効であるという報告もある[31]．脊椎病変により麻痺をきたした症例では，予後が6カ月以上予測される場合，手術治療も検討される．その場合，術中出血のリスクに対して術前動脈塞栓療法などを考慮する必要がある．また近年，分子標的治療薬にゾレドロン酸投与と放射線照射を組み合わせ，比較的良好な効果を示す症例も報告されている．

〈予後〉

ステージ別の5年生存率を図1に示す．骨転移発生後では生存期間中央値12カ月，1年生存率54％，2年生存率38％，5年生存率10％と報告されている[31]．

# 甲状腺がん

組織学的に乳頭がん，濾胞がん，髄様がん，未分化がんに分けられる．乳頭がんと濾胞がんを併せて分化がんとよぶ．肺がん，乳がんほどは骨転移をきたさないが，約半数が初診時原発不明骨転移として来院する．

〈臨床的特徴〉

全国骨腫瘍患者登録一覧表413例のデータによると，転移先は脊椎21.0％（胸椎7.7％，頸椎7.7％，腰椎4.4％），骨盤9.4％，大腿骨6.8％，上腕骨5.3％，肩甲骨2.4％，肋骨2.4％，胸骨1.2％の順に多い[1]．分化がんの経過は通常緩慢である．急速な進行は未分化がんへの転化と考えられる．

〈原発巣と骨転移巣の治療〉

原発巣に対する治療は，分化がんの場合，外科的切除が第一選択である[32]．葉峡切除から全摘＋保存的頸部郭清までさまざまな術式が用いられ

る．なお，分化がんは薬物療法には抵抗性を示す．未分化がんでは局所制御を目的とした切除術が行われ，化学療法や放射線療法も併用されるが予後は不良である．

分化がん，髄様がんの骨転移に対しては積極的に転移巣全摘出を行う．放射線治療は切除不能例や切除の補助，疼痛緩和目的に用いられる．ヨードの取り込みが明らかである場合には，全摘出後 [131]I内照射の適応である．経過中に未分化がんへ転化した場合には，転移が多発し予後も不良であることから積極的治療の対象とはなりにくい[33]．

〈予後〉

ステージ別の5年生存率を図1に示す．分化がんの場合，経過は通常緩慢で1〜2年間無症状のこともある．骨転移発生からの5年生存率が60％を超えるという報告もあり[33]，積極的なリハビリテーションを行う余地がある例も多い．

一方，未分化がんは非常に予後不良である[32]．急速な局所浸潤，肺・骨への遠隔転移をきたし，気管閉塞，反回神経麻痺，食道浸潤による嚥下障害などを合併する．骨転移発生からの生存率は2年未満と報告されている[1]．

# 造血器腫瘍

造血器悪性腫瘍における骨病変は，多発性骨髄腫や悪性リンパ腫などでみられる．多発性骨髄腫は，形質細胞の腫瘍化と骨髄での増殖を特徴とする疾患であり，その増殖には腫瘍性形質細胞と骨髄微小環境との複雑な相互作用が強く影響している．

悪性リンパ腫は，リンパ球（B細胞，T細胞，NK細胞）に由来する悪性腫瘍の総称であり，Hodgkinリンパ腫と非Hodgkinリンパ腫に大別される．リンパ節・Waldeyer輪・脾臓などのリンパ組織やさまざまな節外組織を侵し，ほぼすべての臓器に発生するため，きわめて多様性に富む．

〈臨床的特徴〉
● 多発性骨髄腫患者

80〜90％で骨病変が認められる[34]．病変は局所的であったりびまん性であったりするが，いずれの場合でも骨痛や病的骨折をきたす．腰痛，背部痛を初発症状とするものが多い．また，貧血，高カルシウム血症，腎不全，蛋白尿，易感染性なども併発する．骨腫瘍登録1,066例のデータによると，骨病変は脊椎9.7％（胸椎4.6％，腰椎2.2％，頸椎2.1％），大腿骨3.2％，骨盤2.9％，上腕骨2.4％，鎖骨1.6％の順に多い[1]．骨髄腫の骨吸収機序については，骨髄腫細胞が直接あるいは間接的に骨髄間質細胞に反応し，種々のサイトカイン（IL-6，IL-11，TNF-αなど），破骨細胞活性因子，接着因子（VCAM，ICAMなど）の関与が想定されている[35,36]．

● 悪性リンパ腫

骨病変の多くは転移性病変である．疼痛が最も一般的な症状であり，局所の熱感，発赤，腫脹がみられることもある．骨病巣の部位は，脊椎14.6％（胸椎5.0％，腰椎4.6％，仙骨3.6％，頸椎1.3％），大腿骨12.9％，骨盤12.5％，脛骨9.9％，上腕骨7.6％，肋骨3.0％の順に多く，多発性の骨病変を示す傾向にある[1,37]．四肢末梢骨の病変はまれである．

〈原発巣と骨転移巣の治療〉
● 多発性骨髄腫

治療は年齢に応じた方針決定が一般的である．65歳未満ではVAD療法（ビンクリスチン，アドリアマイシン，デキサメサゾン），TD療法（サリドマイド，デキサメサゾン），VD療法（ボルテゾミブ，デキサメサゾン）などによる寛解導入療法後，大量化学療法併用造血幹細胞移植が行われ，深い寛解を目標とした治療戦略がとられる．65歳以上

では大量化学療法の利点がその毒性により見出されないため，MP療法（メルファラン，プレドニゾロン）などによる化学療法が行われる．骨病変に対しては放射線治療も重要な選択肢の1つであり，腫瘍量を減少させる目的の場合には30〜40Gyが，緩和的に行う場合は25Gy程度が必要と報告されている．骨吸収抑制剤であるビスホスホネート製剤の骨病変に対する有効性も報告されている[38,39]．

● **悪性リンパ腫**

骨にできる悪性リンパ腫の大部分を占める非Hodgkinリンパ腫に対しては，低悪性度の限局期であれば放射線療法が，進行期であれば症状や病勢に応じて化学療法や抗体療法（抗CD20モノクローナル抗体）が選択される．中高悪性度の限局期であれば化学療法（R-CHOP療法）と放射線療法が，進行期では多剤併用化学療法と放射線療法のほか，条件が整えば造血幹細胞移植を併用した大量化学療法の施行対象となる．Hodgkinリンパ腫に対しては，限局期で発熱・体重減少・夜間寝汗などの全身症状に乏しい場合には放射線療法が，全身症状を伴う場合には化学療法と放射線療法の併用療法が行われる．進行期にはABVD療法（アドリアマイシン，ブレオマイシン，ビンブラスチン，ダカルバジン）などの化学療法が基本となる．骨病巣に対する手術適応は生検が主で，病的骨折の修復にとどまる．麻痺を起こし得る脊椎病巣へは放射線照射や化学療法が実施される．

〈予後〉

多発性骨髄腫は，現在でもなお治癒する症例は少ないが，21世紀に入り大量化学療法併用造血幹細胞移植導入により生存率は改善傾向にある．また，骨髄微小環境にも作用するサリドマイド，ボルテゾミブなどの新規薬剤の導入により完全寛解を得る症例も増加している．生存率向上にはビスホスホネート製剤の定期的な投与も寄与すると報告されている[40]．

悪性リンパ腫は化学療法や放射線療法を主体とした治療により，多発性に骨転移を認める症例でも比較的長期間にわたる予後が期待できる．5年生存率は低悪性度では限局期で70〜90%，進行期で50〜70%である．中高悪性度リンパ腫では限局期で70〜90%，進行期で40〜50%である[37]．

## 播種性骨髄がん症

播種性骨髄がん症は，固形がんに全身の広範なびまん性骨転移とDIC（disseminated intravascular coagulation：播種性血管内凝固症候群）などの血液学的異常を合併した病態である．1979年に林らにより提唱された疾患概念で，臨床的病理学的に特異ながんの転移病型である[41]．

〈臨床的特徴〉

若年で女性にやや多く，貧血・腰背部痛・出血傾向を三主徴とする[42]．わが国の報告例162例の原発巣分布では胃がんが圧倒的に多く74%を占める[19]．大腸がん8%，前立腺がん5%，乳がん4%がこれに続く[18]．約10%にDICやmicroangiopathic hemolytic anemiaを合併する．重症感染症との鑑別は難しいが，上記のような症状に加え，血清ALP・LDH・FDP上昇といった検査値異常を認めた場合は本症を疑うことが重要である．

〈原発巣と骨転移巣の治療〉

本症の診断は骨髄穿刺・生検により行われるが，確定診断にこだわるよりも原疾患の治療を優先させることが重要であり，DICそのものの治療に意味は少ない．原疾患に対する化学療法によって骨髄を占拠するがん細胞を減らすことにより凝固系の異常も改善し得るが，化学療法が奏功しない場合には予後はきわめて不良である．

**図3 播種性骨髄がん症におけるsuper bone scan**

成人女性，胃がん原発の播種性骨髄がん症の一例．骨シンチにおいてsuper bone scanを認める．両側腎・尿路系への集積はみられない．
（国立がん研究センター中央病院放射線診断科栗原宏明先生のご厚意による）

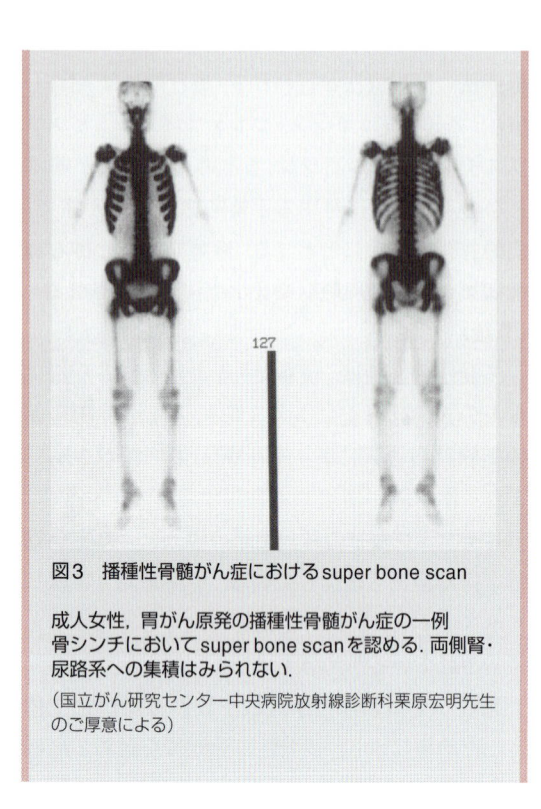

〈予後〉

発症後生存期間は平均4.6カ月と報告されている[42]．多くの場合，晩期には出血傾向を呈し，脳出血・消化管出血が直接死因となることが多い．

### 参考文献

1) 日本整形外科学会骨軟部腫瘍委員会：全国骨腫瘍登録一覧表　平成23年度．pp84-87, 2011.
2) 北野　公・他：膝蓋骨転移をきたした乳癌の1例．整形外科，38：985-988, 1987.
3) Panebianco A, Kaupp H : Bilateral thumb metastasis from breast carcinoma. *Archives of Surgery*, 96：216, 1968.
4) Jacox RF, Tristan TA : Carcinoma of the breast metastatic to the bones of the foot : A case report. *Arthritis & Rheumatism*, 3：170-177, 1960.
5) 林　直輝，山内英子，中村清吾：骨転移のマネジメント　乳癌骨転移マネジメント．癌と化学療法，39：1174-1177, 2012.
6) 上野貴之：骨転移の治療と有害事象対策，癌治療エッセンシャルガイド　改訂2版．pp139-144, 南山堂，2009.
7) Stopeck A, et al : Effects of denosumab versus zoledronic acid (ZA) on pain in patients (pts) with metastatic breast cancer: results from a phase III clinical trial. *J. Clin. Oncol*, 28：1024, 2010.
8) 国立がん研究センター内科レジデント（編）：乳がん，がん診療レジデントマニュアル　第6版．pp68-89, 医学書院，2013.
9) 中馬広一：原発巣別治療指針　乳癌．骨転移治療ハンドブック 1：151-162, 2004.
10) 海瀬博史，河野範男：乳がん骨転移に対する治療の実際をみる．がん骨転移治療 1：148-153, 2012.
11) Daly B : Acrometastasis : First Metatarsophalangeal Joint Pain Due to Metastatic Lung Cancer A Case Report. *The Journal of Bone & Joint Surgery*, 2：e4 1, 2012.
12) 杉浦英志：原発巣別治療指針　肺癌．骨転移治療ハンドブック 1：139-149, 2004.
13) 岡野　義，西尾　誠：悪性腫瘍と骨　肺癌骨転移に対するゲフィチニブの効果．*Clinical Calcium*, 18：527-533, 2008.
14) 三浦　理，各務　博，西條康夫：骨転移のマネジメント　肺癌治療と骨転移マネジメント．癌と化学療法，39：1183-1186, 2012.
15) Chow E, et al: Palliative radiotherapy trials for bone metastases: a systematic review. *Journal of clinical oncology*, 25：1423-1436, 2007.
16) 国立がん研究センター内科レジデント（編）：肺がん・胸膜中皮腫，がん診療レジデントマニュアル　第5版．医学書院，2010.
17) Tsuya A, et al : Skeletal metastases in non-small cell lung cancer: a retrospective study. *Lung cancer*, 57：229-232, 2007.
18) 森脇昭介：消化管腫瘍の骨転移，骨転移の病理．pp186-224, 杏林書院，2007.

19) 坪佐恭宏：消化器系の癌　特徴・診断・治療の要点．癌のリハビリテーション 1：206-215, 2006.
20) 中馬広一：原発巣別治療指針　大腸癌．骨転移治療ハンドブック 1, 2004.
21) 矢澤康男：原発巣別治療指針　肝細胞癌．骨転移治療ハンドブック 1：169-175, 2004.
22) 中西啓文：原発巣別治療指針　上部消化管の癌．骨転移治療ハンドブック 1. pp199-208, 2004.
23) 国立がん研究センター内科レジデント（編）：胃がん．がん診療レジデントマニュアル　第5版．pp81-88, 医学書院, 2010.
24) 国立がん研究センター内科レジデント（編）：肝・胆・膵がん．がん診療レジデントマニュアル　第5版．pp114-131, 医学書院, 2010.
25) 片桐浩久：原発巣別治療指針　前立腺癌．骨転移治療ハンドブック 1：182-186, 2004.
26) 柴田 康, 清水 俊, 佐藤 仁：放射線照射で改善した前立腺癌脊椎転移による対麻痺．臨床泌尿器科, 47：780-782, 1993.
27) 国立がん研究センター内科レジデント（編）：泌尿器・胚細胞腫瘍．がん診療レジデントマニュアル 第5版．pp157-186, 医学書院, 2010.
28) Saad F, Gleason DM, Murray R, et al : Long-term efficacy of zoledronic acid for the prevention of skeletal complications in patients with metastatic hormone-refractory prostate cancer. *Journal of the National Cancer Institute*, 96：879-882, 2004.
29) Fizazi K, et al : Denosumab versus zoledronic acid for treatment of bone metastases in men with castration-resistant prostate cancer: a randomised, double-blind study. *The Lancet*, 377：813-822, 2011.
30) 佐澤 陽, 篠原信雄：泌尿器がん骨転移に対する治療の実際をみる．がん骨転移治療, 1：154-159, 2012.
31) 片桐浩久：原発巣別治療指針　腎がん．骨転移治療ハンドブック 1. pp163-168, 2004.
32) 沖　隆：内分泌がん．新臨床腫瘍学, 2：645-647, 2009.
33) 矢澤康男：原発巣別治療指針　甲状腺癌．骨転移治療ハンドブック 1：176-181, 2004.
34) 山倉昌之：多発性骨髄腫．pp743-759, 南山堂, 2009.
35) 森脇昭介：非固形腫瘍の骨転移・骨病変．骨転移の病理．pp331-346, 杏林書院, 2007.
36) Roodman GD: Mechanisms of bone lesions in multiple myeloma and lymphoma. *Cancer*, 80：1557-1563, 1997.
37) 星　学：原発巣別治療指針　造血器悪性腫瘍．骨転移治療ハンドブック 1. pp187-197, 2004.
38) Belch AR, Bergsagel D, Wilson K, et al : Effect of daily etidronate on the osteolysis of multiple myeloma. *Journal of clinical oncology*, 9：1397-1402, 1991.
39) Berenson JR : Bisphosphonates in multiple myeloma. *Cancer*, 80：1661-1667, 1997.
40) 福島伯泰, 木村晋也：造血器悪性腫瘍に対する治療の実際をみる．がん骨転移治療 1：174-179, 2012.
41) 林 英夫, 春山春枝, 江林芳文・他：播種性骨髄癌症—転移癌の一病型としての考察ならびに microangiopathic hemolytic anemia または disseminated intravascular coagulation について．癌の臨床, 25：329-342, 1979.
42) 蓮田憲夫, 腰塚浩三, 大矢知昇・他：早期胃癌術後4年目に播種性骨髄癌症を呈した1例．日本臨床外科学会雑誌, 69：355-359, 2008.
43) 全がん協加盟施設の生存率共同調査
http://www.gunma-cc.jp/sarukihan/seizonritu/index.html

■執筆者
藤原智洋, 榊原浩子, 川井　章

# 第2部 骨転移のリハビリテーション

## Contents

1 骨転移リハビリテーションの概要

2 リハビリテーション目標設定，リスク管理の実際

3 脊椎転移のリハビリテーション

4 長管骨・骨盤転移の評価とリハビリテーション

5 転移性骨腫瘍に対する手術後リハビリテーション

6 骨転移患者の理学的評価と対応

7 痛みや骨折のリスクを減らす動作法，介助法の検討について

8 骨転移患者のADL（作業療法士の視点から）

9 評価スケール
　—身体機能スケールとQOLスケール—

10 骨転移患者に対するリハビリテーション時のインフォームドコンセントと同意書
　—法律上必要とされることについて—

11 がんのリハビリテーションガイドライン

# 1 骨転移リハビリテーションの概要

## がんと共存する患者の増加

　早期診断・新しい治療など，医療技術の進歩によってがんの5年生存率は改善を示している．財団法人がん研究振興財団による「がんの統計」では，1997～1999年診断例で5年生存率が54％と発表されている[1]．これは1970年代の約30％という数字と比べると格段の増加である．高齢者のがん患者が増えているために，見かけ上の死亡率は増加しているが，年齢調整を行った死亡率は減少している．一方，早期診断が可能になっていることなどにより，罹患率は増加している．

　その結果，がんの治療を終えた，あるいは治療を受けているがん生存者は急激に増加しつつあり，1999年末で298万人であったものが，2015年には533万人に達すると予測されている（いわゆる"2015年問題"）（図1）[2]．"がんは不治の病"であった時代から"がんと共存"する時代になってきたといえる[3]．

図1　2015年問題　がん生存者数
厚生労働省　がん生存者の社会的適応に関する研究
2002（山口，文献2）

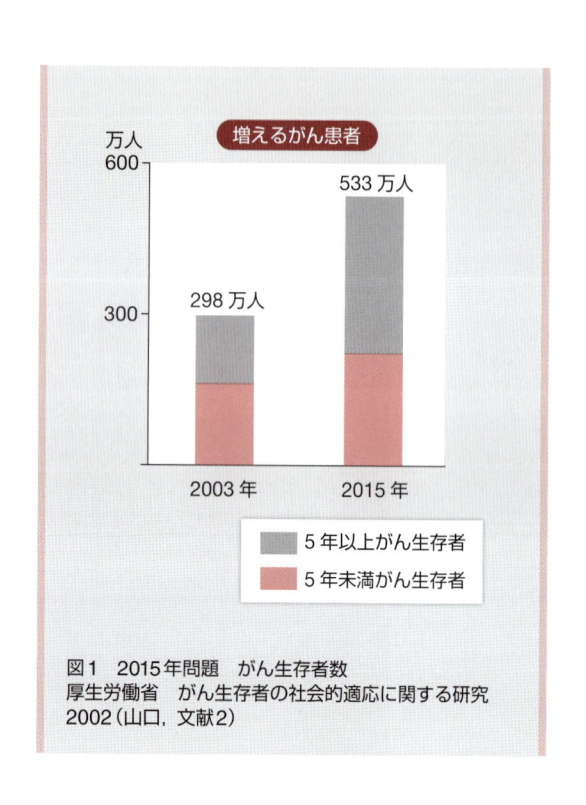

## がんのリハビリテーション

　がんと共存していくなかで問題となるのは，がんそのものやがんの治療によって生じる身体機能の障害である（表1）[4]．生存期間が長くなったとしても，機能障害の存在により患者のQOLが低下する可能性がある．また自宅で生活するがん患者の日常生活動作（activities of daily living：ADL）が低下すると，介護者にとって大きな負担となる．がん患者へのリハビリテーション（以下，リハ）では，「がんとその統合的な治療過程において受けた身体的および心理的な種々の制約に対して，個々の患者が属するそれぞれの家庭や社会へ可能な限り早く復帰することができるように導いていくこと」を目標として[5,6]，さまざまな機能障害に対して，障害の軽減，運動機能や生活機能低下の予防や改善，介護負担の軽減，患者本人や家族のQOL向上のために治療介入を行う[7]．

表1　リハビリテーションの対象となる機能障害

| がんそのものによる障害 ||
|---|---|
| 1. がんの直接的影響 | 骨転移（長管骨）による病的骨折<br>脳腫瘍（脳転移）に伴う片麻痺，失語症など<br>脊髄・脊椎腫瘍（脊髄・脊髄転移）に伴う四肢麻痺，対麻痺<br>腫瘍の直接的浸潤による神経障害 |
| 2. がんの間接的影響 | がん性末梢神経炎，悪性腫瘍随伴症候群（小脳性運動失調，筋炎など） |
| おもに治療の過程においてもたらされる障害 ||
| 1. 全身性機能低下，廃用症候群，化学/放射線療法など ||
| 2. 手術 | 骨・軟部腫瘍術後（患肢温存術後，四肢切断術後）<br>乳がん術後の肩関節拘縮，乳がん・子宮がん手術後のリンパ浮腫<br>頭頸部がん術後の嚥下・構音障害，発声障害<br>頸部リンパ節郭清術後の僧帽筋麻痺（副神経の障害）<br>開胸・開腹術後の呼吸器合併症 |
| 3. 化学療法・放射線療法 | 末梢神経障害，横断性脊髄炎，腕神経叢麻痺，嚥下障害など |

（辻，文献4より一部改変）

表2　原発がん種別による骨転移の割合（進行がん）と生存期間の中央値（月）
（＊肺がんについては，ゲフェニチブ使用例においては，生存期間はこれより長くなる）

| 原発がん | 進行がん患者における骨転移発生の割合（%） | 骨転移診断からの生存期間中央値（カ月） |
|---|---|---|
| 乳がん | 65～75 | 19～25 |
| 前立腺がん | 65～75 | 12～53 |
| 肺がん | 30～40 | 6～7 |
| 膀胱がん | 40 | 6～9 |
| 腎細胞がん | 20～25 | 12 |
| 甲状腺がん | 60 | 48 |
| メラノーマ | 14～45 | 6 |

（Coleman，文献8より和訳引用）

# 骨転移の発生頻度と転移後生存期間

　骨は，がんの遠隔転移巣として頻度の高いものである．がん患者において，骨転移の合併する割合は原発巣のがん種によって異なるが，臨床的に問題となるのは10～15%，剖検では20～30%といわれている（**第1部-1章**参照）[8]．しかし進行がん患者ではその割合はさらに高い（**表2**）[8]．

　がん患者の延命つまり生存期間が延びることによって，その患者が骨転移を合併する可能性は高くなると考えられる．また，近年では画像診断の進歩やチェック頻度の増加によっても，骨転移の合併率は高くなっている．つまりがんとの共存だけでなく，骨転移と共存するがん患者の数も今後ますます増加すると考えられる．

　骨転移を合併した患者は，骨転移と共存しながらある一定の期間生き，生活していく．原発のがん種によって，骨転移後の生命予後は異なるが，

一般的に予後が短い肺がんなどでは数カ月から1年，長い乳がんや前立腺がんでは2～3年といわれる(**表2**)[8]．生命予後が長い短いにかかわらず，その残された時間に，患者がQOLを保ち，悔いのない生活を送るためには，骨転移の合併症による身体機能低下を防ぎ，自分のもっている機能を最大限に活かして生活していくことが重要である．

## 骨転移患者へのリハビリテーション

　大きな運動障害のない末期がん患者では，亡くなる直前までADLの自立が比較的保たれていることが多い(**図2**)[9]．しかし，骨転移に伴う痛みや骨折，麻痺などを生じると，急激にADLが低下するため，生命予後が限られた患者にとって，QOLの著しい低下を引き起こすことになる．

　たとえ生存期間が長かったとしても，機能障害が存在したり，あるいは骨折や麻痺のリスクを恐れて活動を制限したりすることによって，患者のQOLは大幅に低下する可能性がある．また，自宅で生活するがん患者のADLが低下すると，介護者にとって大きな負担となる．

　骨転移患者のリハでは，安全で適切な身体活動を保ちADLやQOLを改善することを目標とする．そのために，骨転移部の状況を適切に評価して，痛みや骨折を起こさないような動作の指導，必要な筋力・耐久性の維持向上を可能とするようなアプローチを行う．

　「余命の長さにかかわらず，患者とその家族の要望を十分に把握したうえで，その時期におけるADLを維持，改善することにより，できる限り可能な最高のQOLを実現するべくかかわること」[10,11]を目的としたリハは，すべての骨転移患者に対して残りの人生の質を上げることができる有用なものであるといえる．

　そのためには，骨転移部位や機能障害だけを評価してリハを行うのではなく，がんを抱えた患者全体や患者を取り巻く環境について，がん治療について，家庭・社会環境についてなど広い視野で評価して，リハを行っていく必要がある．

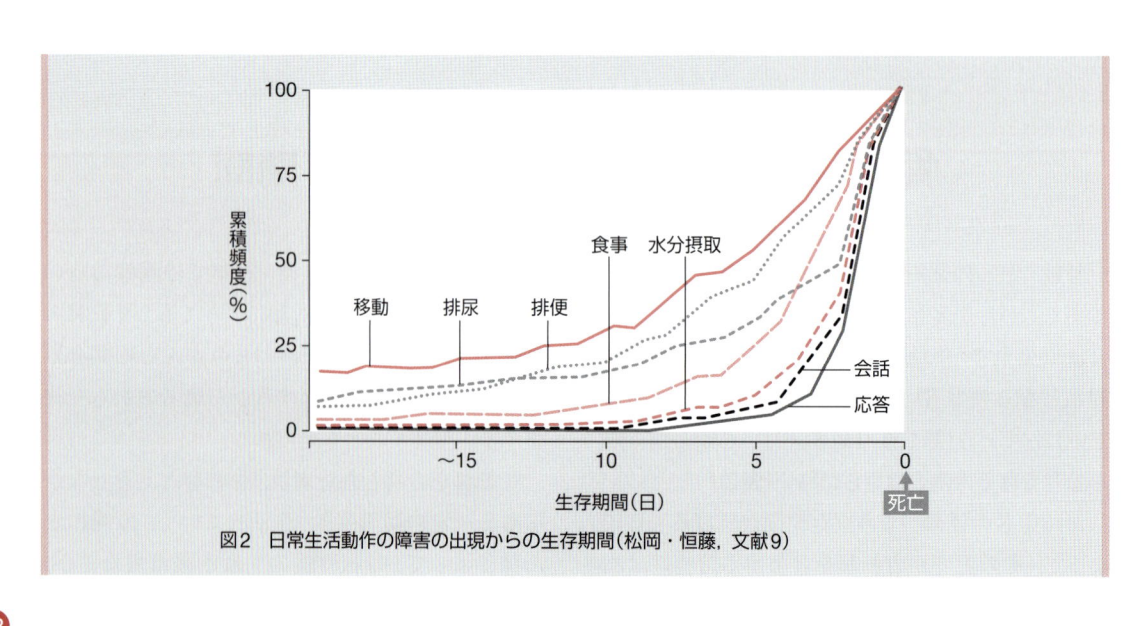

図2　日常生活動作の障害の出現からの生存期間(松岡・恒藤, 文献9)

## 骨転移患者に対して安全で効果的なリハビリテーションを行うことは可能だろうか？

　骨転移患者に対するリハを進めていくにあたって，さまざまな疑問や悩みが生じるであろう．
- 骨転移患者は生命予後が限られているだろうから，リハを実施する意味がないのではないか？
- 骨転移患者では疼痛の悪化や骨折・麻痺が怖くてリハなんてできない．
- 具体的にどんなリハを行うことができるのだろうか．

　2001年に雑誌Cancerでは，"cancer rehabilitation in the new millennium"というタイトルで特集を組み，その中でBuntingらは"Bone metastasis and Rehabilitation"という論文を発表している[12]．彼らは，過去の報告のreviewを行ったうえで，病的骨折などのリスクはあるものの，標準的なアプローチを行うことによって，骨転移患者の安全で効果的なリハは可能であるとまとめている．また，Buntingらの論文に示されている骨転移患者へのリハの要点は次のとおりである[12]．

＊骨転移患者へのリハの基本的な目的は，寝たきりにならないようにして，できる限り長い期間自分でできることを維持するということである．

＊リハ訓練は以下を中心に行う．患者の残存機能を用いる代償テクニックを習得すること，装具や道具などの使用方法を身につけること，今までとは違うやり方で生活動作を行うように患者や家族を指導すること．

＊骨転移患者のリハを行うことによって，リハ中に病的骨折を起こしたり，あるいはリハを行って身体機能や活動性が向上して，日常生活で病的骨折を起こしたりするリスクについては否定できない．しかし，リハを行わないことで寝たきりになることを考えると，寝たきりによる廃用から生じる多くの合併症リスクのほうが，より大きいと考えることができる．

　正確な知識をもって適切な評価，対応を行えば，骨転移患者に対してリハを行う意義はとても大きい．

## 骨転移治療"Bone management"におけるリハビリテーションの位置づけ

　骨髄は種々のサイトカインに富み，がん細胞の生育に非常に適した環境を呈している．また骨転移が指摘されるより前の早い段階から，実際には骨髄内に転移巣が形成されている可能性も示唆されている．そのため，骨転移は単なる一臓器の転移ではなくて，他の転移巣の母床であるという考え方も提唱されてきており，骨転移の重要性，特に早期発見，早期治療によるがんの進行制御の可能性について注目されている[13]．

　また，それと関連して，がん治療のなかで"Bone management"という言葉も広く知られるようになってきた．これは，「身体の最大の臓器である骨に対し，専門的かつ積極的な介入を行い，患者の予後やQOLを最大にすること」という理念に基づいており，図3に示したような目的とそのために実践されるべき方法からなる[13〜15]．

図3 Bone Managementの目的と方法
（上村，文献14，高橋，文献15）

図4 Bone Managementの概念図（眞鍋，文献13）

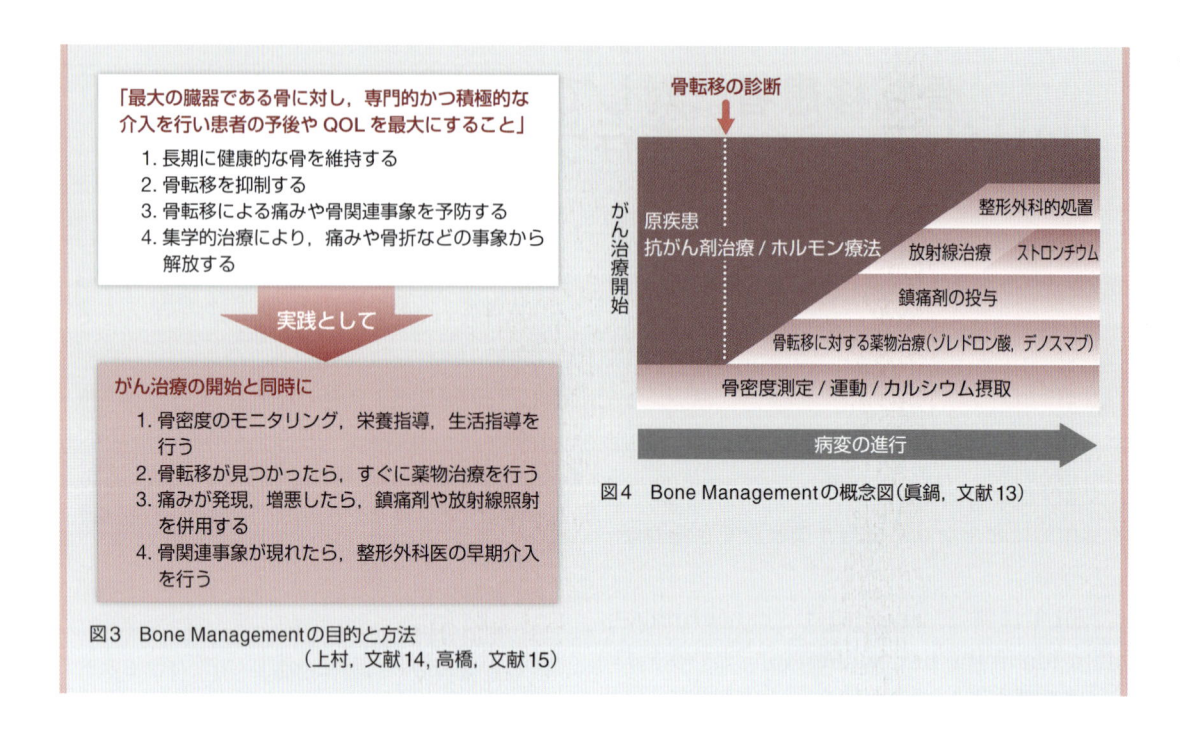

　図4はBone Managementの概念図であるが，その時期に応じた集学的な介入によって，骨自体の健康を維持し，また骨転移やSRE（骨関連事象）の予防・治療を適切に行うことで，患者の予後やQOLが大きく変わると考えられる[13,15]．

　リハは，がん治療の最初から最後まで並行して介入することが可能である．"Bone management"の流れにおいては，骨転移の診断前から骨密度の低下予防のための持久力や抵抗運動，骨転移の診断後治療中には，身体機能維持や向上，SREを予防しながらも活動性を低下させないような動作や運動指導，その他にも症状緩和などさまざまなアプローチが可能であろう．

　このようにその時期に応じた適切な目標設定，アプローチによって，さらにがん治療効果を上げ，患者の予後やQOLを改善するために大きく寄与することができるものである．

## 参考文献

1) がんの統計編集委員会(編): がんの統計'10. p18, 財団法人がん研究振興財団, 2010.
2) 山口 健: がん生存者の社会的適応に関する研究, 2002年報告書. 厚生労働省がん研究所助成金研究, 2002.
3) 辻 哲也: がんのリハビリテーションの概要 [辻 哲也(編): がんのリハビリテーションマニュアル]. pp23-37, 医学書院, 2011.
4) 辻 哲也: 悪性腫瘍(がん) [千野直一(編): 現代リハビリテーション医学 第3版]. pp493-504, 金原出版, 2009.
5) Ragnarson KT, et al: Principles of rehabilitation medicine [Bast RC, et al (eds): Cancer Medicine, 5th ed]. pp971-985, BC Decker Inc, 2000.
6) Gerber LH, Vargo M: Rehabilitation for patients with cancer diagnosis [DeLisa JA, Gans BM (eds): Rehabilitation Medicine: Principles and Practice, 3rd ed]. pp1293-1317, Lippincott-Raven, Philadelphia, 1998.
7) 辻 哲也: がんのリハビリテーションの概要 [辻 哲也(編): がんのリハビリテーションマニュアル]. pp23-37, 医学書院, 2011.
8) Coleman RE: Bisphosphonates: clinical experience. Oncologist, 9 Suppl4: 14-27, 2004.
9) 松岡洋人, 恒藤 暁: 末期がん患者の臨床経過. 外科治療. 96(5): 885-890, 2007.
10) Santiago-Palma J, Payne R: Palliative care and rehabilitation. Cancer 92 (Suppl 4): 1049-1052, 2001.
11) Tunkel RS, Lanchemann EA: Rehabilitative medicine. In: Berger AM, Portenoy RK [Weissman DE (eds): Principles and Practice of Palliative Care and Supportive Oncology. 2nd ed]. pp968-979, Lippincott Williams & Wilkins, Philadelphia, 2002
12) Bunting RW, Shea B: Bone metastasis and rehabilitation. Cancer 92 (4 Suppl) :1020-1028, 2001.
13) 眞鍋 淳: がん骨転移に対する集学的治療 骨転移Cancer BoardとBone Management. 癌の臨床. 58(1): 43-50, 2012.
14) 上村博司(監修): 早めに治療すればQOLだけでなく, 予後まで良くなる前立腺がんの骨転移は「早期発見・早期治療」が肝心. がんサポート情報センター. http://www.gsic.jp/
15) 高橋俊二: 骨転移治療の現況と臨床的課題を探る —Bone Managementとしての早期発見・介入などの重要性— [高橋俊二(編): がん骨転移治療—ビスホスホネート治療によるBone Management—]. pp22-25, 先端医学社, 2012.

■執筆者　大森まいこ・辻 哲也

# 2 リハビリテーション目標設定，リスク管理の実際

## 一般的なリハビリテーション施行の流れ

　一般的にリハビリテーション(以下，リハ)施行の流れとしては，**図1**に示すようにまず主治医からの依頼の後に，リハ科医あるいはリハ処方医が診察を行い，リハ施行の要不要について判断する．リハ施行を必要と判断すれば，リハ目標，リスク管理の方針を立てたうえで，リハプログラムを処方する．その処方に応じて，リハスタッフ(理学療法士，作業療法士，言語聴覚士)がリハを施行する．そしてリハ科医は，定期的に患者の診察を行い，リハチームメンバーからのフィードバックも合わせて，患者の状態に応じ適宜リハ目標やリスク管理，リハプログラムについて再考，変更を行う．

　リハ目標やリスク管理，リハプログラムは，国際障害分類(International Classification of Impairment, Disability and Handicaps; ICIDH)や国際生活機能分類(International Classification of Functioning, Disability and Health; ICF)の概念に基づいて行われる．疾病そのものだけでなく，そこから生じる機能障害や能力低下，社会的不利(心身機能・身体構造，活動，参加)などの分類に対してそれぞれ問題点を挙げ，それらを総合的に評価し，リハ目標(ゴール)を設定する．

　具体的には，まず患者の身体所見や検査所見，既往歴や社会的背景から患者の問題点について抽出する．そして患者や家族の希望を確認して，リハの目標を設定する．目標は，短期的目標と長期的目標に分けて考えるのが理想的である．リスク管理は，リハを行うことや生活上の動作で生じるリスク，たとえば運動負荷による全身状態悪化や転倒による骨折などの種々の可能性について検討し，目標を設定する際に考慮に入れる．そして目標達成に向け，またリスクをできるだけ減らすことができるようなリハプログラムの設定や中止基準を明確にする．

## がんのリハビリテーションの目標と方針

　がんのリハの基本的な方針・内容は，他の疾患に対してと同様である．ただし，がん患者に対してリハを施行する際に注意する点としては，現疾患の進行に伴う機能障害の増悪，二次的障害，生命予後などに特別の配慮が必要であることである[1]．

　リハの内容は，病期によって予防的，回復的，維持的および緩和的リハの大きく4つの段階に分けることができる．**表1**にそれぞれの時期とリハの目標についてまとめた[1]．患者の原病の状況から，どの時期のリハにあたるのかを考え，方針や内容について検討する．

図1 リハビリテーション処方，施行の流れ

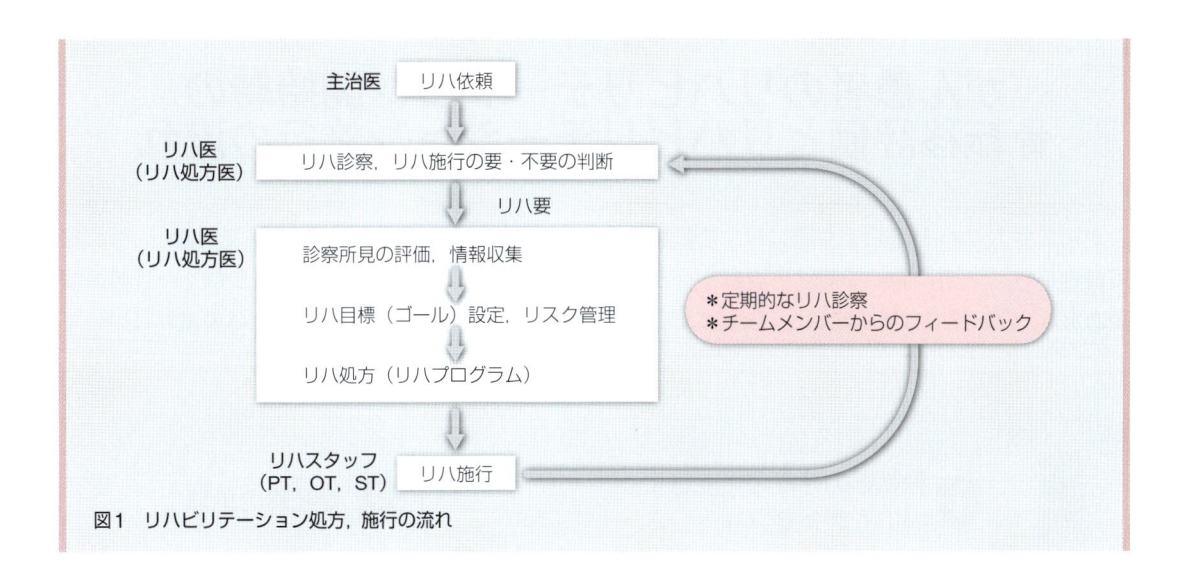

表1 Dietzによるがんのリハビリテーションの病期別分類

| リハの分類 | 時期 | リハの目標 |
|---|---|---|
| 予防的 | ・がん診断後の早期．手術，放射線，化学療法の前から<br>・機能障害はまだない | 機能障害の予防 |
| 回復的 | ・基本的に，再発・転移はまだない時期<br>・機能障害，能力低下が存在 | 最大限の機能回復 |
| 維持的 | ・腫瘍が増大している時期．再発，転移など<br>・機能障害が進行しつつある | セルフケア，運動能力の維持，改善 |
| 緩和的 | ・末期 | QOL改善 |

注：ここでの「緩和」の言葉の使い方は，WHOの緩和ケアの定義とは異なる．
(辻, 文献1)

# 骨転移患者に対するリハビリテーションの目標

　骨転移を合併した患者は，血液腫瘍（多発性骨髄腫や悪性リンパ腫など）や根治可能なごく一部の骨転移を除いて，進行がん，末期がんの時期であり，リハの分類としては，維持的，緩和的リハとなる．そのため骨転移患者のリハの目標としては，疼痛や合併症を予防しながら，できるだけ身体機能やADLを改善して，QOLを向上するということになる．身体機能，ADL向上が難しい場合でも，症状緩和や何かできることを探すことによって，心理サポートやQOL向上を目指す．ただし，それは一般的なものであり，個々の患者に応じてそれぞれ具体的な目標設定を行う必要がある．つまり，患者の状態を評価して，患者，家族の希望をしっかりと聞いたうえで，患者，家族にとって一番よいと思われる目標設定を行うことが大切なのである．

# がん患者のリハビリテーション開始時の骨転移評価とリハビリテーション施行の流れ

がん患者のリハを開始する際には，骨転移の可能性を常に念頭において問診・診察を行う必要がある．骨転移の有無を確認し，骨転移が存在するのであれば，リスクについて判断し，骨転移に対する治療とその状態に応じたリハ目標の設定，リスク管理を行う．その全体の流れについて

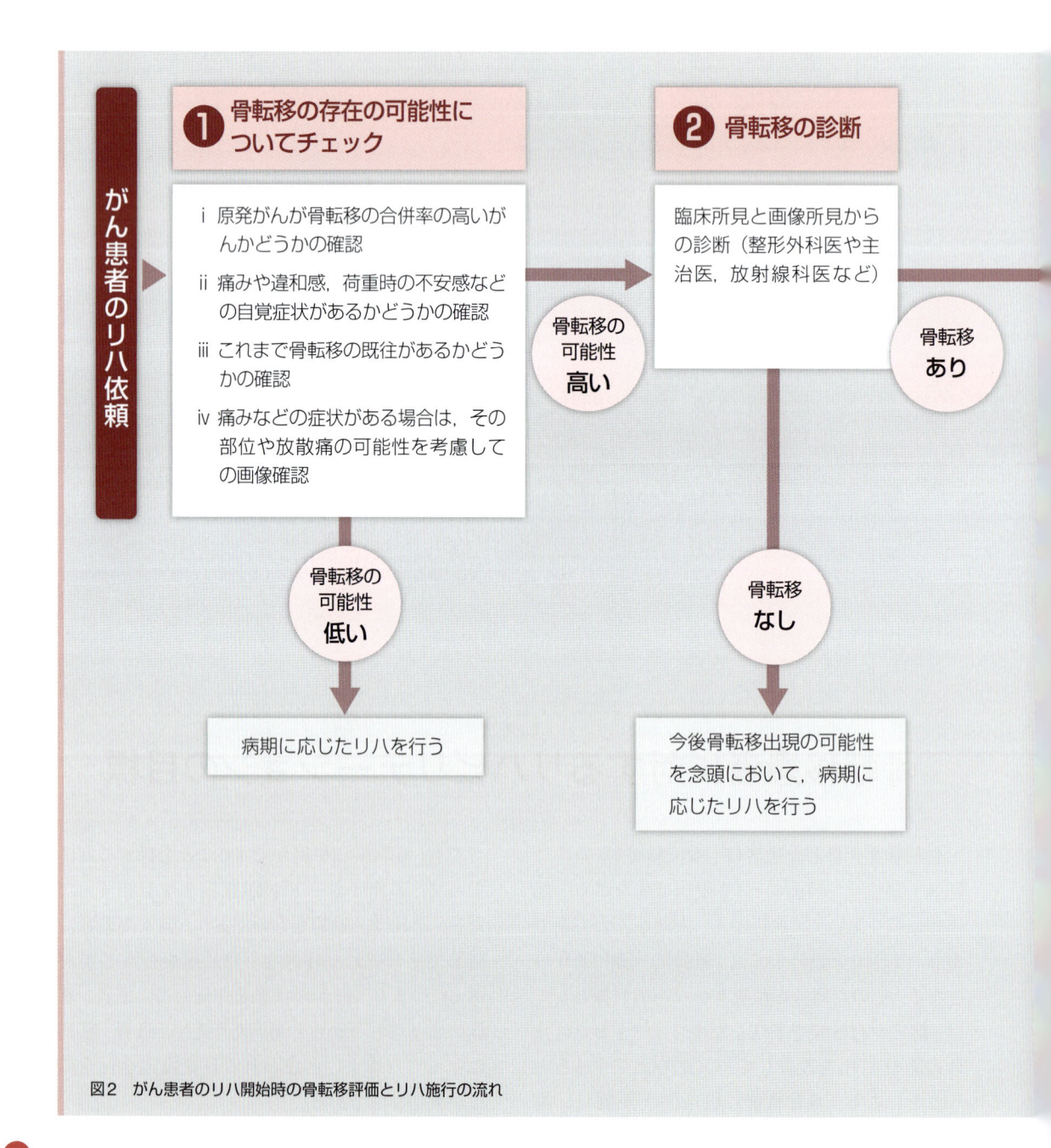

**がん患者のリハ依頼**

**❶ 骨転移の存在の可能性についてチェック**
- i 原発がんが骨転移の合併率の高いがんかどうかの確認
- ii 痛みや違和感，荷重時の不安感などの自覚症状があるかどうかの確認
- iii これまで骨転移の既往があるかどうかの確認
- iv 痛みなどの症状がある場合は，その部位や放散痛の可能性を考慮しての画像確認

**骨転移の可能性 高い** →

**❷ 骨転移の診断**
臨床所見と画像所見からの診断（整形外科医や主治医，放射線科医など）

**骨転移あり**

**骨転移の可能性 低い** → 病期に応じたリハを行う

**骨転移なし** → 今後骨転移出現の可能性を念頭において，病期に応じたリハを行う

図2 がん患者のリハ開始時の骨転移評価とリハ施行の流れ

フローチャートに示す(図2).

### ❶骨転移の存在の可能性についてチェック

がん患者のリハ依頼があったときには，骨転移が存在する可能性についてチェックする．

まずは，原発がんが骨転移の合併質の高いがんかどうかを確認する．特に骨転移の頻度の高いがん（乳がん，肺がん，前立腺がん，腎がん等）では，骨転移の可能性を念頭において問診，診察を行う．問診，診察の際には，痛みの有無や鎮痛剤の投与について聴取が重要である．痛みのない骨転移巣も多くあることに留意する必要はあるが，疼痛を自覚している骨転移巣の方が，骨関

---

### ❸ 骨転移と診断された場合のリスク評価

**A. 長管骨，骨盤転移**

1. 痛みが強いあるいは薬でコントロールしている
2. 多発骨転移がある
3. 画像所見（多発転移の場合は，症状が強いところ，皮質病変の大きいところを評価）
   - 切迫骨折の定義（p.126）
   - Mirels のスコア7点以上（p.127）
   - 骨皮質の浸潤30mm以上：Van der Linden（p.128）

**B. 脊椎転移**

1. 痛みが強いあるいは薬でコントロールしている
2. 多発骨転移がある
3. 脊椎不安定性が高い
   - SINS のスコア7点以上（p.110）
   - Taneichi による切迫骨折の定義（p.109）
4. 腫瘍の脊柱管内進展（増骨型や骨梁間型転移に多い）
   - MRI での画像評価
   - 局所〜根性疼痛→しびれ，運動麻痺，感覚障害，膀胱直腸障害などの神経症状

以上の項目から医師が骨折や麻痺のリスクについて判断

### ❹ リスク管理

**a. 骨転移の治療あり**
→ 長管骨，骨盤（p.126）
→ 脊椎（p.107）

**b. 骨転移の治療なし**
主治医，整形外科医（骨転移治療医）と治療の施行について相談
もし治療を行わないのであれば，転移部は悪化進行することを念頭において
- リハ適応の有無について検討
- 骨転移部に負荷のかからない動作指導や環境設定

リスク 高い

今後進行や新しい骨転移出現の可能性があるため，
- 痛みの出現
- 画像の定期的なチェック

による観察を行いながら，病期に応じたリハを行う

リスク 低い

連事象（SRE）を生じるリスクが高く，SREを発生するまでの期間も短いという研究結果もある（詳細は**第1部-13章**参照）．そのため，痛みの症状は決して見逃してはならない．また初期症状として痛みというよりは，違和感や荷重時の不安感という訴えがみられることもある（骨転移の臨床所見や問診については**第1部-3章**参照）．

また，これまでの骨転移の既往について確認する．SRE発生の予測因子として，年齢や痛みの強さ，血中・尿中マーカー以外に重要なものとして，これまでのSREの既往というものがある（**第1部-13章**参照）．ある部位への骨転移に対する治療が完全に終了している場合でも，他部位への骨転移の可能性があるため注意が必要である．

痛みなどの症状がある場合には，骨転移のスクリーニング検査としての骨シンチグラフィやPET（PET-CT），症状のある部位の画像（X線やCT，MRI）を確認する．脊椎への転移からは神経性疼痛で放散痛が出現することがあるので，図3のように疼痛部位から転移巣を想定することも忘れてはならない．骨転移に留意した検査が行われていなかったとしても，原発巣の評価のために施行された胸部CTや腹部CTなどから撮影範囲内の骨については確認することが可能である．もし，疼痛部位の画像を撮影していない場合には，撮影することが望ましい．

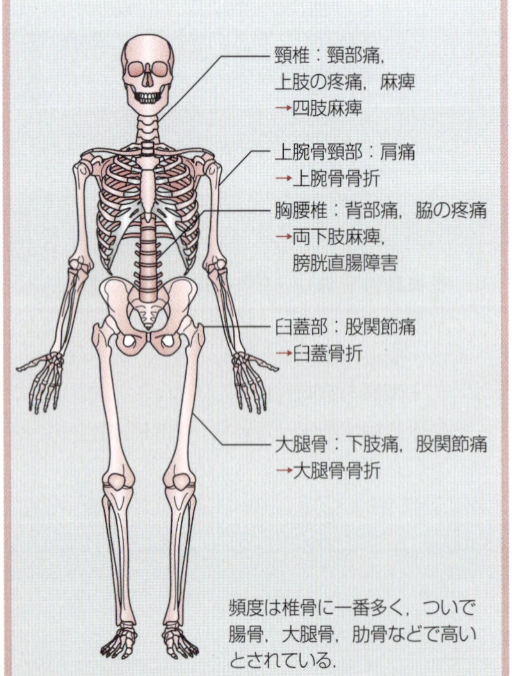

上記より，骨転移の可能性が高いと判断したら，以下②のように骨転移の診断を行う．可能性が低いと判断すれば，病期に応じたリハを施行する．

### ❷骨転移の診断

骨転移診断のための画像読影は，できるだけ骨転移画像の読影に精通した整形外科医や放射線科診断医が行うことが望ましい．①において骨転移の可能性が高いと判断した場合には，整形外科医や主治医などの骨転移治療医が，画像と臨床所見などから骨転移の診断を行う．

骨転移と診断された場合には，以下③のようにリスク評価を行う．骨転移が否定された場合には，今後の骨転移の出現の可能性を念頭において，病期に応じたリハを行う．

### ❸骨転移と診断された場合のリスク評価

転移部位が「A. 長管骨，骨盤」か「B. 脊椎」かによって骨折，麻痺等発生のリスク評価を行う．骨転移部位が多発である場合には，症状が強いところや皮質病変の大きいところを評価する．

それぞれリスク評価の詳細については，**第2部-3，4章**に詳細を示す．「A. 長管骨，骨盤」病変の場合には痛みの症状，多発骨転移の有無，画像所見などから，「B. 脊椎」病変の場合には痛みの症状，多発骨転移の有無，脊椎不安定性，腫瘍の脊柱管内進展などからそれぞれリスク評価を行う．リスクが高いか低いかの判断は，整形外科医あるいは主治医の骨転移治療医やリハ処方医などの医師が行う．

図3　転移好発部位とその症状（文献2より改変引用）

- 頸椎：頸部痛，上肢の疼痛，麻痺 →四肢麻痺
- 上腕骨頸部：肩痛 →上腕骨骨折
- 胸腰椎：背部痛，脇の疼痛 →両下肢麻痺，膀胱直腸障害
- 臼蓋部：股関節痛 →臼蓋骨折
- 大腿骨：下肢痛，股関節痛 →大腿骨骨折

頻度は椎骨に一番多く，ついで腸骨，大腿骨，肋骨などで高いとされている．

現状ではリスクが低いと判断した場合にも，今後転移病変の進行や新たな骨転移巣の出現の可能性があるため痛みの出現や必要に応じた画像撮影によって観察を継続する必要がある．

リスクが高いと判断した場合には，以下④のとおり治療の有無をチェックする．

### ❹リスク管理

骨転移に対する治療を行っている場合にはその内容，経過について確認する．治療内容によって治療後のリハスケジュールは変わるが，いずれも痛みの症状や画像変化について評価する．放射線治療や化学療法，ビスホスホネート，抗RANKL抗体（デノスマブ）による治療では，骨硬化にある程度の期間が必要である．それまでの間は，免荷や動作制限，装具の使用などが必要となるため，それを加味してリハ期間やプログラムを設定する（詳細については，第2部-3～5を参照）．

一方，治療されていない場合には，整形外科医や骨転移治療医と相談のうえ治療を行う．骨転移が存在する場合には，何らかの治療が行われたうえでリハを行うことが原則である．ただし，進行・末期がんで治療が難しい場合にはリハの適応について検討する．骨折などのリスクよりも，リハを行うことのメリットが大きいということであれば，十分なリスク管理を行った上でリハを施行する．

特にがんのリハ分類で緩和期にあたる末期がん患者では，頻回な画像検索や積極的な治療を行うことが難しい場合が多い．しかしそのような患者でも，リハを行う意味があることも多い．そしてそのような画像評価や治療を行うことが難しい患者だからこそ，チームでの情報共有を行って，患者の痛みや骨折のリスクを軽減するためのしっかりとしたリスク管理を行うことが重要なのである．

## 目標（ゴール）設定とリスク管理，リハビリテーションプログラム作成に必要な情報

この項目では，骨転移があった場合の基本的な目標（ゴール）設定とリスク管理，リハプログラム作成に必要な情報についてまとめる．骨転移の病巣や治療別の具体的な目標，リスク管理，プログラムについては，第2部-3～5章にまとめた．

リハの目標（ゴール）設定とリスク管理の方針を決定し，リハプログラムを作成するために，図4に示したようなさまざまな情報が必要である．初診の段階でそれらすべての情報を得ることは難しいが，これらの項目を念頭において，情報収集を行っていくことが望ましい．また，がん患者は病状や全身状態が短期間で大きく変化する可能性があるため，常に情報を更新し，病状や全身状態が変わった際には必要に応じて目標（ゴール）やリスク管理についても柔軟に変えることが求められる．

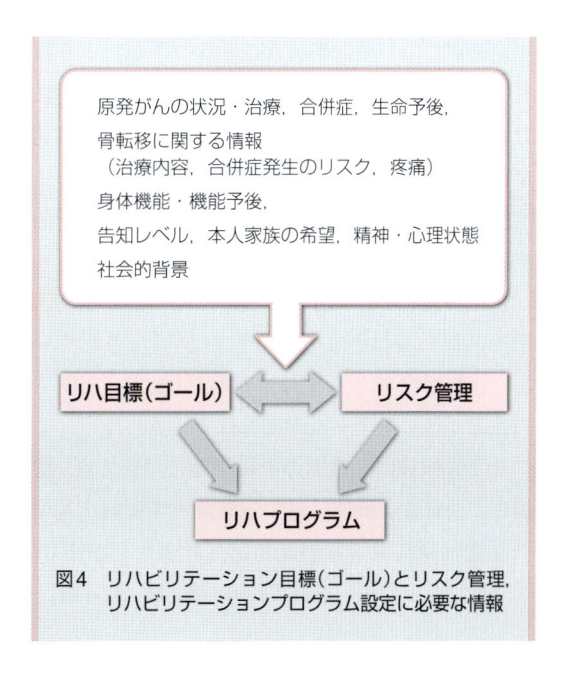

原発がんの状況・治療，合併症，生命予後，骨転移に関する情報
（治療内容，合併症発生のリスク，疼痛）
身体機能・機能予後，
告知レベル，本人家族の希望，精神・心理状態
社会的背景

↓

リハ目標（ゴール） ⇔ リスク管理

↓

リハプログラム

図4 リハビリテーション目標（ゴール）とリスク管理，リハビリテーションプログラム設定に必要な情報

## 1. 原発がんの状況・治療，合併症

前述のDietzによるがんのリハの病期(表1)は，必ずしもすべての患者に当てはまるものではないが，目安になるものであるので，原発がんの状況や現在行われている治療内容についての情報から，どこの病期にあたるかを知っておくことは有用である．

また，がんやがん治療による合併症(いわゆる有害反応〔副作用〕)を把握し，リハ施行時のリスク管理を行う．表2には，化学療法や放射線療法によって生じる有害反応(副作用)をまとめた．合併症がある場合，自覚症状，検査データ，画像所見から，その重症度を評価する．また今後それらの症状がどのように変化する可能性があるのかも知っておきたい．詳細については，がんのリハについての成書を参照いただきたい．

## 2. 生命予後

リハ目標を設定する際には，ある程度の生命予後を把握しておく必要がある．骨転移の治療方針決定の際にも，生命予後が3カ月や半年以上を目安として手術が選択されることもあるが，リハにおいても，生命予後が年単位なのか月あるいは週単位なのかによってゴールが異なる．カルテや主治医から情報を得る，予後予測スケールから予測するなどして，大まかな生命予後を確認する．

骨転移患者の生命予後予測については，予測因子やスケールはさまざまなものが報告されている．骨転移全体としては，片桐ら(表3)，富田らの生命予後のスケールが知られている．

また骨転移の部位別の予後予測についても，徳橋らの長管骨骨転移に対する術前重症度判定基準や脊椎転移に対する予後判定点数表などがあり，国際的にも広く用いられている(第2部-3, 4章)．

## 3. 骨転移に関する情報（治療内容，SRE発生のリスク，疼痛）

### 治療内容

骨転移に対してどのような治療が行われているのかは，リハの目標設定やリスク管理を行ううえで重要である．前述のとおり治療内容によってどの程度の負荷をかけてよいのか，どのようなことに注意するかなどが異なるため，治療の内容や状況から判断する(第2部-3〜5章)．

### SRE発生の可能性

SRE発生リスクについては，画像所見や疼痛の症状だけでなく，多発骨転移かどうかや骨転移と診断されてからの期間，SREの既往，身体機能，骨代謝マーカーの値なども関係するという報告がある(第1部-13章)．これらの情報についても，必要に応じて参考にするのがよいだろう．

### 疼痛

リハを行う際の疼痛評価の意味として2つの側面がある．1つは疼痛悪化を避けるようなリハプログラムや動作指導，装具などの調整を行うためであり，もう1つは経時的に疼痛の変化やリハの効果，リハによる負荷の影響をみるためである．

疼痛悪化を避けるために，どのような動作でどのような痛みが出るかを確認する．下肢転移では荷重時の痛み，脊椎転移では体幹の前後屈や捻転による痛みが出やすい．経時的な変化をみる際には，スケールでの評価が有用であろう．臨床で頻回に評価するのであれば，簡便に使える線形のスケールであるVASやFRS，NRSが適切であろうし，詳細な評価を行うためには，治療のトライアル研究などにも使われているBPIなどが勧められる(第1部-2章)．

表2 化学療法，放射線療法による有害反応（副作用）症状

| 化学療法による有害反応（副作用） | ＊薬物投与から早期に発生する有害反応（投与後から数週までに出現）<br>　アナフィラキシー，悪心・嘔吐，下痢，発疹，口内炎，白血球減少，肝障害，腎障害，間質性肺炎など<br>＊薬物投与から中後期に発生する有害反応（投与後数週以降に出現）<br>　神経毒性，心毒性（蓄積による），貧血，脱毛，色素沈着，肺線維症，二次性発がんなど |
|---|---|
| 放射線療法による有害反応（副作用） | ＊急性有害反応（治療中〜治療後数カ月に出現）<br>　急性全身反応（放射線宿酔），浮腫，皮膚症状（紅斑，脱毛，剥離，潰瘍形成），粘膜症状（味覚の低下・消失，口腔咽頭粘膜の発赤，びらん，白苔形成，消化管粘膜炎），唾液腺の腫脹・疼痛<br>＊晩発性有害反応（治療後数カ月以降に出現）<br>　脳障害（白質脳症，脳壊死，脳萎縮），脊髄障害（脊髄脱髄：亜急性期，脊髄症：半年以降），末梢神経障害，皮下硬結（頭頸部がん・乳がん照射後の運動制限），リンパ浮腫，骨脆弱化，関節障害，唾液分泌低下，喉頭・咽頭浮腫 |

表3 片桐らの生命予後予測スケール（片桐・他，文献3）

| | 予後因子 | | | スコア |
|---|---|---|---|---|
| 1 | 原発巣の種類 | | | |
| | Slow growth | ホルモン治療感受性乳がん，ホルモン治療感受性前立腺がん，甲状腺がん，悪性リンパ腫，多発性骨髄腫 | | 0 |
| | Moderate growth | 分子標的薬使用肺がん，ホルモン治療抵抗性乳がん，ホルモン治療抵抗性前立腺がん，腎がん，子宮体がん，卵巣がん，肉腫，二重がん | | 2 |
| | Rapid growth | 分子標的薬非使用肺がん，大腸直腸がん，胃がん，膵がん，頭頸部がん，食道がん，胆嚢がん，肝がん，その他泌尿器がん，悪性黒色腫，原発不明がん，その他 | | 3 |
| 2 | 内臓または脳転移 | なし | | 0 |
| | | 結節性転移 | | 1 |
| | | 播種性転移 | | 2 |
| 3 | 血液検査異常 | Normal | | 0 |
| | | Abnormal（LDH＞250IU/l，CRP＞0.3mg/dl，アルブミン≦3.6g/dlのうちいずれか） | | 1 |
| | | Critical（アルブミン補正血清カルシウム値≧10.3mg/dl，総ビリルビン値≧1.4mg/dl，血小板数≦100,000/μlのうちいずれか） | | 2 |
| 4 | Performance status 3〜4（ECOG） | | | 1 |
| 5 | 過去化学療法あり | | | 1 |
| 6 | 多発骨転移 | | | 1 |
| | 合計 | | | 10 |

予後スコアを3群に分類した生存率

| 予後スコア合計 | 生存率（%） | | |
|---|---|---|---|
| | 6カ月 | 12カ月 | 24カ月 |
| 0〜3 | 98 | 91 | 77 |
| 4〜6 | 74 | 50 | 28 |
| 7〜10 | 27 | 6 | 2 |

## 4. 身体機能，機能予後

　がん患者の身体機能の総合的な評価として，生活能力・活動性の評価尺度Performance Status (PS)が一般的に使用される．国際的には広く用いられているものとしてEastern Cooperative Oncology Group (ECOG) のPSとKarnofsky Performance Status (KPS)がある．緩和ケアの領域においては，Palliative Performance Scale (PPS)が用いられることが多い(評価スケールの詳細については**第2部-9章**)．日常生活の評価としては，他疾患でも広く使用されている機能的自立度評価表(FIM：Functional Independence Measure)やBarthel indexをがん患者でも用いることが多い．O'tooleらは，がん患者に対して入院リハを行い，入退院時のFIMを評価した．彼らはFIMの合計点がKPSと概ね相関があるとして，FIM点数をKPSに換算しての評価も行っている[4]．

　PSやADL評価によって，全体的な身体機能や活動性について把握すると同時に，詳細な機能についても，筋力，関節可動域(ROM)や動作レベルでも評価を行う．

　疼痛のある部位の徒手筋力検査(MMT)は，原則として行わない．自動運動を行ってもらい，疼痛の出現などをみながら評価する(理学的評価については**第2部-6章**)．自重で痛みの出る場合には，荷重や物を持つなどの動作は避けるようにする．

　疼痛のない部位に関しては，MMTや他動でのROMの評価を行う．また基本動作やADLについても評価を行う．それらの動作が制限されているのであれば，その原因が疼痛によるものか，あるいはその他の要因(筋力低下など)によるものかを，可能な範囲で評価する．

　骨転移部に限局して考えると，基本的に骨転移は，無治療であれば進行する．そのため，特に無治療の溶骨性転移では骨折のリスクが経時的に上がるものとして，脊椎では体幹機能は低下し，下肢であれば荷重機能は低下，上肢では使用が困難になっていくものとして考える．しかし，放射線治療や薬物治療によって骨硬化や疼痛緩和が期待できるのであれば，前述の機能は徐々に向上すると考えられる．手術で固定されれば，短期間で支持性が得られることになる．

　動作レベルで考えると，手術療法を行う際には術前の状況から，術後の機能を予測して術式を選択する(**第2部-5章**)．放射線治療や薬物療法では，治療前に歩行可能など活動性が保たれていれば，骨硬化が得られ，疼痛が改善した後にも，その機能が維持できると期待できる．いずれにしても治療の間に，廃用を進行させないように注意する必要がある．

　脊髄圧迫を生じた患者の機能予後についても，治療前の歩行状況が，治療後の機能予測の重要な因子となるという報告が多い(**第2部-3章**)．

## 5. 告知レベル，患者・家族の希望

　リハの目標を設定するときに重要なのは，患者本人がどの程度正確な告知を受けているかを確認することである．近年，病名の告知を積極的に行う傾向にあるが，未告知の場合もある．また，病名は告知されていても転移の有無や生命予後については告知されていない場合もある．告知のレベルを示す(**表4**)[5]．

　カルテに告知の内容が書かれていても，患者本人がどう捉え理解しているかは同じではない場合もあるため，会話のなかでそれとなく，どのような説明を受けているかなどを聞いて，患者本人が自分の病状をどのように理解しているかを知ることが望ましい．

　骨転移を合併している患者にリハを行う際には，リスク管理の面からも，原病，骨転移に関する告知がなされていることが基本となる．そうでないと，リスク管理が不十分となるからである．

表4　がん患者に対する告知レベル

| レベル | 告知 | |
|---|---|---|
| 0 | 非告知 | がん関連疾患であることを全く告げない |
| 1 | 中間 | がんではなく，腫瘍や前がん状態といった中間的告知を行う |
| 2 | 軽減 | 進行がんではなく早期がんであると告知する |
| 3 | 病名 | 進行がんと告知するが転移巣，予後，余命期間についての明言は避ける |
| 4 | 転移 | 転移巣の存在も告知する |
| 5 | 予後 | 生命予後が悪いことまで告知する |
| 6 | 余命 | 予想される余命期間についても告知する |

(北原, 長岡, 文献5)

正確な告知がされていない場合には，主治医から説明をして，患者から同意を得る必要がある(以下**リスク管理の項**と**第2部-10章参照**)．どうしても患者本人への告知ができないときには，家族に対して説明と同意を得て，その旨を記録に残す．

リハの目標は，患者自身の希望を把握したうえで決定するが，未告知の場合には患者の希望が現実と大きくかけ離れていることもある．そのようなときには，患者の不安感を増大させたり，リハに対する意欲を低下させたりしないように，どのように対応していくかを家族やチーム内で情報共有することが必要である．段階的な目標設定を行ったり，QOLを保った状態で希望をシフトさせる方法がないかを検討したりする．

## 6. 精神・心理状態

がん患者は，診断，治療開始，治療終了，再発・転移，終末期といったそれぞれの時期において，さまざまな不安や恐れを経験する．また，機能障害や痛み・呼吸困難などの症状を伴う場合には，さらに不安や喪失感が強まることになる．それらの精神的負担に対する反応として，がん患者に現れる精神症状として，適応障害(32％)，うつ病(6％)，せん妄(4％)などが多くみられると報告されている[6]．

リハ施行によって，達成感や自分でやるという「自己コントロール感」を得る，症状緩和による安心感をもたらすなど，精神心理面において大きな役割を果たすことが可能ではある．しかし重度のうつや不安状態に対しては，やはり専門的な介入が必要であるため，患者の精神・心理状態を観察し，リハ施行に障害となるようであれば，専門家の診断を依頼する．

## 7. 社会的背景

在宅での生活を目標にリハを行うのであれば，介護者の存在や家屋環境の情報確認と評価が必要である．骨転移患者では，疼痛による活動制限や骨折，麻痺などによる身体機能低下を生じるため，日常生活動作に介助が必要となることが多い．介護者の人数や年齢など，どの程度のマンパワーが得られるかということは重要な情報である．

# リハビリテーション施行時のリスク管理のポイント

　骨転移患者に対するリハを行う際に一番問題となるのは，リハ施行による疼痛悪化，病的骨折の発生や転倒のリスクである．またリハ施行によって日常生活での活動性が上がった結果，それらのリスクが増加する可能性がある．

　リハ施行中に病的骨折を起こした患者の割合などについての報告はなく，また骨転移患者の個別性も高いため，リスクを数値化することは難しい．1日24時間のうち，リハを行う時間は数十分であり，リスク管理を十分行っていれば，リハ施行中に骨折を生じるリスクはそれほど高いものではないと推測される．また，たまたま骨折が生じたのはリハ施行中であったが，病室での生活動作で生じていてもおかしくはない状況であったかもしれない．Buntingらは，54人の骨転移患者にリハ病院での入院リハを施行し，前方視的にその経過を追った．54人中12人16箇所の病的骨折を生じ，明らかにリハ施行中に発生した骨折は1箇所であり，6箇所の骨折は明らかにベッド臥床の際に生じたと報告している[7]．

　このように，適切なリスク評価と管理を行っていれば，疼痛悪化や骨折を生じるリスクはそれほど高くなく，もし生じたとしてもそれは自然経過のなかである程度不可避なものとも考えられるが，リハ施行中に骨折を生じれば医療事故となるので，リスク管理は非常に重要である．以下にリスク管理のポイントをまとめた．

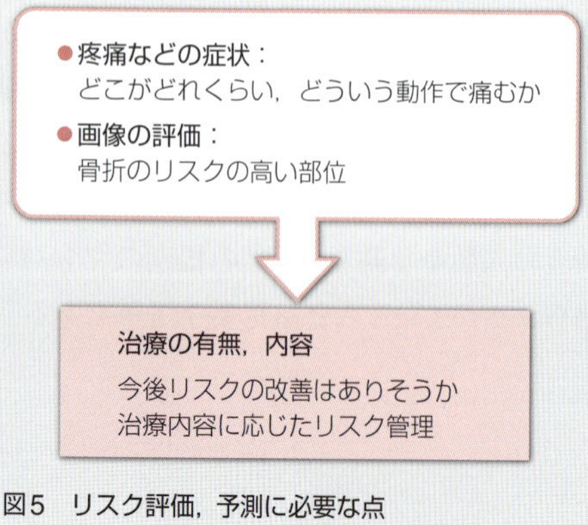

## 1. リスクの評価，予測

　まずは，その患者における疼痛悪化や骨折発生のリスクについて評価し，予測する（図5）．詳細な評価法，予測については，第2部-3，4章を参照されたい．

## 2. リスク管理についての明文化とチーム内での情報共有

　リスク管理の方法についてカルテに記載したり，カンファレンスや回診を行ったりして，チーム内で共通の認識となるように情報を共有する．そうすることによって，リハ施行時だけでなく病棟生活においても，患者が安全で適切な活動を行うことができる．リハを施行しているのに，病棟では骨折を恐れて寝たきりに状態になっていたり，逆にリハ施行時にはリスクを配慮した動作法をしているのに病棟では違う動作法を行っていたりするようなことがあると，リハを行っている意味がなくなってしまう．

## 3. 患者・家族への説明と同意

　骨折発生などのリスク，リハを行うメリット・デメリットについて患者・家族に説明したうえで，リハ施行の同意をもらい，その旨をカルテに記載

- 疼痛などの症状：
  どこがどれくらい，どういう動作で痛むか
- 画像の評価：
  骨折のリスクの高い部位

↓

治療の有無，内容
今後リスクの改善はありそうか
治療内容に応じたリスク管理

図5　リスク評価，予測に必要な点

2. リハビリテーション目標設定, リスク管理の実際

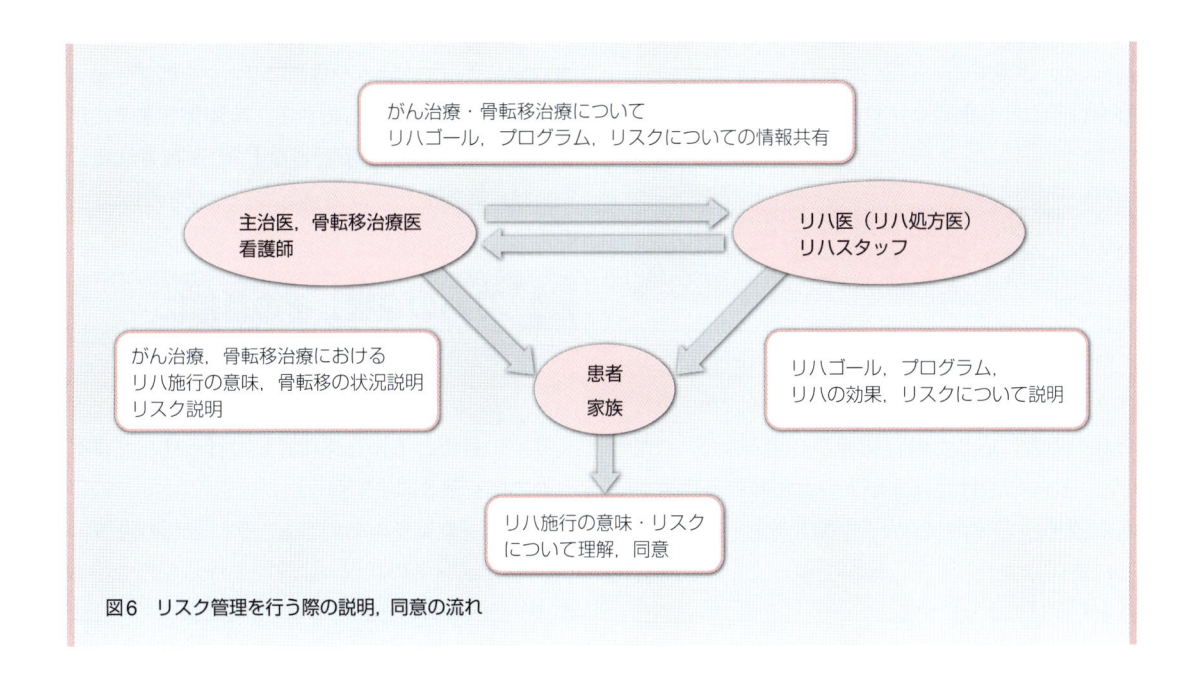

図6 リスク管理を行う際の説明, 同意の流れ

することが望ましい(第2部-10章参照). 主治医や骨転移治療医から, リハの必要性, また骨転移の状況とそれに伴うリスクについて説明し, 患者・家族から同意を得たうえで, リハ医やリハスタッフからさらにリハの具体的なゴールやプログラム, リスクについて説明をすることが必要である. そして, 患者, 家族が, 骨転移による合併症のリスクについて理解したうえでリハを行うことは, リスクを上回る利益を患者自身にもたらすものだということを認識してリハに取り組むことができることが理想である(図6).

## リハビリテーションプログラムの基本的な内容

個々の骨転移患者について, 全身状態, 身体機能, 精神状態, 社会的背景などを評価したうえで, その患者に応じた目標(ゴール)設定を行い, リハプログラムを作成する. リハプログラムの基本的な内容を表5に示した. まず基本は痛みを生じない, 軽減するような動作を行うための動作法の指導である. そして, 痛みの出現を恐れるあまり活動性が低下して, 廃用性の筋力低下や関節可動域制限, 耐久性の低下を生じないように, 筋力増強やROM, 耐久性練習もプログラムに組み込む. 痛みを軽減するような動作のために, 装具や歩行

表5 骨転移患者に対するリハビリテーションプログラムの基本的な内容

| | |
|---|---|
| リハプログラム | 痛みや骨折のリスクを軽減するような基本動作, 歩行, ADLの指導 |
| | 痛みを軽減するような肢位の指導(ポジショニング) |
| | 廃用性筋力低下の防止 |
| | 関節可動域の確保 |
| | 耐久性の維持, 向上 |
| | 装具や歩行補助具の選択 |
| | 環境調整 |

補助具が必要であれば選択を行い，また環境調整を行うことも重要なプログラム内容となる．

## 1. 痛み，骨折のリスクを軽減する動作，工夫

骨転移の部位や状態によって，痛みや骨折のリスクを軽減する動作というのは異なるため，それぞれの患者に応じた動作指導が必要となる．ただし，一般的に避けたほうがよいといわれる動きがある（**表6**）．基本的に，大きな動きや急いで動くことは避けるようにして，細かくゆっくりとした動きを心がけるようにする．

また，起居動作の方法や補助具などの使用，環境設定によって，痛みや骨折のリスクを軽減するような工夫を行うこともできる．具体例を**表7**に示す．歩行補助具（杖，歩行器など）の選択方法については，第2部-5章を参照していただきたい．

## 2. リハの目標とその目標に対するプログラムの例

リハの目標とその目標に対して行うリハプログラムの例を**表8**に示す．

目標もプログラムの内容も，それぞれの患者の機能や骨転移巣の状況によって異なるものであるが，一般的なものとして参考にされたい．

表6 転移部位に応じた，避けた方がよい動作

| 部位 | 避ける動き | 部位 | 避ける動き |
|---|---|---|---|
| 脊椎 | 捻転する動き，過度の前屈・後屈 | 下肢 | 下肢への荷重，病巣部に捻転・回旋力が生じる動作 |
| 上肢 | 重いものを持つ，上肢への荷重，病巣部に捻転・回旋力が生じる動作 | 骨盤 | 下肢への荷重（荷重面の転移） |

## 2. リハビリテーション目標設定，リスク管理の実際

表7　痛みや骨折のリスクを軽減するような動作法，補助具，環境設定の具体例

| | 具体例 |
|---|---|
| 起居動作 | ●脊椎転移のある場合，寝返りやベッドからの起き上がり時に，過度の体幹前屈や捻転を避けるような動作の指導，介助法の指導（下図，第2部-7章参照）<br>●長管骨や骨盤の骨転移の場合，転移側下肢の荷重を避けるような移乗動作の指導（第2部-7章参照）<br>●無理にベッドから自力で起き上がることは避け，ギャッチアップを利用する |
| 道具・自助具 | ●疼痛・骨折下肢への荷重を軽減するための杖や歩行器の使用（第2部-4章参照）<br>●長距離歩行時の負荷軽減のために，外出時の車椅子使用<br>●体幹前屈時に痛みが生じる場合のソックスエイド使用 |
| 環境設定 | ●歩行時の疼痛軽減のための手すり設置<br>●立ち上がり時の疼痛軽減のための手すりや高い座面 |

（辻，文献8より一部改変）

**脊椎の捻転を防ぐような寝返りの方法**

**A 介助で右側臥位になる**

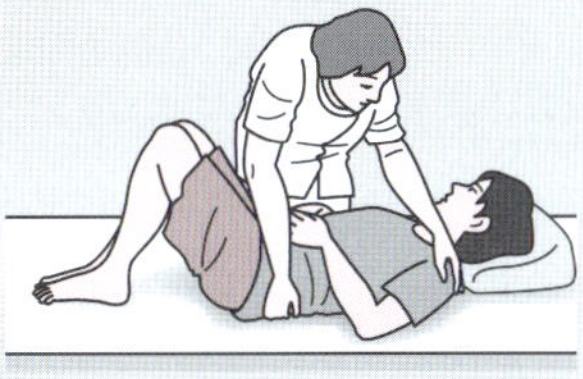

①両膝を立て，体幹回旋が生じないように肩と骨盤に手を当て確認しながら行う．

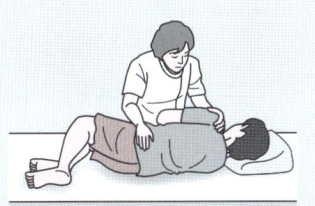

②手前に引き寄せながらゆっくり側臥位にする．肩が遅れやすいので，主に肩を介助する．

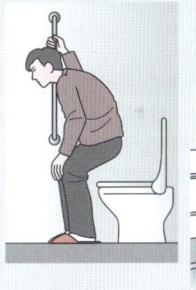

**B 自力で右側臥位になる**

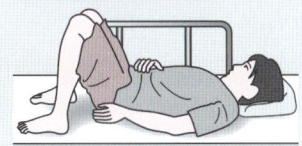

①両膝を立て（片方でも可），体幹回旋が生じないように確認するために，左上肢を肘伸展位で体側に当てる．

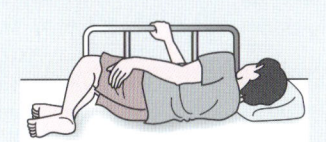

②立てた膝を倒しながら肩と骨盤を同時に右に倒す．右手でベッド柵を持ってもよい．戻る場合も，上肢を体側に当てて体幹回旋が生じないようにするのだが，骨盤から戻るつもりで行うとうまくできる．

**ソックスエイド**

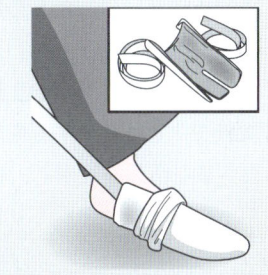

**立ち上がり時の手すり使用**

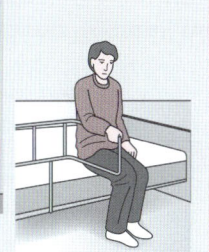

表8　リハビリテーションの目標と基本的なプログラム

| 目標 | リハプログラム |
|---|---|
| 症状緩和 | 痛みを軽減するような動作の指導，装具・歩行補助具選択<br>良肢位（ポジショニング），物理療法，気晴らしとなるような作業など，<br>関節可動域練習，筋力・持久力練習 |
| 機能維持，向上 | 関節可動域練習，筋力・持久力練習，基本動作練習 |
| 安定した動作 | 動作の評価・練習，自助具・補助具の選択，環境設定 |
| ADL維持，向上 | 目標とするADL動作の指導，自助具・補助具の選択，環境設定 |
| 活動性維持，向上 | ベッド上動作練習（寝返り，起き上がりなど），座位保持練習，車椅子選択，車椅子移乗，歩行練習，外出方法の検討，屋外歩行練習 |
| IADL向上 | 家事動作，自宅で生活するために必要な能力を評価し，必要であれば工夫や動作練習を行う |
| 心理的アプローチ | やりたいこと，しておきたいこと（何かを作る・書く，人に伝える・会う，家族との時間を過ごす，自宅で生活する）を探し，リハアプローチが必要であれば行う |

# 多職種チームアプローチ

　骨転移を合併したがん患者にとって，適切なリハを行うことは，疼痛の軽減やADL，QOLを向上するだけでなく，がん治療の継続が可能となるなど，有用なものである．

　しかしリハを施行するためには，まず主治医からのリハ依頼があることが必要である．そのため，リハ職種（リハ医，リハスタッフ）以外の職種が，リハ施行の有用性について知り，リハを必要とする患者に，適切な時期にリハ介入を依頼することが重要である．

　また，リハ施行開始後も，がん患者は病状や全身状態が短期間で大きく変化する可能性があるため，常にさまざまな情報を更新し，病状や全身状態が変わった際には必要に応じてゴール・目標やリスク管理についても柔軟に変えることが重要である．そのためには，リハ医やリハスタッフだけではなく，主治医や骨転移治療医，看護師，ケースワーカーや心理士，緩和ケアスタッフなどさまざまな職種が連携して，チーム内での情報やゴールを共有する必要がある．

　具体的なチームアプローチの方法としては，カンファレンスやキャンサーボード，回診カルテの共有などがあるが，それぞれの病院・施設や関連職の種類，人数などによっても，効率的なチームアプローチの方法は異なる．実際のチームアプローチの例を第3部に挙げたので，参考とされたい．

### 参考文献

1) 辻　哲也：悪性腫瘍（がん）．千野直一（編）：現代リハビリテーション医学　第3版．pp493-504，金原出版，2009．
2) 片桐浩久：原発性悪性骨・軟部腫瘍，転移性骨腫瘍［辻　哲也，里宇明元，木村彰男（編）：癌のリハビリテーション］．pp245-255，金原出版，2006．
3) 片桐浩久・他：転移性骨腫瘍の予後因子と予後予測システム　単一施設における808例の解析結果．臨床整形外科．48（7）：649-655，2013．
4) O'Toole DM, Golden AM：Evaluating cancer patients for rehabilitation potential. *West J Med*, 155（4）：384-387, 1991.
5) 北原エリ子，長岡正範：進行期～終末期がん患者のリハビリテーションにおける目標設定の重要性とその効果．*MEDICAL REHABILITATION*．111：34-39，2009．
6) Derogatis LR, et al：The prevalence of psychiatric disorders among cancer patients. *JAMA*, 249（6）：751-757, 1983.
7) Bunting R, et al：Pathologic fracture risk in rehabilitation of patients with bony metastases. *Clin Orthop Relat Res*, 192：222-227, 1985.
8) 辻　哲也：がんのリハビリテーションの概要．厚生労働省委託事業がんのリハビリテーション研修会資料，2011．

■**執筆者**　大森まいこ・辻　哲也

# 3 脊椎転移のリハビリテーション

## 脊椎転移の概要

　脊椎は，骨転移の最好発部位である．脊椎に転移を生じると，その脆弱性や不安定性のために体動時痛を生じたり，脊髄根や脊髄の圧迫による疼痛や麻痺を生じたりする．

　脊椎への転移が進行すると，脊髄圧迫というSREを生じ，麻痺を引き起こすこととなる．Klimoらは，脊椎転移のうち10～20％に脊髄圧迫を生じるとしており[1]，またがん患者の少なくとも5～10％に脊髄圧迫を生じているという剖検からの報告もある[2,3]．疼痛に加えて麻痺という機能障害を生じた患者のQOLは急激に低下する．そのため，脊椎転移の評価，早期の治療は重要である．歩行可能なうちに治療を行えば約80％の患者は歩行機能を維持できるが，逆に治療開始時に歩行不可能である場合には，治療後に歩行が可能となる患者は約半数であるという報告もある[4]．

## 脊椎転移の評価
## ～腫瘍の進展と脊椎不安定性について～

　脊椎転移の評価については，腫瘍の増殖・進展領域と脊椎の安定性（不安定性）の2つの視点から考える必要がある．

### 1. 脊椎転移の進展と不安定性の増加

　脊椎が骨転移の最好発部位であるのは，脊椎が造血機能の高い赤色髄を多く含んでいるためと考えられている．全骨の赤色髄のおよそ40％を脊椎が有している[5]．

　椎体転移の初発部位について，AlgaらはCT，単純X線検査を行った95例について，椎骨の部位を椎体前部（AB），椎体後部（PB），椎弓根（Ped），棘突起・横突起・椎弓板を含む後方部分（PP）に分けて検討した（図1）[6]．その結果，転移の生じやすさはPB＞AB＞Ped＞PPであり，最も転移を生じやすいのは椎体であった[6]．

　これも，椎体が赤色髄に富むためと考えられる．病巣が椎体内にとどまっている間は，圧迫骨折のリスクはあるものの，椎体破壊が高度に進行するまでは不安定性はそれほど生じない．しかし，病巣が椎弓根や椎間関節などのいわゆるmid column（脊柱を前，中，後に分けた中部）と呼ばれる部位を含む後外側部に進展すると，不安定性は急激に亢進する[7]．

### 2. 脊椎不安定性の評価

　病巣の進展については，富田らが局所根治手

図1 椎骨の部位(Algra PR, et al, 文献6より改変)

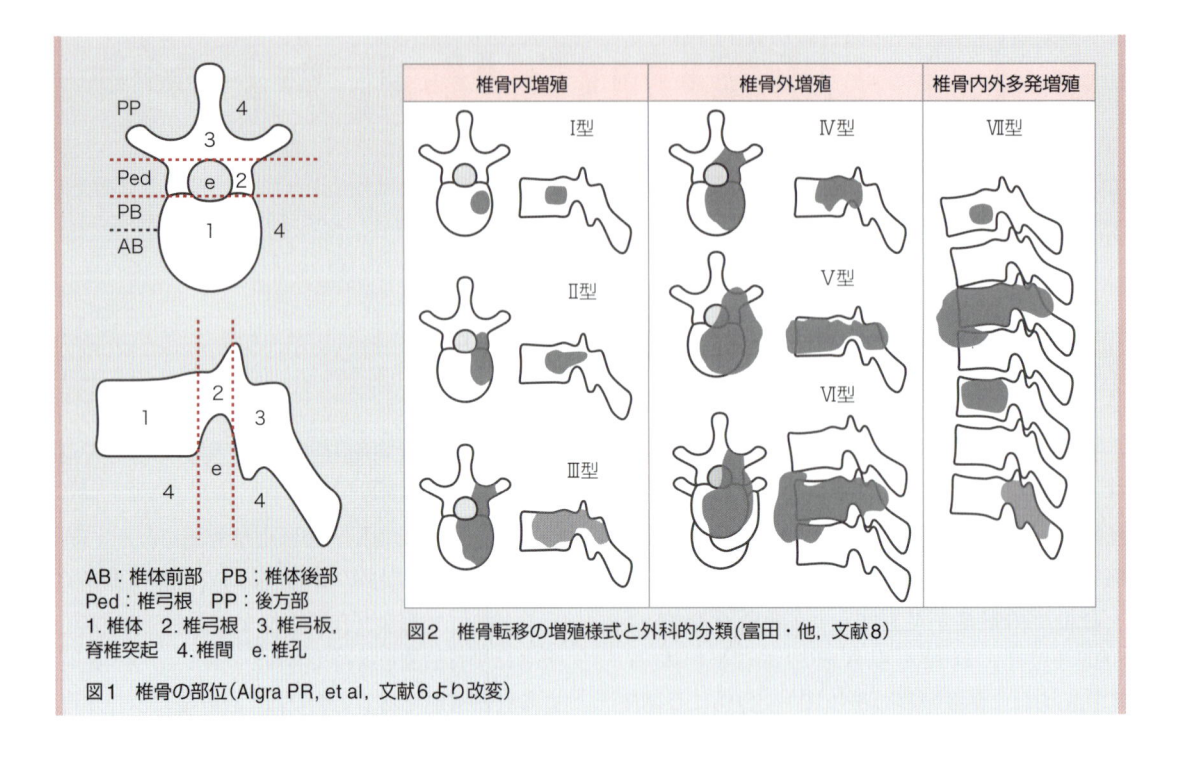

AB：椎体前部　PB：椎体後部
Ped：椎弓根　PP：後方部
1. 椎体　2. 椎弓根　3. 椎弓板，脊椎突起　4. 椎間　e. 椎孔

図2 椎骨転移の増殖様式と外科的分類(富田・他，文献8)

術の視点から，椎骨内外の病変の増殖・進展をもとに外科的病期あるいは分類(SSVT：surgical staging or classification of vertebral tumor)を提示している(図2)[8]．この病期で考えると，mid columnにまで病変が進展しているⅡ型以降では不安定性が増すことになる．

Taneichiらによると，胸椎では病変が椎体にとどまるかぎり，椎体の50〜60％以上が破壊されるまでは圧潰の危険は少ないが，mid columnの破綻による脊柱不安定性が出現すると，破壊が50％以下でも圧潰の危険が2倍以上に跳ね上がり，切迫骨折をきたす．彼らは，胸腰椎で溶骨性病変を持つ100個の椎体から，椎体圧潰のリスクを多変量解析で抽出し，椎体切迫骨折の診断基準を示した(表1)[9]．図3は，椎体圧潰のリスクについて模式的に示したものである．

不安定性を示す画像所見としては，単純X線の脊椎正面像で，椎弓根破壊のサインとしてwinking owl sign (pedicle sign)や，肋椎関節の障害のサインであるangulation sign (罹患部位での側屈変形)が知られている．しかしこれらがみられなくても，不安定性を否定できないため，特に痛みの症状が強い場合にはCTやMRIでの評価は必要である．

## 3. Classification System for Spinal Instability in Neoplastic Disease (SINS) のスコア

不安定性の評価としては，前述のTaneichiらの報告[9]やSpinal Instability Neoplastic Score (SINS)のスコア(表2)がある．SINSは，米国，欧州，日本の33人の脊椎腫瘍医からなるSpin oncology groupが，文献や専門家のコンセンサスをもとにエビデンスに基づいた不安定性スコ

表1 Taneichiらによる椎体圧潰のリスク因子と切迫骨折の診断基準

| | 切迫骨折の診断基準 |
|---|---|
| 胸椎(T1〜10) | ①椎体50〜60%以上の破壊かつ他部位の破壊はなし<br>②椎体25〜30%以上の破壊かつ肋椎関節の破壊 |
| 胸腰椎移行部〜腰椎(T11〜L5) | ①椎体35〜40%以上の破壊かつ他部位の破壊はなし<br>②椎体20〜25%以上の破壊かつ後方部の破壊 |

(Taneichi, 文献9)

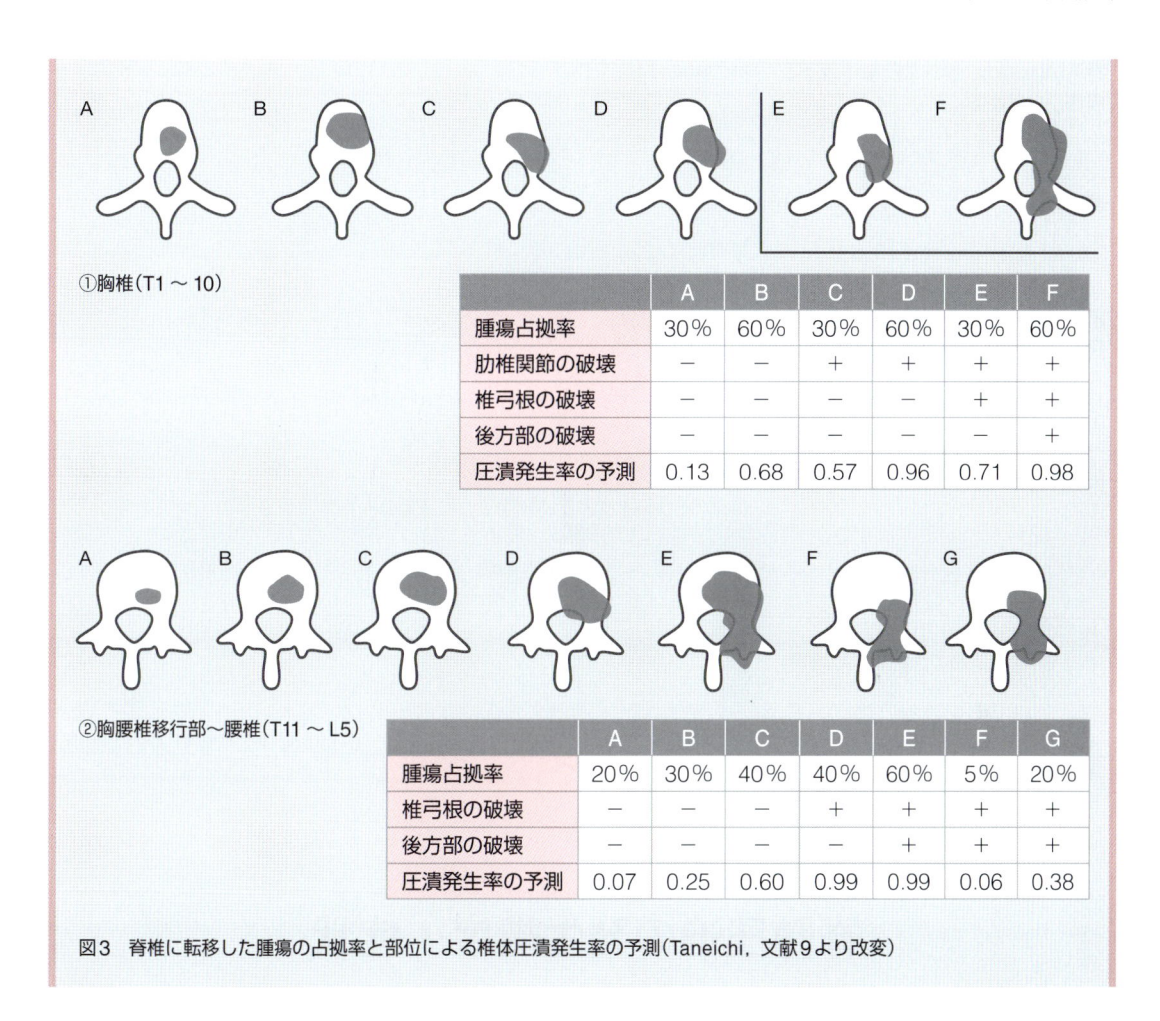

①胸椎(T1〜10)

| | A | B | C | D | E | F |
|---|---|---|---|---|---|---|
| 腫瘍占拠率 | 30% | 60% | 30% | 60% | 30% | 60% |
| 肋椎関節の破壊 | − | − | + | + | + | + |
| 椎弓根の破壊 | − | − | − | − | + | + |
| 後方部の破壊 | − | − | − | − | − | + |
| 圧潰発生率の予測 | 0.13 | 0.68 | 0.57 | 0.96 | 0.71 | 0.98 |

②胸腰椎移行部〜腰椎(T11〜L5)

| | A | B | C | D | E | F | G |
|---|---|---|---|---|---|---|---|
| 腫瘍占拠率 | 20% | 30% | 40% | 40% | 60% | 5% | 20% |
| 椎弓根の破壊 | − | − | − | + | + | + | + |
| 後方部の破壊 | − | − | − | − | + | + | + |
| 圧潰発生率の予測 | 0.07 | 0.25 | 0.60 | 0.99 | 0.99 | 0.06 | 0.38 |

図3 脊椎に転移した腫瘍の占拠率と部位による椎体圧潰発生率の予測(Taneichi, 文献9より改変)

アを作成したものである[10, 11]. Taneichiらの報告と同様の転移巣の部位，大きさ，脊椎後方要素の破壊の有無に加えて，疼痛の程度や腫瘍の性状についても評価を行うようになっている．18点満点であり，高得点ほど不安定性が高くなる．6点以下は安定，7〜12点は中等度不安定，13点以上は不安定性ありと評価する．専門医でなければ細かい評価の判断は難しいかもしれないが，おおよその指標にはなるため，専門医に相談する目安や動作制限を検討する際に有用と思われる．

表2 Spinal Instability Neoplastic Score (SINS)

| SINS構成要素 | | 点数 |
| --- | --- | --- |
| 転移部位 | 移行部（後頭部-C2, C7-T2, T11-L1, L5-S1） | 3 |
| | 脊椎可動部（C3-6, L2-4） | 2 |
| | ある程度強固な部位（T3-10） | 1 |
| | 強固な部位（S2-5） | 0 |
| 臥床により脊椎の疼痛が軽減する，あるいは/かつ，動作や荷重によって疼痛が出現する | ある | 3 |
| | 時に疼痛がある | 1 |
| | 疼痛はない | 0 |
| 腫瘍の性状 | 溶骨性 | 2 |
| | 混合性（溶骨性/造骨性） | 1 |
| | 造骨性 | 0 |
| 画像所見による脊椎アライメントの評価 | 亜脱臼/脱臼の存在 | 4 |
| | 後弯や側弯変形の存在 | 2 |
| | 正常なアライメント | 0 |
| 椎体圧壊 | 50％より大きい部分の椎体圧壊 | 3 |
| | 50％より小さい部分の椎体圧壊 | 2 |
| | 椎体の50％より大きい腫瘍は存在するが，椎体破壊はない | 1 |
| | いずれもない | 0 |
| 椎体の後外側の障害（椎間関節，椎弓根，肋椎関節の骨折や腫瘍浸潤） | 両側性 | 3 |
| | 片側性 | 1 |
| | なし | 0 |

(Fourney DR，文献11より和訳引用)

# 脊髄圧迫の発生機序・症状

## 1. 発生機序

　脊椎の不安定性が増強すると，疼痛や神経症状が進行し，椎体圧潰による骨性の圧迫を生じて脊髄障害に至る（表3）．脊椎の不安定性がみられなくても，腫瘍の脊柱管内進展により麻痺を生じる場合もあるため注意が必要である．

　溶骨性の転移では不安定性を生じやすいが，増骨性の転移や，悪性リンパ腫などの非固形腫瘍，肺の小細胞がんのように骨梁間型の転移では，不安定性を生じる前に腫瘍の脊柱管内進展を生じることが多い．脊髄圧迫をきたす例では，骨性の圧迫よりも腫瘍の脊柱管内進展による麻痺のほうが多いという報告もある[12]．特に胸椎は骨転移の割合が一番多い部位であるうえに，脊柱管が狭いため麻痺をきたしやすい．

表3 脊椎転移による疼痛や脊髄圧迫の機序

| 脊椎転移による疼痛出現の機序 |
|---|
| ● 椎体の骨吸収によるいわゆる骨転移痛<br>● 脊椎の不安定性による疼痛<br>● 神経根圧迫による神経障害性疼痛 |
| 脊髄圧迫発生の機序 |
| ● 椎体への進展による椎体圧潰や後外側への進展による脊椎の不安定性による骨性圧迫<br>● 椎体圧潰や脊椎不安定性を伴う，腫瘍の脊柱管内への進展による圧迫<br>● 椎体圧潰や脊椎不安定性は伴わない，増骨性転移や骨梁間型転移による腫瘍の脊柱管への進展による圧迫 |

## 2. 症状

脊髄圧迫による症状としては，初期には転移部位付近に痛みを認めることが多い．特に硬膜内の圧を上げるような動作（咳・くしゃみ・いきみなど）では痛みを生じやすい．痛みが夜間に悪化することが多いという点は，変形性疾患とは異なる．局所痛の次には，いわゆる根性疼痛（radicular pain）を下肢や胸・上腹部の周囲などに感じる．進行すると筋力低下や麻痺，しびれ，知覚麻痺などを生じる．膀胱直腸障害は一般的には比較的遅く出る症状である．ただし，脊髄円錐病変では早期に神経因性膀胱の症状を認める[13]．

脊髄圧迫を合併した70人の乳がん患者を後方視的に観察した研究では，最も頻度の多かった症状としては筋力低下であった（96％）．続いて疼痛（94％），感覚障害（70％），括約筋障害（61％）となっていた[14]．

## 3. 脊髄圧迫による神経症状の発生予測

脊椎の圧潰を伴わない腫瘍の脊柱管進展によって，脊髄圧迫，神経症状を生じる場合，その存在はX線ではなくMRIを撮影しなければわからない．しかし，MRIを頻回に撮影することは困難であるため，臨床症状や生化学的検査，病歴などから発生予測を行うことも重要である．前立腺がんでは，造骨性病変が優位であり，脊椎の圧潰や変形を伴っていなくても，脊椎腔への進展による脊髄圧迫を生じることが多いため，発生予測の研究がいくつか報告されている．

Bayleyら（2001）は，骨転移を生じているが神経症状はない68人の前立腺がん患者を前方視的に調査した[15]．診察，X線撮影，骨シンチグラフィを行った後で，全脊椎のMRIを撮影し，脊椎腔内への腫瘍の進展や脊髄圧迫の有無を確認した．MRIのみで確認された進展や圧迫，つまり潜在した進展や圧迫は22人（32％）で認められた．多変量解析で潜在性の進展，圧迫との関連を認めたのは，①骨シンチグラフィでの病変部位が多い（骨転移部が20箇所以上），②ホルモン治療歴が長い，であった．

Venkitaramanら（2010）は，神経症状を認めていない130人のホルモン不応性前立腺がん患者の脊椎のMRIを撮影した[16]．その結果，37人（28.4％）の患者に潜在性の脊髄圧迫を認めた．神経症状の出現と関連した因子としては，①PSA高値，あるいは3カ月未満で2倍の増加，②疼痛であった．そのため彼らは，脊髄圧迫の既往あるいは，PSA値の急激な増加あるいは背部痛のある患者には4〜6カ月に1度のMRI撮影を勧めている．

このように，骨転移を生じている患者では，神

経症状出現の前に適切な治療を行うために，脊髄圧迫のリスクを予測し，MRI撮影を行うことが必要である．

中田，杉原らは，高リスク患者に対して，神経症状予防のために早期治療を行うためのシステムを構築した（第3部-3章）．乳がん患者202例において，①脊椎転移数20箇所以上，②CEAが4ng/ml以上でSRE発生が有意に高かった．そのため，その両方を満たす症例については高リスク群として2～4カ月に1度のMRI撮影を行い，麻痺リスクのある脊柱管内腫瘍浸潤を認めた場合，予防的な放射線治療を行っている[17]．

## 脊髄圧迫を合併した症例の生命予後，機能予後

脊髄圧迫を合併した患者に対してリハビリテーション（以下，リハ）を進める際には，どのような治療を行っているのか，機能予後や生命予後はどうなるかということを知っておくことが非常に重要である．骨転移患者全般での生命予後に関しての報告は数多くあるが，脊髄圧迫を合併した患者に対象をしぼった生命予後予測や機能予後についても多く報告されている．脊髄圧迫を合併した患者の生命予後は限られていることも多いが，生命予後や機能予後を把握したうえで適切な方針をもったリハを行うことによって，患者や家族のQOLを向上することが可能となる．

Fattalらによると，これまでリハの立場からの脊髄圧迫の研究は少なく，脊髄圧迫を生じた患者のうち10～14％しかリハを受けていないというデータもある．また，脊髄圧迫の治療について，手術療法や放射線療法，ステロイド，ホルモン療法などのデータや報告は多いのに対して，リハについて触れられているものは少ない．そこで彼らは，脊髄圧迫を合併した患者に対するリハの枠組みを作ることを目的として，機能予後と生命予後のreviewを行っている．reviewはpart1と2に分けられており，part1では脊髄圧迫を合併した患者の生命予後について，part2では機能予後についてまとめている[4, 12]．

### 1. 脊髄圧迫を合併した患者の生命予後

part1のreviewでは，T1以下の脊髄圧迫による対麻痺患者の生命予後についての英文の論文で，少なくとも25人以上の患者を含み，治療前に歩行不可能だった症例数が約30％以上であるものを対象としている．最終的には38文献がまとめられ，生命予後に関係する因子が考察された．

それぞれ患者人数や診断，治療が異なるため，同じように結果をとらえることはできないが，どの文献でも重要な予後予測因子とされていたのは，原発巣のがん種であった．脊髄圧迫を生じる主ながんは，乳がん，肺がん，前立腺がん，腎がん，血液がんであり，生命予後が悪いのは肺がん，比較的よいものは乳がんであり，その間に前立腺がんや腎がん，血液がんが入る．

予後予測因子として2番目に重要なものとしては，脊髄圧迫に対する治療前の神経学的所見や身体機能状況であった．多くの文献において，神経学的所見の悪化スピードがゆっくりのものは生命予後が比較的良く，逆に速いスピードで悪化が進んだものは生命予後が悪いという結果が示された（表4）．

治療方針の決定，手術の適応や術式の選択を行うために，これらの予後予測因子を組み合わせた生命予後予測スコアが報告されており，

reviewでも我が国の徳橋ら[18,19]や富田ら[20]のスコアが紹介されている(表5, 6).特に徳橋の予後予測判定スコアは,1990年にオリジナルが発表され[18],さらに精度を上げるために2005年に改訂版が発表されている[19]が,いずれも多くの国の患者において,その予後予測の正確性が示さ

表4 脊髄圧迫を合併した患者の生命予後予測因子

①原発巣のがん種 → 肺がんは悪い,比較的良いものは乳がん,その間が前立腺がん,腎臓がん,血液がん

②神経学的所見の悪化スピード → 遅いものは予後がよい

表5 徳橋の脊椎転移に対する予後判定点数表と治療戦略

| 1. 全身状態(Performance Status) | (点数) |
|---|---|
| 不良(PS 3, 4) | 0 |
| 中等度(PS 2) | 1 |
| 良好(PS 0, 1) | 2 |
| 2. 脊椎以外の他の骨転移数 | |
| 3≧ | 0 |
| 1〜2 | 1 |
| 0 | 2 |
| 3. 脊椎転移の数 | |
| 3≧ | 0 |
| 2 | 1 |
| 0 | 2 |
| 4. 原発巣の種類 | |
| 肺,食道,胃,膀胱,膵,骨肉腫 | 0 |
| 肝,胆嚢,不明 | 1 |
| その他 | 2 |
| 腎,子宮 | 3 |
| 直腸 | 4 |
| 乳,前立腺,甲状腺,カルチノイド | 5 |
| 5. 主要臓器転移の有無 | |
| 切除不能 | 0 |
| 切除可能 | 1 |
| 転移なし | 2 |
| 6. 麻痺の状態 | |
| Frankel A, B | 0 |
| Frankel C, D | 1 |
| Frankel E | 2 |
| | 計15点 |

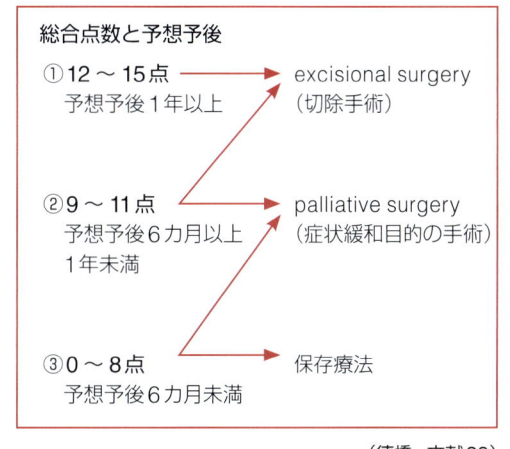

総合点数と予想予後

①12〜15点 → excisional surgery(切除手術)
予想予後1年以上

②9〜11点 → palliative surgery(症状緩和目的の手術)
予想予後6カ月以上1年未満

③0〜8点 → 保存療法
予想予後6カ月未満

(徳橋,文献39)

れ，報告されている[21, 22]．

　Fattalらはreviewの結果から，1～2カ月の入院リハの適応基準を示した(表7)．これらの基準を満たさない，グレード2の腫瘍やKPS50～70のものでも，目的があればもっと短い1～2週間の入院リハを検討することも意味がある．またグレード3の腫瘍でも，入院リハの必要があれば，リハスタッフと患者との間でよく相談をして検討する．ただし目的を明確化してごく短期間で行うとしている．

　Fattalらのreview以降に，Radesらが脊髄圧迫を合併した患者の生命予後予測研究を報告した．特徴としては，がん種別(乳がん，肺の非小細胞がん，前立腺がん，大腸がん，原発不明がん)に生命予後予測スコアを作成したことである(表8)[23～29]．また，これらすべてのがん種を含めて2,029名の脊髄圧迫合併患者において，予後2カ月以内の予測スコアを作成した(表9)[30]．そのスコアを用いて，予後の短い患者に侵襲の大きい治療を行うことなく，適切な緩和治療を行うことを勧めている．

## 2. 脊髄圧迫合併患者の機能予後に影響する因子

### 治療前に歩行可能であったかどうか

　Fattalらのreview part2では，機能予後について，300論文から表10に示した基準にあった47論文(患者数5,416人)を分析した[4]．結果，治療前に歩行可能であった患者の割合は平均55％(0～92％)で，そのなかで治療後に歩行が不可

表6　富田の脊椎転移に対する手術方針

| 予後因子 ||||
|---|---|---|---|
| 点 | 原発がん | 内臓転移* | 骨転移** |
| 1 | slow growth<br>(乳がん，甲状腺がんなど) | | 単発 |
| 2 | moderate growth<br>(腎がん，子宮がんなど) | 治療可能 | 多発 |
| 3 | rapid growth<br>(肺がん，胃がんなど) | 治療不可能 | |

＊内臓転移なしは0点
＊＊脊椎転移を含む骨転移

予後因子の合計点数

| 予後点数 | 治療目標 | 手術方針 |
|---|---|---|
| 2 | 長期間局所コントロール | 広範あるいは辺縁切除 |
| 3 | | |
| 4 | 中期間局所コントロール | 辺縁あるいは病変内切除 |
| 5 | | |
| 6 | 短期間局所コントロール | 緩和的手術 |
| 7 | | |
| 8 | ターミナルケア | サポーティブケア |
| 9 | | |
| 10 | | |

(Tomita K，文献20より和訳引用)

表7　1～2カ月間の入院リハビリテーションが適応となる基準

① 年齢が65歳以下
② 神経学的所見の悪化が14日以上のゆっくりであったもの
③ 原発がんが乳がんあるいは前立腺がんなど予後が良いと期待されるもの
④ 他の骨や内臓転移の合併がないもの
⑤ Karnofsky scoreで80～100のもの

能となったのは，平均11％（8～100％）であった．治療前に歩行不可であった割合は平均44％（8～100％）であり，そのうち，治療後に歩行可能となったのは平均50％（0～97％）であった．治療後に歩行可能となるかどうかを予測する因子としては，治療前の神経学的所見，つまり歩行可

表8　がん種別のMESCC患者の生命予後予測スコア　　　　　　　　　　　　　　　　　　（点）

| | 乳がん | 前立腺がん | 非小細胞肺がん | 大腸がん | 原発不明がん |
|---|---|---|---|---|---|
| ECOG performance status | | | | | |
| 1～2 | 9 | 9 | 5 | 7 | 6 |
| 3～4 | 5 | 4 | 2 | 2 | 2 |
| 放射線治療前の歩行状態 | | | | | |
| 歩行不可 | 4 | 4 | 1 | 1 | 2 |
| 歩行可 | 8 | 8 | 4 | 6 | 4 |
| 他の骨への転移 | | | | | |
| なし | 8 | 7 | | | |
| あり | 7 | 5 | | | |
| 内臓転移 | | | | | |
| なし | 9 | 8 | 6 | 7 | 5 |
| あり | 4 | 2 | 2 | 3 | 0 |
| がん治療からMESCCへの放射線治療までの期間 | | | | | |
| 15カ月以下 | 6 | 5 | | | |
| 15カ月より長い | 8 | 7 | | | |
| 運動障害進行の期間 | | | | | |
| 1～7日 | 4 | | 1 | 2 | 1 |
| 8～14日 | 8 | | 4 | 4 | 5 |
| 14日以上 | 8 | | 4 | 7 | 5 |
| 点数による6カ月生存率 | 30～35点 12% | 20～24点 6.5% | 6～10点 6% | 8～12点 0% | 14点以下 5% |
| | 36～40点 41% | 26～33点 44.6% | 11～15点 29% | 13～18点 26% | 14～16点 41% |
| | 41～45点 74% | 35～39点 95.8% | 16～19点 78% | 20～23点 62% | 17点以上 92% |
| | 46～50点 98% | | | 24～27点 100% | |

表9　脊髄圧迫を合併した患者における予後2カ月以内の予測スコア

| ECOG performance status | |
|---|---|
| 2 | 0 |
| 3～4 | 4 |
| がんの種類 | |
| 乳がん | 1 |
| 前立腺がん | 2 |
| 骨髄腫/リンパ腫 | 1 |
| 肺がん | 3 |
| その他のがん | 3 |
| 放射線治療前の歩行状態 | |
| 歩行不可 | 4 |
| 歩行可 | 1 |
| 他の骨への転移 | |
| なし | 1 |
| あり | 3 |
| 内臓転移 | |
| なし | 1 |
| あり | 4 |
| がん治療からMESCC診断までの期間 | |
| 15カ月以下 | 3 |
| 15カ月より長い | 1 |
| 運動障害進行の期間 | |
| 1～7日 | 4 |
| 8日以上 | 1 |

24点以上では，予後2カ月以下が99.8％

（Rades D，文献30より和訳引用）

表10　Fattalらのreviewにまとめられた機能予後についての論文の基準

① 脊髄圧迫を合併している
② 胸椎あるいは腰椎の圧迫骨折を伴う
③ 治療前あるいは治療後に，歩行可能と歩行不可両方の患者が含まれている
④ 治療前あるいは治療後に，不全あるいは完全対麻痺となった患者を対象としている
⑤ 手術あるいは/かつ放射線療法あるいは/かつ薬物療法（化学療法，ステロイド，ホルモン療法）を施行されている
⑥ 治療後にリハが施行されている

能であったかどうかが最も重要であるとする報告が多かった．

### 神経学的所見の悪化の速さ

Radesらは，神経学的所見の悪化が14日以上かけて進行したものでは，治療後歩行が可能となったのは86％であり，8～14日では55％，1～7日では35％であったと報告している[31]．

Chaichanaらは，運動麻痺がみられてから48時間以内に手術を行ったものは，歩行機能を再獲得することが期待できるとしている[32]．すなわち，悪化がゆっくりであるものは機能予後が良いが，悪化が急激に起こったものでは機能予後は悪いという結果であった．

### 原発巣のがん種

生命予後と同様に原発巣のがん種も，大きな予後予測因子となる．肺がんは予後不良因子であり，乳がんや血液がんは良好因子，前立腺がんなどはその間となる．

### 治療内容

治療内容については，条件の違いなどにより一概に比較はできないが，Patchellらは，48時間以上経過した単独病変の不全対麻痺患者で，手術と放射線治療を組み合わせた群と放射線治療単独で行った群では，治療後の歩行割合が有意に高かった（84％ vs 57％）としている[33]．特に治療前に歩行が不可能であった場合には，手術と放射線治療を組み合わせて行ったほうが，放射線治療単独よりも治療後の歩行獲得の割合が高くなった（62％ vs 19％）．

以上，Fattalらのreviewより，良い機能予後が期待できる因子として，表11にまとめた．

### 機能予後の予測

Fattalらのreview後にも，Radesらは2012年に504人の乳がん患者において，放射線治療終了後の機能から，治療前に機能予後を予測する因子を分析した[34]．分析項目は，①年齢，②ECOGのPS，③脊椎病変の数，④治療前の歩行状態，⑤他の骨転移の有無，⑥内臓転移の有無，⑦がんの診断から放射線治療までの期間，⑧運動障害が出現するまでの期間，⑨放射線治療スケジュールであった．この中で運動機能改善の予測因子として有意な結果が出たものは，④治療前の歩行状態，⑥内臓転移の有無，⑧運動障害進行の期間であった．つまり機能回復が期待される患者は，治療前に歩行が可能であり，内臓転移がなく，運動障害進行の期間が14日以上の患者であり，Fattalらのreviewと同じような結果であった．

表11　よい機能予後が期待できる脊髄圧迫合併患者の因子

| |
|---|
| ①治療前に歩行が可能であった． |
| ②神経学的所見の悪化がゆっくりであった（14日以上）． |
| ③手術までの期間が短い（48時間以内）． |
| ④原発巣のがん種→乳がんや血液がん（リンパ腫や骨髄腫）は割合よい． |
| （⑤手術適応のある場合には，治療法は手術＋放射線治療が放射線単独よりもよい） |

# 脊椎転移患者の機能評価

麻痺の評価については，通常一般的な脊髄損傷と同じ評価法で行われることが多く，Frankelの分類（表12）[35]やASIA（米国脊髄損傷協会）評価表（図4）[36]などが用いられる．

ADLの評価についても，他疾患や一般的な脊髄損傷と同様にFIMを用いることが多い．KPSを用いることもあり，FIMとKarnofsky Performance Status（KPS）は相関することが示されている[37]．

表12 Frankelの分類

| | | |
|---|---|---|
| A | Complete〔完全麻痺〕：損傷高位以下の運動知覚完全麻痺 |
| B | Sensory only〔知覚のみ〕：運動完全麻痺で，知覚のみある程度保存 |
| C | Motor useless〔運動不全〕：損傷高位以下の筋力は少しあるが，実用性がない |
| D | Motor useful〔運動あり〕：損傷高位以下の筋力の実用性がある 補助具の要否に関わらず歩行可能 |
| E | Recovery〔回復〕：筋力弱化なく，知覚障害なく，括約筋障害なし，反射の異常はあってもよい |

（Frankel HL，文献35より和訳引用）

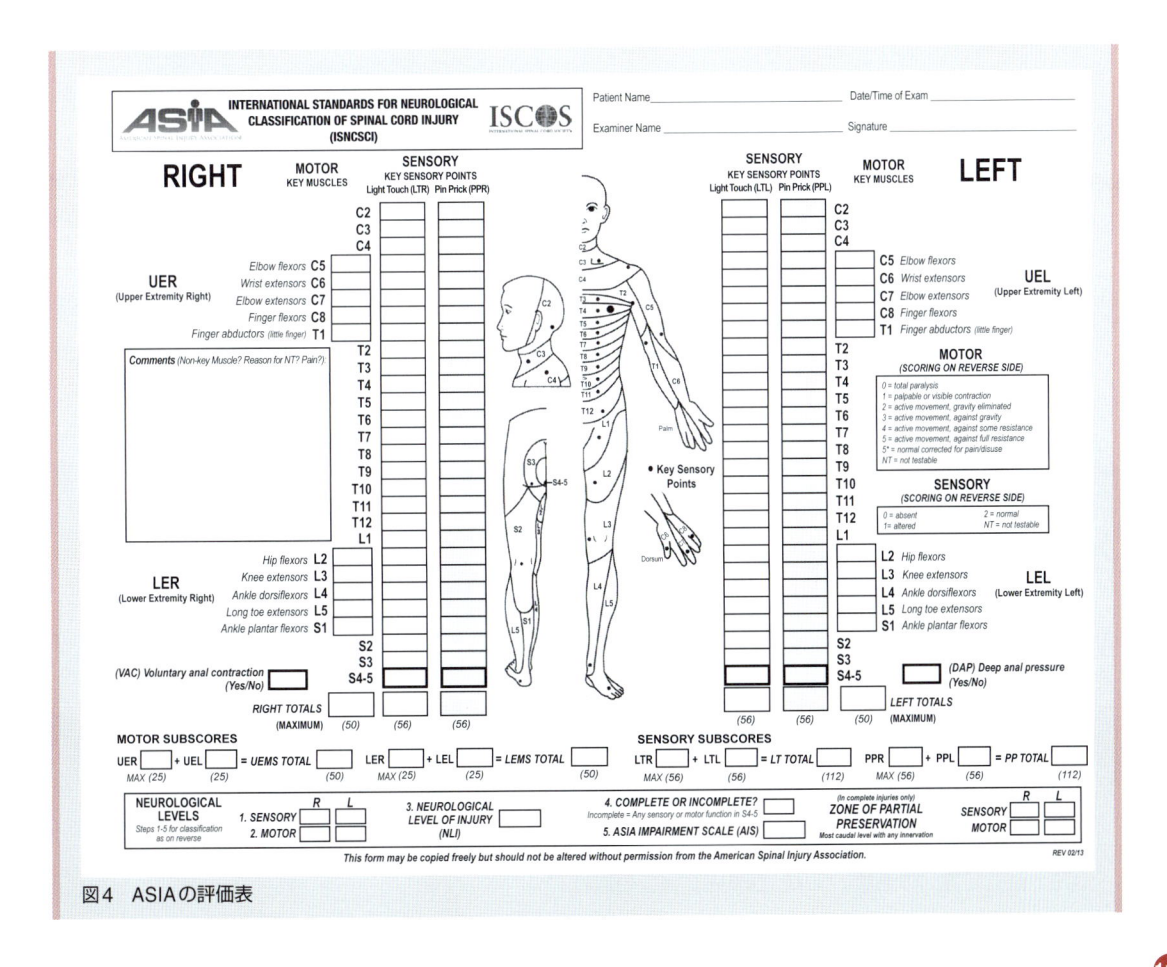

図4 ASIAの評価表

# 脊椎転移への治療中，後のリハビリテーション

図5に脊椎転移への治療，リハの流れについてまとめた．

## ❶骨転移巣が小さく，骨折，疼痛，神経症状がない場合

薬物療法（化学療法，ホルモン療法，ビスホスホネート，抗RANKL抗体）や放射線療法が施行されることが多い．この治療中には，基本的に安静度制限は不要であるため，必要に応じて廃用予防のリハを行う．

〈リハプログラム例〉

転移巣に負荷がかからないような筋力増強練習，耐久性向上（歩行練習や有酸素運動）．

## ❷疼痛はあるが麻痺はない場合

疼痛はあるが麻痺はない段階で放射線治療が適切に行われた場合，90％の症例で生存期間中の麻痺を回避できるといわれており，放射線療法が第一選択となる場合が多い．前述の脊椎の安定性（p.108～109）や，痛みの程度に応じて，安静

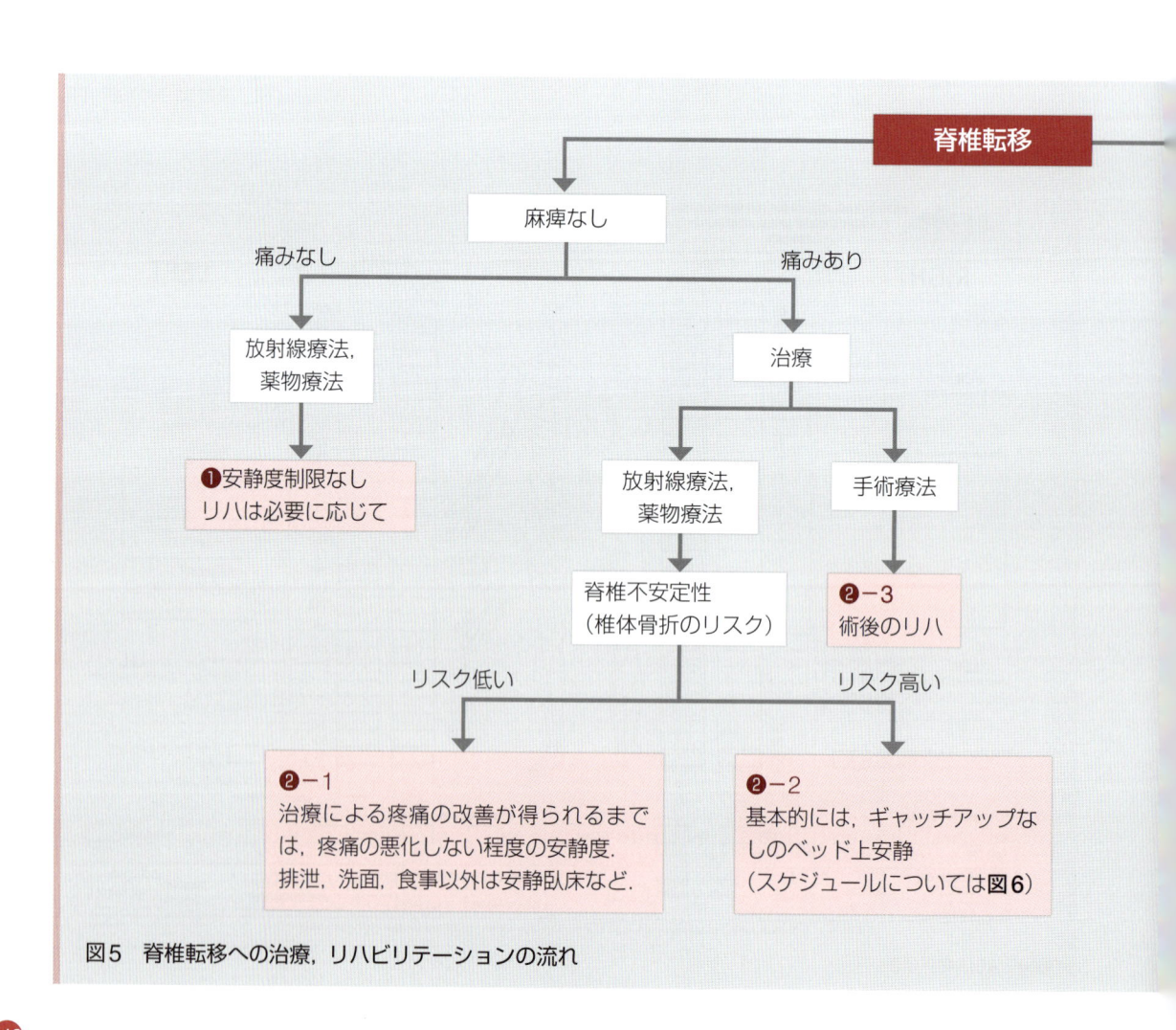

図5 脊椎転移への治療，リハビリテーションの流れ

度制限やリハプログラムを検討する[38]．

### ❷-1 放射線療法，薬物療法中・後
### 脊椎の不安定性，椎体骨折のリスクが低い場合

疼痛が悪化しない程度の安静度制限を行う．排泄，洗面，食事は普通に行い，それ以外は安静臥床とするなどの活動度とする．痛みが軽減してきたら，それに応じて活動を増やしていく．必要に応じてリハを行う．

〈リハプログラム例〉

活動を制限している時期には，転移巣に負荷がかからないような廃用予防の筋力増強練習，疼痛の出にくい動作指導（体幹の捻りや前後屈をなるべく避けるような動作方法）や環境設定（座面の高さ，手すりの使用，歩行補助具の使用など）．活動を増やしていく時期には，動作によって痛みが出ないかどうかを確認し，徐々に耐久性向上練習などを行う．

### ❷-2 放射線療法，薬物療法中・後
### 脊椎の不安定性，椎体骨折のリスクが高い場合

ギャッチアップ10°程度の床上安静とする場合には安静臥床による深部静脈血栓症や褥瘡，誤嚥性肺炎などの予防のために，体位交換（側臥位励行）や弾性ストッキングの装着，食事内容の工夫，深呼吸の励行などを行う．図6には放射線治療を行った場合の安静度，リハのスケジュールについて基本的な例を示した．放射線治療により骨硬化

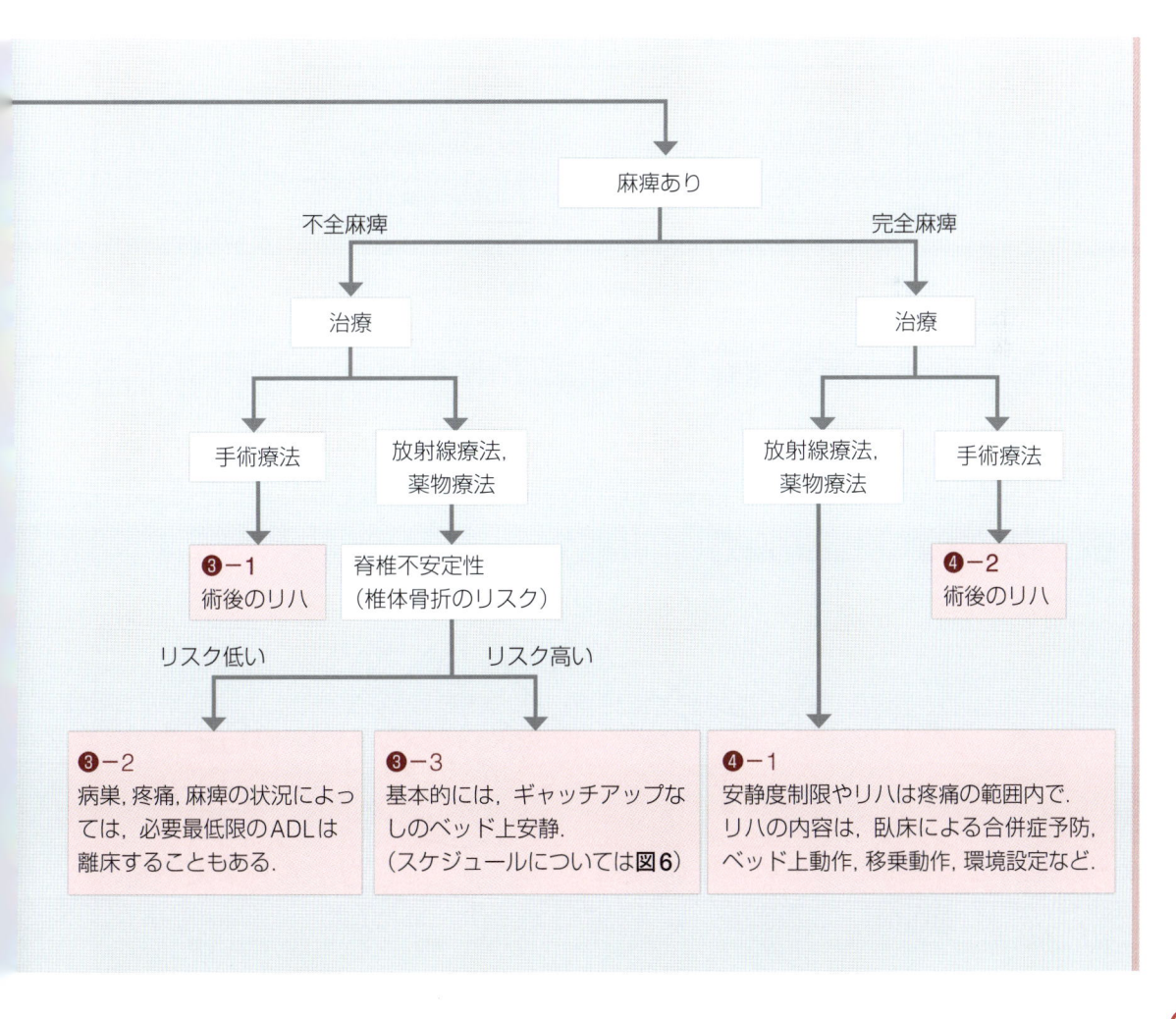

```
                    麻痺あり
          ┌────────────┴────────────┐
       不全麻痺                    完全麻痺
          ↓                          ↓
         治療                        治療
      ┌───┴───┐                  ┌───┴───┐
   手術療法  放射線療法,         放射線療法,  手術療法
             薬物療法             薬物療法
      ↓         ↓                    ↓         ↓
    ❸-1    脊椎不安定性                       ❹-2
   術後のリハ （椎体骨折のリスク）            術後のリハ
      ┌───┴───┐
   リスク低い  リスク高い
      ↓         ↓                    ↓
    ❸-2      ❸-3                   ❹-1
  病巣,疼痛,麻痺の状況によっ  基本的には，ギャッチアップな  安静度制限やリハは疼痛の範囲内で．
  ては，必要最低限のADLは     しのベッド上安静．           リハの内容は，臥床による合併症予防，
  離床することもある．         （スケジュールについては図6） ベッド上動作，移乗動作，環境設定など．
```

が完全に得られるには2～3カ月かかるが，疼痛は照射が8割程度終了した時点で軽減することが多い．そのため，放射線治療終了を目安に麻痺の出現がなければ，疼痛をみながらコルセットやカラーなどの装具を装着したうえで，安静度を上げていく．コルセット，カラーの装着は，基本的に骨硬化が認められる3カ月程度の間継続する．前述のように放射線治療が第一選択となることが多いが，薬物療法で骨硬化が期待される場合には，その際にも，放射線治療を行った際と同じ考え方で，疼痛の具合や神経症状の出現の有無などを確認しながら安静度管理を行う[38]．

〈装具の選択〉

頸椎から第2胸椎の病変にはソフト(ポリネック)カラー(**図7左**)のような頸椎カラーを使用することが多い．ただし，固定性は高くないため，頸椎の動きに注意を促す，過屈曲を制限するという目的での装着となる．フィラデルフィア型カラー(**図**

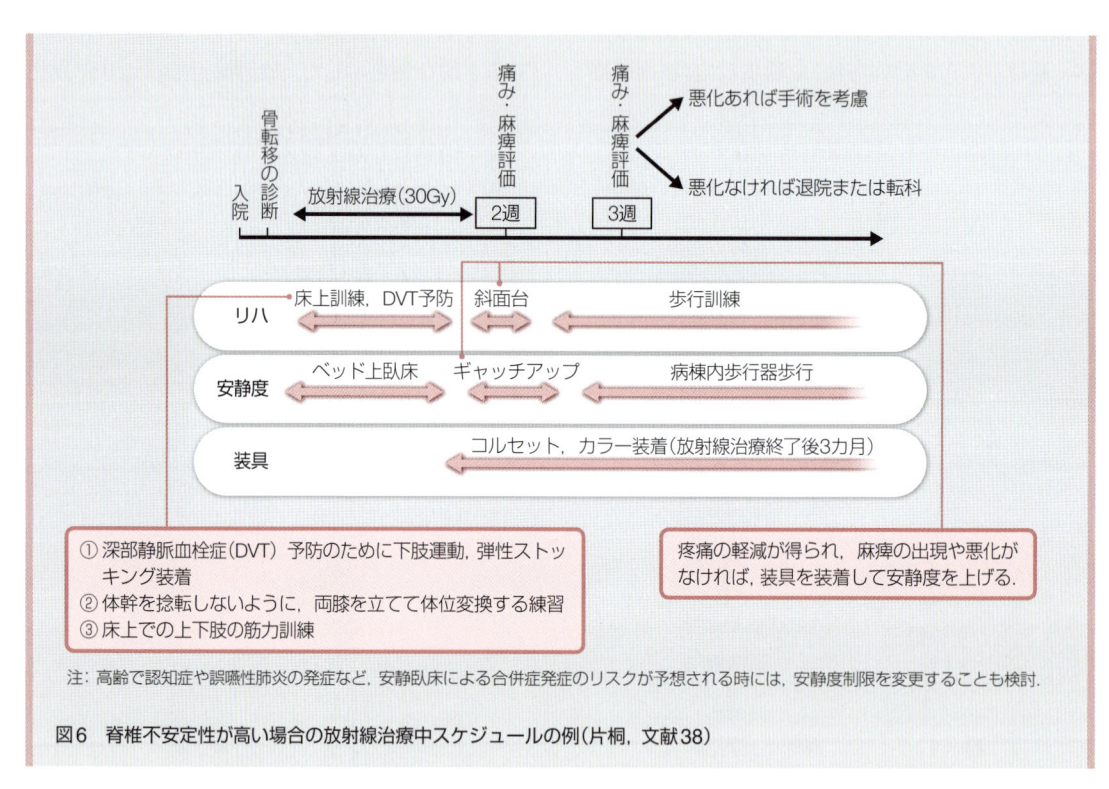

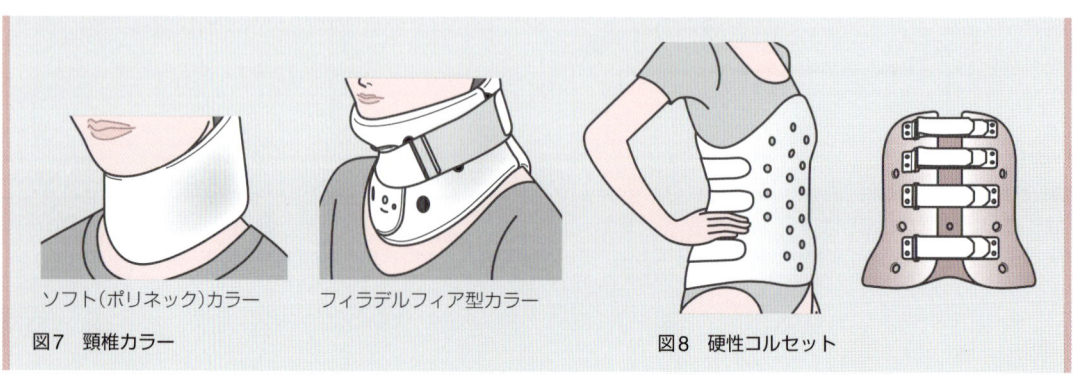

図6 脊椎不安定性が高い場合の放射線治療中スケジュールの例(片桐，文献38)

図7 頸椎カラー

図8 硬性コルセット

7右）は，動きを制限するため固定性がやや高くなるが，下方視が困難になるため，動作に支障をきたすことがある．また，頸胸椎移行部の症例で不安定性が強いものには，頸部と胸部の一体型になった装具を使用する場合もある．

第3から第9胸椎では，胸郭の支持によって可動性が制限されるため，基本的にはコルセットは必要ないとされるが，作製することもある．

第10胸椎から第5腰椎では硬性コルセット（図8）を使用することが多い．基本的にはダーメン（軟性）コルセットでは脊椎転移の場合には固定力が不十分であり硬性コルセットの使用が勧められるが[38]，硬性コルセットの装着で圧迫感や精神的なストレスがある場合や不安定性の状況に応じて，支柱の数を増やしたダーメンコルセットや硬性コルセットの中でもやや圧迫面を減らすことのできるジュエット型コルセットの作製を行うこともある．

合併症（ストマ造設，呼吸障害など）や体型などにより，装着が困難なこともある．コルセットの装着により，精神的苦痛を与えることも多いので，骨転移部位や不安定性をしっかりと評価して適切な処方を行う必要がある．

コルセットの装着は，臥位やギャッチアップ位など，痛みや身体機能に応じた装着方法を選択する．鼠径部で大腿外側皮神経がコルセットで圧迫されて神経障害を生じることがあるので注意する．

〈リハプログラム例〉

図6に示したように，ベッド上安静の時期には廃用性の筋力低下防止のための筋力増強練習，DVT予防のための下肢体操指導，体幹の捻転を生じないように寝返りをする指導を行う．肺炎のリスクが高い高齢者などには，呼吸介助や深呼吸の指導などを行い，1回換気量の増加を行う．安静度を上げていく時期には，ベッド上での装具装着方法を指導，固定性が得られていることを確認する．装具を装着し，疼痛やバイタルの変化を評価しながら，徐々にギャッチアップを行う．可能であれば，脊椎を屈曲せずに立位がとれる斜面台から開始することが勧められる．立位が可能となったら，平行棒や歩行器歩行を行い，問題なければ自由歩行に移行する．歩行が不安定で転倒の危険があるようであれば，退院後の生活を想定したうえで歩行補助具を使用する．また，平行棒や歩行補助具を使用して歩行を行う際には，上下肢に転移がないことを確認しておく必要がある．

### ❷－3 手術療法後

麻痺がなくても，脊椎の不安定性が高い場合に，手術が選択される場合もある．その際には術後に応じたリハを行う（第2部-5）．

## ❸ 不全麻痺がある場合

麻痺が生じている段階では，除圧および固定手術が行われることもある[38]．脊椎の不安定性が低く，脊柱管腔に進展した腫瘍に対して放射線療法や薬物療法の効果が期待できる場合や，予後や全身状態が悪い場合には，手術の適応とならないこともある．そのような場合には，放射線療法や薬物療法（ステロイドを含む）が行われる．

### ❸－1 手術療法後

術後に応じたリハを行う（第2部-5）．

### ❸－2 放射線療法，薬物療法中・後，脊椎の不安定性が低い場合

基本的には麻痺がある場合には，麻痺悪化のリスクがあるために安静度制限を行うことが多いが，脊椎の不安定性が低い場合や麻痺が軽度の場合には，様子をみながらトイレ動作や洗面などの最低限のADLでは，離床することもある．

〈リハプログラム例〉

②-1と同じような考え方で行うが，麻痺の重症度に応じて，ADLや歩行練習のプログラムを立てる（③-3を参照）．

### ❸－3 放射線療法，薬物療法中・後，脊椎の不安定性が高い場合

基本的なスケジュールや内容としては，②-2と同様の考え方となる．麻痺の進行がないことを確認しながら安静度を上げていく．麻痺の改善は緩徐に得られることも多いため，治療終了

直後に機能予後を予測するのは難しいことが多い．しかし，生命予後の限られた患者に無駄に長い入院や過度なリハを行わない，逆に得られるはずの身体機能，ADL，QOL向上のチャンスを逃さないように，適切なゴール設定，リハプログラムを行う必要がある．不全麻痺を生じた脊髄圧迫患者のゴール設定を行うことは一番難しい．そのため，チームでの情報交換や方針決定を行うことは有用である．

〈リハ方針の立て方，アプローチ〉

　生命予後や身体機能予後の予測については，前述のとおりである．そこからおおよその予後予測は可能であろう．生命予後や患者・家族の希望，自宅環境や介護者から，まずは自宅退院が可能となるための条件(歩行ベース，車椅子ベース，移乗が自立など)を確認する．身体機能がそれに合わなくても，環境設定やサービス調整によって達成できることもある．全身状態，治療状況，疼痛管理や排泄コントロールについても，評価，調整が必要である．自宅退院が可能となれば，それに向けてリハ方針を設定する．表13には，自宅での歩行，トイレ動作，入浴動作を考慮してのアプローチをまとめた．生命予後が短いと予想される患者では，自宅改修などのおおがかりなことは行わずに，レンタル機器や介護方法，サービス調整などによって，患者・家族の負担が少なく行えるような，またできるだけ短期間で退院できるような方法を検討する．生命予後が長いと予想される患者では，状況に応じて手すり設置や段差解消などの自宅改修も検討する．身体機能の改善が期待される場合には，入院期間を延長してのリハ継続や自宅退院後の訪問，通所リハ導入を検討する．

　脊髄圧迫を合併した患者にリハを行う場合の注意点としては，コルセット装着や体幹筋の筋力低下のために，体幹機能が低下していることを考慮に入れた動作方法を選択，練習すること，他骨部

表13　不全対麻痺のある場合のリハビリテーションアプローチ

| 生命予後 | 身体機能 | | 自宅での歩行，トイレ動作，入浴動作を考えてのアプローチ |
|---|---|---|---|
| 短いと予測される | 麻痺軽度 | 歩行レベル | 自宅環境，ベッド，自宅内移動，トイレ動作，入浴方法などの確認．歩行補助具の選択，基本動作・歩行指導，介助が必要であれば介助方法指導． |
| | 麻痺重度 | 車椅子レベル ベッド上レベル | 車椅子移乗は，患者・家族の負担が少なく行えるように，時間や回数，移乗方法，介助者，介助方法などについて検討．トイレ動作についても同様に，ベッド上で行うのか，車椅子でトイレまで移動するのか，ポータブルトイレに移乗するのか，環境設定や介助方法を検討する．入浴はベッド上清拭，サービス利用，シャワーチェア使用などについて検討．訪問看護，ヘルパーサービスなどの利用も． |
| 比較的長いと予測される | 麻痺軽度 | 歩行レベル | 自宅環境，ベッド，自宅内移動，トイレ動作，入浴方法などの確認．歩行補助具の選択，基本動作・歩行指導，介助が必要であれば介助方法指導．状況に応じて，手すりの設置，訪問リハ，通所リハの導入，外出方法などについても検討． |
| | 麻痺重度 | 車椅子レベル ベッド上レベル | 車椅子乗車は，無理なく継続できるように，介助者の負担が少ない方法を検討する(リフト，トランスファーボード使用など)．車椅子の選択も行う．トイレ動作や入浴動作も同様に，どのような方法で行うか，環境設定，介助方法，サービス利用について検討．訪問リハを導入して，身体機能の変化に応じて環境や介助方法も変更できるようにする．訪問看護やヘルパーの導入も． |

位への転移や疼痛の有無に応じた動作方法や補助具を選択することである．

〈リハプログラム例〉

上記方針に応じて，必要な動作獲得のためのリハプログラムを行う．まずは，全身状態，バイタルや疼痛が落ち着いていることを確認し，それらを悪化させないようにプログラムを進めていくことが重要である．

歩行レベルが目標であれば，下肢筋力練習，バランス，基本動作，歩行練習，ADL動作練習を行う．カラーやコルセット装着による体幹可動域制限を生じるため，普段と動作方法が異なる点についても注意指導する．その他，**表13**に示したとおり，歩行補助具の選択や環境調整，介助指導なども行う（歩行補助具の選択については**第2部-4章**）．

車椅子レベルが目標であれば，**表13**にあるように車椅子，移乗方法を選択する．通常の脊髄損傷のリハと同様に，座位バランスの練習や上肢筋力増強，プッシュアップ練習を行う．頸髄損傷で上肢に麻痺があるのであれば，上肢機能練習や食事動作などの確認や自助具使用の検討を行う．

### ❹ 完全麻痺がある場合

この段階では，治療により麻痺が回復する可能性はほとんどないといわれる．ステロイドやオピオイドで十分な除痛が得られないときには放射線治療の適応となる．場合によっては除圧のための緊急手術が施行されることもある（**第2部-5章**）．

#### ❹-1 放射線療法，薬物療法を選択した場合

基本的に疼痛の範囲内で安静度制限は不要となる．治療中の合併症予防のために，弾性ストッキングの装着やギャッチアップ励行を行う．

〈リハプログラム例〉

痛みの増悪がない範囲で，ベッド上での動作や端座位などを練習する．非麻痺部の筋力増強練習や麻痺部の拘縮予防のROMを行う．肺炎のリスクが高い高齢者などには，呼吸介助や深呼吸の指導などを行い，1回換気量の増加を行う．疼痛や全身状態をみながら車椅子乗車も行う．自宅退院に向けてのアプローチについては，不全麻痺と同様に考える（**前述**）．

#### ❹-2 手術療法を選択した場合

手術に応じたリハを行う（**第2部-5章**）．

# リハチームによる多職種多面的アプローチの重要性

Fattalらは，運動機能だけでなく，疼痛や排泄コントロールについても患者QOLを大きく左右するものとして，それらに対してリハチームによる多職種多面的アプローチを行うことの重要性を強調している[4]．基本的には1カ月以内の入院として，**表14**に示すような方針でリハを行い，予後が比較的良く，機能回復が期待できるものは1カ月を超えてリハを行う．ただし，自宅で家族と過ごす時間を減らすことがないように，2カ月を超えての入院リハは行うものではないとしている．

Fattalらのreviewで最初に集められた300個の論文のうち，リハチームによって書かれたものは9個であった．脊髄損傷ユニットで入院リハを行った平均期間は，5論文で1カ月以内，2論文で1〜2カ月，あとは104日，111日であった．自宅退院率は，平均入院期間が104日と111日であった論文の61％，64％以外は，70％を超えており，平均は79％であった[4]．

日本と海外では医療状況が異なるが，限られた期間で優先順位をつけて必要で適切なリハを行い，本人，家族の在宅療養の希望があれば，負担をできるだけ減らした状態で自宅退院を達成するということは，共通の目標であろう．

表14 脊髄圧迫による麻痺を生じた患者に対して行う時期別のリハビリテーションの方針

| 1カ月のうちに行うもの | 1カ月を超えて行うもの |
| --- | --- |
| ①車椅子の適合と環境設定<br>②排泄管理<br>③全身状態の改善<br>④介護者への移乗動作の指導<br>⑤疼痛コントロール(薬物，装具，経皮的電気刺激療法，温熱療法，超音波)<br>⑥心理学的カウンセリング<br>⑦栄養状態の改善<br>⑧経済状態の評価 | ①(自分での)移乗練習<br>②ADL動作の自立練習<br>③自宅改修 |

(Fattal C，文献4より和訳引用)

## 参考文献

1) Klimo P Jr, et al : A meta-analysis of surgery versus conventional radiotherapy for the treatment of metastatic spinal epidural disease. *Neuro Oncol*, 7(1) : 64-76, 2005.
2) Abrams HL, et al : Metastases in carcinoma; analysis of 1000 autopsied cases. *Cancer*, 3(1) : 74-85, 1950.
3) Barron KD, et al : Experiences with metastatic neoplasms involving the spinal cord. *Neurology*, 9(2) : 91-106, 1959.
4) Fattal C, et al : Metastatic paraplegia and functional outcomes: perspectives and limitations for rehabilitation care. Part 2. *Arch Phys Med Rehabil*, 92(1) : 134-145, 2011.
5) 森脇昭介：骨転移と諸因子．骨転移の病理〜基礎と臨床のはざまで〜．pp33-36, 杏林書院, 2007.
6) Algra PR, et al : Do metastases in vertebrae begin in the body or the pedicles? Imaging study in 45 patients. *AJR Am J Roentgenol*, 158(6) :1275-9, 1992.
7) 高橋 満：BP治療による骨関連事象(SRE)の抑制とQOLの維持[高橋俊二(編)．がん骨転移治療〜ビスホスホネート治療によるBone Management〜]．pp68-74, 先端医学社, 2012.
8) 富田勝郎・他：脊椎転移に対する局所根治手術と治療成績．骨・関節・靱帯, 17：484-490, 2004.
9) Taneichi H, et al : Risk factors and probability of vertebral body collapse in metastases of the thoracic and lumbar spine. *Spine (Phila Pa 1976)*, 22(3) : 239-245, 1997.
10) Fisher CG, et al : A novel classification system for spinal instability in neoplastic disease: an evidence-based approach and expert consensus from the Spine Oncology Study Group. *Spine (Phila Pa 1976)*, 35(22) : E1221-1229, 2010.
11) Fourney DR, et al : Spinal instability neoplastic score: an analysis of reliability and validity from the spine oncology study group. *J Clin Oncol*, 29(22) : 3072-3077, 2011.
12) Fattal C, et al : Metastatic paraplegia and vital prognosis: perspectives and limitations for rehabilitation care. Part 1. *Arch Phys Med Rehabil*, 92(1) : 125-133, 2011.
13) Pulunkett TA, Rubens RD : Clinical features and prognosis of bone metastases [Jasmin C, Coleman RE et al (ed.) : Textbook of bone metastases]．pp65-75, WILEY, 2005
14) Hill ME, et al : Spinal cord compression in breast cancer: a review of 70 cases. *Br J Cancer*, 68(5) : 969-973, 1993.
15) Bayley A, et al : A prospective study of factors predicting clinically occult spinal cord compression in patients with metastatic prostate carcinoma. *Cancer*, 92(2) : 303-310, 2001.
16) Venkitaraman R, et al : Frequency of screening magnetic resonance imaging to detect occult spinal cord compromise and to prevent neurological deficit in metastatic castration-resistant prostate cancer. *Clin Oncol (R Coll Radiol)*, 22(2) : 147-152, 2010.
17) 中田英二・他：骨転移に対する骨転移対策システムの有用性と問題点．癌治療学会学術集会．2012.
18) Tokuhashi Y, et al : Scoring system for the preoperative evaluation of metastatic spine tumor prognosis. *Spine (Phila Pa 1976)*, 15(11) : 1110-1113, 1990.
19) Tokuhashi Y, et al : A revised scoring system for preoperative evaluation of metastatic spine tumor prognosis. *Spine (Phila Pa 1976)*, 30(19) : 2186-2191, 2005.
20) Tomita K, et al : Surgical strategy for spinal metastases. *Spine (Phila Pa 1976)*, 26(3) : 298-306, 2001.
21) Ulmar B, et al : Evaluation of the Tokuhashi prognosis score and its modifications in 217 patients with vertebral metastases. *Eur J Surg Oncol*, 33(7) : 914-919, 2007.

22) Wang M, et al : Predictive value of Tokuhashi scoring systems in spinal metastases, focusing on various primary tumor groups: evaluation of 448 patients in the Aarhus spinal metastases database. *Spine (Phila Pa 1976)*, 37 (7) : 573-582, 2012.
23) Rades D, et al : A validated survival score for breast cancer patients with metastatic spinal cord compression. *Strahlenther Onkol*, 189 (1) : 41-46, 2013.
24) Rades D, et al : A validated survival score for patients with metastatic spinal cord compression from non-small cell lung cancer. *BMC Cancer*, 20 ; 12 : 302, 2012.
25) Rades D, et al : Metastatic spinal cord compression in non-small cell lung cancer patients. Prognostic factors in a series of 356 patients. *Strahlenther Onkol*, 188 (6) : 472-476, 2012.
26) Rades D, et al : A survival score for patients with metastatic spinal cord compression from prostate cancer. *Strahlenther Onkol*, 188 (9) : 802-806, 2012.
27) Rades D, et al : Prognostic factors and a survival score for patients with metastatic spinal cord compression from colorectal cancer. *Strahlenther Onkol*, 188 (12) : 1114-1118, 2012.
28) Douglas S, et al : Metastatic spinal cord compression in patients with cancer of unknown primary. Estimating the survival prognosis with a validated score. *Strahlenther Onkol*, 188 (11) : 1048-1051, 2012.
29) Douglas S, et al : Prognostic factors for different outcomes in patients with metastatic spinal cord compression from cancer of unknown primary. *BMC Cancer*, 21 ; 12 : 261, 2012.
30) Rades D, et al : A score to identify patients with metastatic spinal cord compression who may be candidates for best supportive care. *Cancer*, 119 (4) : 897-903, 2013.
31) Rades D, et al : Final results of a prospective study of the prognostic value of the time to develop motor deficits before irradiation in metastatic spinal cord compression. *Int J Radiat Oncol Biol Phys*, 53 (4) : 975-979, 2002.
32) Chaichana KL, et al : Predictors of ambulatory function after decompressive surgery for metastatic epidural spinal cord compression. *Neurosurgery*, 62 (3) : 683-692, 2008.
33) Patchell RA, et al : Direct decompressive surgical resection in the treatment of spinal cord compression caused by metastatic cancer: a randomised trial. *Lancet*, 366 (9486) : 643-648, 2005.
34) Rades D, et al : Prognostic factors in a series of 504 breast cancer patients with metastatic spinal cord compression. *Strahlenther Onkol*, 188 (4) : 340-345, 2012.
35) Frankel HL, et al : The value of postural reduction in the initial management of closed injuries of the spine with paraplegia and tetraplegia. I. *Paraplegia*, 7 (3) : 179-192, 1969.
36) Maynard FM, et al : International Standards for Neurological and Functional Classification of Spinal Cord Injury. American Spinal Injury Association. *Spinal Cord*, 35 (5) : 266-274, 1997.
37) O'Toole DM, Golden AM : Evaluating cancer patients for rehabilitation potential. *West J Med*, 155 (4) : 384-387, 1991.
38) 片桐浩久：転移性骨腫瘍のリハビリテーション．特集/がんのリハビリテーション―チームで行う緩和ケア―．MB Med Reha, 140：19-27，2012．
39) 徳橋泰明・他：転移性脊椎腫瘍に対する手術療法の最前線．脊椎脊髄ジャーナル，12：497-506，1999．

■**執筆者** 大森まいこ・辻　哲也

# 4 長管骨・骨盤転移の評価とリハビリテーション

## 長管骨・骨盤骨転移の概要

大腿骨や上腕骨などの長管骨，また骨盤骨も骨転移の好発部位である．骨盤や大腿骨は荷重・歩行によって，上腕骨は日常生活の中での捻る動作などによって，骨折のリスクが高く注意が必要である．

適切な診断，治療が行われずに病的骨折に至ると，身体機能，QOLの低下を生じる．病的骨折を生じる前であれば，手術ではなく保存的加療を選択して，病的骨折を予防できることも多い．長管骨転移をもつ症例において，病的骨折は生命予後の不良因子であったと徳橋ら[1]やHansenら[2]も報告しており，病的骨折を生じる前に治療を行うことが重要である．しかし，骨折のリスクの低い患者に，必要のない手術を行うことは避けるべきであり，適切な評価，治療が求められる．

## 長管骨・骨盤転移の病的骨折のリスク評価

長管骨，骨盤骨に骨転移のある患者にリハビリテーション（以下，リハ）を行う場合，病的骨折のリスクを評価して，骨折を生じないように管理する必要がある．

### 1. 古典的なリスク評価

病的骨折のリスクについては，1950年代後半からさまざまな研究，報告がなされている．1964年にはSnellは大腿骨病的骨折を生じた乳がん患者19人について，病巣が皮質を含み，径が2.5cm以上で痛みを伴うものという基準によって，58％で骨折の予測が可能であったとした[3]．1970年代には予防的固定の手術適応について，手術症例の後方視研究から検討した研究が多く報告された．それらの報告からは，骨転移巣の大きさが2.5cm以上のもの，X線で溶骨性変化を認めるもの，骨皮

表1　予防的固定手術が勧められる切迫骨折の状態

X線上溶骨性変化がみられ，以下の3つの条件を満たす．
- 大腿骨で病変の径が2.5cmを超える．
- 骨皮質の全周50％以上の破壊がある．
- 適切な局所への放射線療法施行にもかかわらず，荷重時の痛みが持続あるいは増強する．

（Harrington，文献9）

質の全周50％以上の破壊があるもの，増悪する局所性変化があるものが，骨折のリスクが高いとされている[4〜8]．1982年にHarringtonらは，それらをまとめて，予防的固定手術が勧められる切迫骨折の状態と定義した(**表1**)[9]．

## 2. Mirelsのリスク評価

1989年には，Mirelsが長管骨の病的骨折のリスクを定量化することを目的として，スコアリングシステムを報告した[10]．これはMirelsのスコアとして広く知られている．彼らは，放射線治療を施行した78箇所の骨転移について，それぞれの放射線治療前のX線と臨床所見をスコア化したものから点数をつけて(**表2**)，その後の骨折発生の有無を調査した．放射線治療後6カ月以内に骨折を生じたのは27箇所，生じなかったのは51箇所であり，骨折を生じた群の平均点は10点，生じなかった群の平均点は7点であった．この結果から，9点以上は病的骨折のリスクの高い群として予防的固定術を勧められるとし，7点以下はリスクが低い群であり非手術的治療でよいとした(**表2**)．

## 3. Mirelsのリスク評価は過大評価？～Van Der Lindenらのリスク評価

2004年にVan Der Lindenらが，放射線治療についてのランダム化前向き調査を行い，放射線治療後の110箇所の大腿骨骨転移巣における病的骨折の危険因子について検証した[11]．放射線治療前に，過去に示されている危険因子について確認し，加えてX線の溶骨性変化を詳細に検討し(**図1**)，放射線治療後52週間の骨折の有無について追跡した．

骨折を生じたのは14箇所，生じなかったのは96箇所であり，それぞれの危険因子について2群を比較した．そのなかで，長管骨長軸方向において病変が骨皮質内にどれくらい浸潤しているかを示す指標L-cort (**図1**)が，病的骨折の危険因子として有用であると結論した．L-cortのカットオフ値は30mmとなり，それ以上のものでは骨折をき

表2 Mirelsによる長管骨病的骨折のリスク

| 場所 |  | 点数 |
|---|---|---|
| 場所 | 上肢 | 1 |
|  | 下肢 | 2 |
|  | 転子部 | 3 |
| 疼痛 | 軽度 | 1 |
|  | 中等度 | 2 |
|  | 重度 | 3 |
| タイプ | 造骨性 | 1 |
|  | 混合性 | 2 |
|  | 溶骨性 | 3 |
| 大きさ (直径に占める割合) | <1/3 | 1 |
|  | 1/3〜2/3 | 2 |
|  | >2/3 | 3 |

| 合計点数 | 病的骨折のリスク | 推薦治療 |
|---|---|---|
| 9以上 | 高い | 予防的固定 |
| 8 | 境界 | 固定を考慮 |
| 7以下 | 低い | 非手術的治療 |

(Mirels H，文献10)

図1　X線での評価方法（単位mm）（Van der Linden，文献11より）

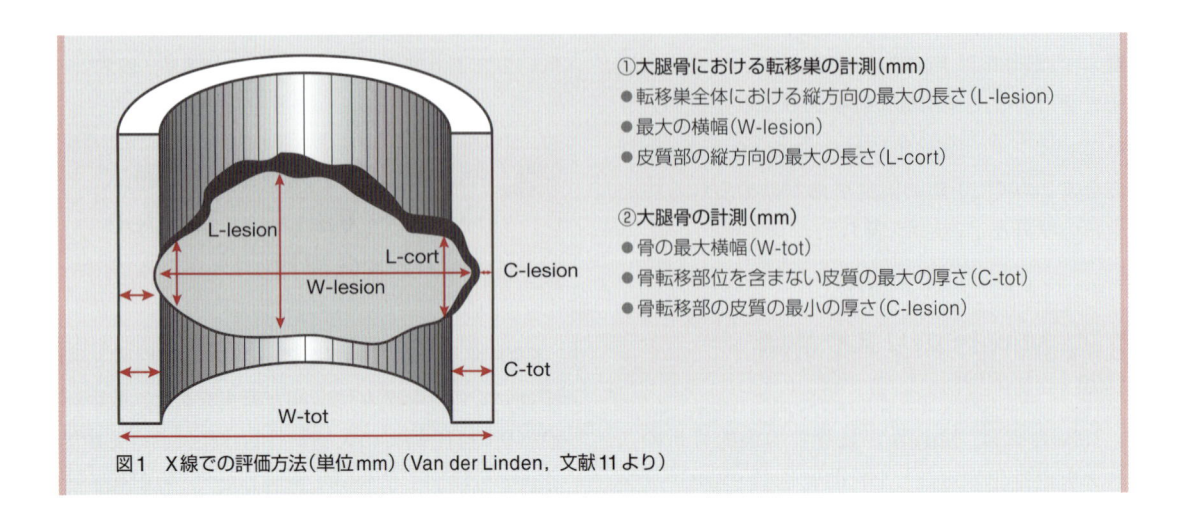

①大腿骨における転移巣の計測（mm）
● 転移巣全体における縦方向の最大の長さ（L-lesion）
● 最大の横幅（W-lesion）
● 皮質部の縦方向の最大の長さ（L-cort）

②大腿骨の計測（mm）
● 骨の最大横幅（W-tot）
● 骨転移部位を含まない皮質の最大の厚さ（C-tot）
● 骨転移部の皮質の最小の厚さ（C-lesion）

たしやすく，予防的固定手術が勧められる．その他の従来危険因子といわれているものは，Mirelsのスコアを含めて，骨折群と非骨折群で有意差は認められなかった．Mirelsのスコアについては，骨折を生じた14箇所ではすべて9点以上であったものの，骨折を生じなかった96箇所のうち84箇所（86％）についても9点以上であり，Mirelsのスコアは骨折のリスクを過大評価する可能性があるとしている．

Van der Lindenらの報告では，痛みの強さやその変化についても，52週の経過を追った．その結果，痛みが改善してきたところで骨折を起こした症例もあれば，非常に強い痛みや漸増する痛みを訴えていても骨折を生じない症例もあり，痛みの強さやその変化は必ずしも骨折のリスクを予測できるものではなかった．

## 4. 長管骨骨折のリスク評価の難しさ

このように，過去にさまざまな研究がなされているにもかかわらず，病的骨折はさまざまな因子が絡んで発症に至るため，その発症リスクを正確に予測することは容易ではない．また，MirelsやVan Der Lindenらの研究は，評価後に放射線治療が施行されている症例を対象にしており，治療を行わなかった際の自然経過での骨折リスクについては，そのまま適用できるものではない．また研究では，さまざまながん種の患者を対象としているにもかかわらず，原発巣のがん種の違いによる放射線感受性の高さ，低さや放射線治療後の骨硬化については言及されていないため，がん種によっても感度や特異度が異なるものと考えられる．

しかし，予防的固定術の適応を決定する場合と異なり，リハ施行にあたっては，骨折予防のリスク管理の視点から，初回評価では感度の高さが要求される．そのためこれら過去の報告は，必ずしも完全ではないということを念頭においたうえで，目安として参考にするのに適していると考える．

実際にリスク評価を行う際には，局所的な評価だけではなく，さまざまな因子を含めた全体的な評価が必要となる．それらのリスク評価については，SREのリスク評価の項を参照（**第1部-13章**）．

## 5. 骨盤転移のリスク評価

骨盤転移では，長管骨と比較すると病的骨折の頻度は高くないが，臼蓋の荷重面や股関節周囲に転移を生じると，中心性脱臼や歩行障害をきたす可能性がある．長管骨のようにリスクの評価につ

いては確立していないため，画像評価が必要となる．単純X線では，病巣の大きさなどについて正確な評価は難しいため，状況に応じてCTやMRIの撮影を検討する．

# 長管骨・骨盤転移の病的骨折のリスク管理

## 1. 今後の変化の推測

上記の病的骨折のリスク評価を参考にしてリスク管理を行う．その際にまずは骨転移巣が今後どう変化していくのかを推測して管理する必要がある（表3）．

基本的に，骨転移は未治療であれば悪化進行する．1985年にBuntingらは，切迫骨折の所見がない154人の骨転移患者にリハ病院での入院リハを施行し，前方視的にその経過を追った[12]．54人中12人16箇所の病的骨折を生じ，そのうち6箇所の骨折（肋骨2箇所，上腕骨3箇所，大腿骨1箇所）は明らかにベッド臥床の際に生じている．つまり，溶骨性変化が進行すれば，安静でも骨折を生じる状態となるのである．また特記すべき点としては，痛みのない不顕性骨折が8箇所（脊椎圧迫骨折6箇所，膝と肋骨1箇所ずつ）あったことである．これは約20年前の報告であり，当時はまだ切迫骨折や病的骨折を生じてから治療を行うことが多かったと考えられる．現在では切迫骨折を生じる前に予防的に治療を行うことが多いが，骨転移に気づかれずに進行していることや，末期に近く治療が困難な場合もあるため注意が必要である．

放射線治療を施行された病巣については，原発巣のがん種によって放射線効果が異なるため，治療後の疼痛や画像所見について評価したうえで荷重や動作を行う．骨髄腫，リンパ腫，乳がん，前立腺がんなどは放射線感受性が比較的高いが，甲状腺がんや腎がんなどは低いといわれる．また，放射線治療直後は骨折のリスクが逆に高くなるともいわれており，荷重に耐えられる骨硬化が得られる2～3カ月までは，疼痛や画像所見を確認しながら徐々に荷重量や活動度を増やしていく．

薬物療法については，乳がんや前立腺がんで

表3　骨転移の治療後経過の予測と注意点

| 未治療 | 悪化進行することを念頭において対応，疼痛のない骨折の可能性についても注意する． |
|---|---|
| 放射線治療後 | 原発巣のがん種によって放射線効果が異なるため，画像上で骨硬化を確認する．照射にて疼痛の改善が得られてもすぐには完全荷重を行わずに，疼痛の変化や画像所見をみながら徐々に荷重量を増やしていく．<br>大腿骨骨頭転移では，放射線効果がみられても，その後の荷重により少しずつつぶれていくリスクがあるので，杖などでの免荷を継続することが望ましい． |
| 薬物療法<br>（化学療法，ホルモン療法）後 | 薬物療法の効果があれば，骨硬化を得ることができる．放射線治療と同様に，疼痛や画像の変化をみながら荷重量を検討する． |
| ビスホスホネート，<br>抗RANKL抗体投与後 | SRE発症までの期間を有意に延長させると報告されているが，病的骨折のリスクがある症例においては，手術や放射線治療を併用する必要がある． |
| 手術 | 別章（第2部-5章） |

表4　骨転移部位と避けることが勧められる動作

| 部位 | 避ける動き |
|---|---|
| 下肢 | 下肢への荷重，病巣部に捻転・回旋力が生じる動作 |
| 骨盤 | 下肢への荷重（荷重面の転移） |
| 上肢 | 重いものを持つ，上肢への荷重，病巣部に捻転・回旋力が生じる動作 |

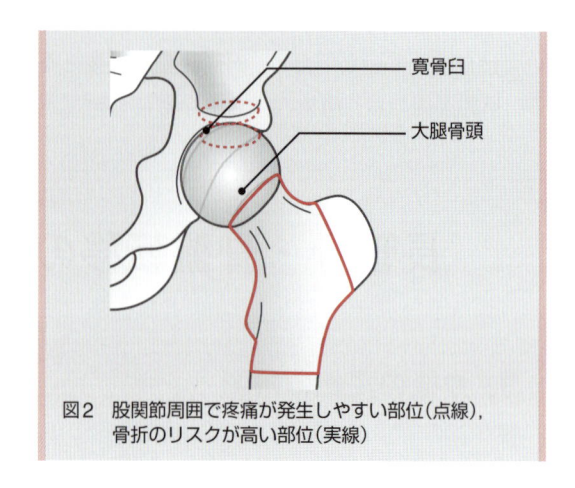

図2　股関節周囲で疼痛が発生しやすい部位（点線），骨折のリスクが高い部位（実線）

はホルモン療法や化学療法が有効であり選択されることが多い．また肺腺がんでは，骨転移に対してゲフィニチブが奏功する場合もある．

　ビスホスホネート，抗RANKL抗体（デノスマブ）の投与によってもSRE発生までの期間が延長することが示されているが，これらの骨転移治療薬は疼痛の緩和効果は期待できるが，病的骨折のリスクが高いと考えられる症例に骨折予防のために使用する場合には手術や放射線治療と併用して行う必要がある．

## 2. 動作時の注意点

　動作時の注意点としては，長管骨転移では，皮質の50％の破壊により強度は60〜90％減少するといわれており[14]，特に捻転・回旋を生じる動作では骨折のリスクが高くなるため，そのような動作は避ける（表4）．また荷重については，大腿骨や骨盤の荷重面への転移（図2点線枠内）では，荷重時痛を認めるようであれば免荷を検討する．特に臥位で下肢伸展挙上運動（SLR；straight leg raising）が痛みのために困難な場合には，荷重による骨折のリスクが高いので注意する．

# 長管骨・骨盤転移患者へのリハビリテーション

## 1. リハプログラム

　長管骨や骨盤転移患者へのリハの原則は，病的骨折や疼痛悪化のリスク評価，管理を行ったうえで，リスクを軽減するような動作法（起居，歩行，ADL動作）の指導や筋力増強，耐久性の向上のリハプログラムを施行することである．

　疼痛を伴う転移巣のある長管骨では，他動や自動介助は行わずに，疼痛の範囲内で自動運動を行うことが勧められる．また，痛みを伴わない転移巣のある長管骨でも他動でROM訓練を行う際には，できるだけ回旋の動きを入れないように，また可動域の終末で力を入れすぎないように注意する[13]．その他避ける動作については前述のとおりであり，ADLの中でそのような動きを伴うものについては非患肢の使用や代償動作を指導する．また必要に応じて，装具の装着や歩行補

表5 長管骨・骨盤転移のリハビリテーションプログラム

- 病的骨折や疼痛悪化のリスクについて評価
  - → ・リスクを軽減するような動作法(起居,歩行,ADL動作)の指導
    - ・装具の装着,歩行補助具,自助具などの使用
    - ・環境設定,家屋改修
- 疼痛を伴う転移巣のある患肢については,他動や自動介助は行わずに,疼痛の範囲内での自動運動
- 筋力増強(患肢以外),耐久性向上

助具,自助具の使用について検討する.自宅退院を目標としている場合には,自宅環境を確認して,環境設定や家屋改修について検討する(表5).

## 2. 骨盤,大腿骨転移に対する,免荷のための歩行補助具,装具

大腿骨骨幹部の病変や骨破壊が少なく放射線治療に感受性の高い腫瘍の場合には,放射線治療単独でも歩行能力を維持できる可能性もあるが,頸部から転子下病変(図2実線枠内)では,放射線治療後にも骨折を起こす危険は高い[10].大腿骨頸部から転子下病変で手術での固定治療をされていない場合には,単純X線で確認し,荷重時の疼痛をみながら部分荷重や免荷を行う必要がある.

### 歩行器

患側下肢の荷重を減らす,つまり免荷のためには,杖や歩行器・歩行車などの歩行補助具や下肢装具などを用いる.免荷量や活動度,生活背景,身体機能,使用期間などに応じて選択する.

歩行器・歩行車は,「固定型歩行器」,「交互型歩行器」,「二輪型歩行器」,「四輪型歩行器」,「肘支持型四輪型歩行器」などが主なものとして使用されている(図3).基本的には,両手で握って体重を支持するが,肘支持型のように腕を置いて前腕で支持するタイプのものもある.

杖に比べると支持性,安定性が高く,約半分の免荷率があるといわれているが,ある程度の面積があり平らな床でなければ使用できないという欠点もある.車輪のついていない歩行器は進む際に持ち上げるかすべらせなくてはならないので,車輪付きの歩行器に比べて力を必要とするが,止まる際の安定性は高い.どれくらいの免荷を必要とするか,どこで使用するかなどによって,歩行器・杖の選択を行う.

### 杖の選択

よく用いられる杖としては,T字杖,4点杖,ロフストランド杖,松葉杖(図4)がある.転移巣のある下肢への免荷のために,反対側の上肢で杖を用いる.どの程度の免荷が必要なのか,どこで使用するのかなどの状況に応じて杖を選択する.一番手軽なT字杖は,広く用いられているが,構造上免荷能力としては一番低く,片側の使用で免荷率は15〜20%程度である.ロフストランド杖や松葉杖の使用によって,患肢への荷重を1/3程度減らすことができるといわれている.完全免荷,toe touch,あるいは1/2免荷のときには両側松葉杖を使用することが多い.ただし,患肢への荷重を減らすことができるということは,杖,つまりそれを持っている反対側の上肢への荷重がかかるということである.そのため,反対側の上肢に骨転移がある,あるいは疑われる場合には杖を使うことはできない.

相馬らは,4種類の杖について,杖にかかる最大荷重率と肘,肩それぞれへの負担度を測定した.その結果,杖にかかる最大荷重率はT字杖で体重の44.9%,4点杖で59.2%,ロフストランド杖で

66.7％，松葉杖で73.6％であった[15]．負担度は，T字杖では肩関節21.0％，肘関節61.5％，4点杖では26.3％と60.9％であり，肘への負担が肩よりも有意に大きかった．一方，ロフストランド杖では59.0％と43.2％，松葉杖では38.8％と57.8％であり，肩と肘の負担には有意差はみられなかった．

4種類の杖についてまとめると以下のようになる．これらを参考として，杖の選択を行うのがよいと考える．

- ●手軽さ，使いやすさ：
  T字杖＞4点杖，ロフストランド杖＞松葉杖
- ●免荷率：
  松葉杖＞ロフストランド杖＞4点杖＞T字杖
- （●肘への負担：
  T字杖，4点杖＞ロフストランド杖，松葉杖）

図3　歩行器・歩行車の種類

固定型歩行器　　交互型歩行器　　二輪型歩行器(オートストップ型)

四輪型歩行器　　肘支持型四輪型歩行器

図4　左からT字杖，4点杖，ロフストランド杖，松葉杖

図5　大腿ファンクショナルブレース(左)と坐骨支持免荷長下肢装具(中・右)

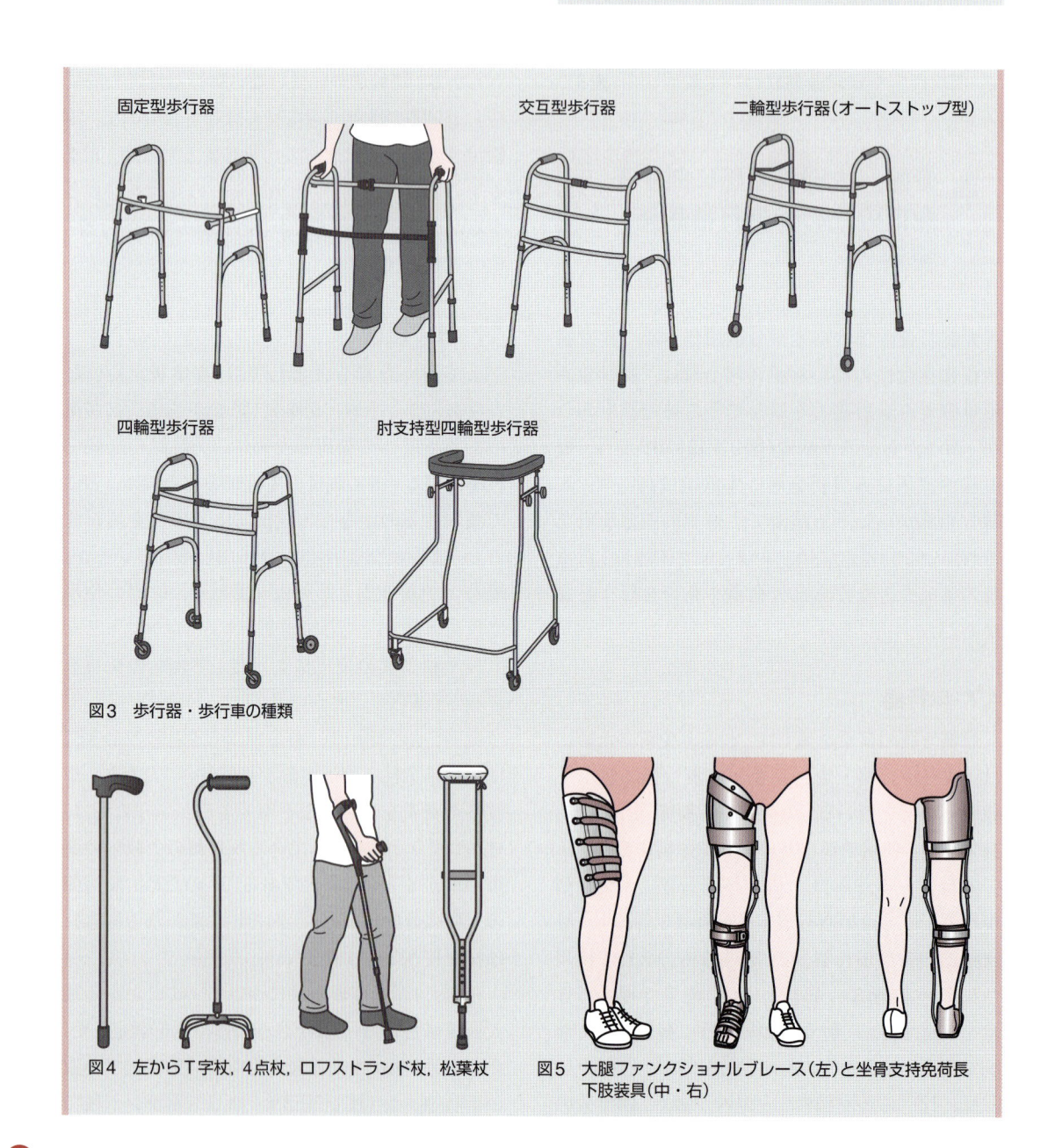

骨転移患者では免荷率が高く比較的手軽に使用できるロフストランド杖が用いられることが多い．

### 装具

大腿骨の転移巣に対して用いられる装具としては，大腿部のみのファンクショナルブレースや坐骨支持免荷長下肢装具(**図5**)がある．骨折の危険性が高くない場合には大腿部のみのファンクショナルブレースを使用し，危険性が高い場合には坐骨支持免荷長下肢装具を用いる．

## 文献からみたリハビリテーションのまとめ

文献的に，長管骨転移に対してリハを行った報告は少ないが，Buntingらは1984年から1989年に入院リハを行った58人の病的骨折患者について報告している[16]．手術を施行され，リハ病院に転院になった際に移乗や歩行が自立していた患者は0人であった．58人のうち34人は移乗，歩行能力などが改善して自宅退院し，その平均入院期間は37日であった．17人が入院中に死亡し，7人は他の病院や施設へ転院となった．死亡あるいは転院となった症例は，高カルシウム血症や非経口麻薬投与を常に必要とするほどの疼痛を合併していた．Buntingらは，骨転移患者に対する自宅退院を目指した集中的なリハの効果について示すと同時に，原病のがんのコントロールが難しい段階にある症例については，リハ病院に入院しての積極的なリハの適応にはならない可能性を示唆している．

近年では手術や治療の開始早期あるいは開始前からリハを施行するので，治療による廃用症候群を生じる前にリハ介入が可能となっている．そのためリハの効果は得られやすいものの，どのくらいの期間，何を目的としてリハを行っていくのかを決めることが難しい場合も多い．

前項で示したように，長管骨転移患者の生命予後を予測したうえで治療方針は決定されるので，その治療方針が決定された理由や，今後どのような経過をたどるかについてある程度の予測を立てたうえで，目的やゴール，期間を決めてリハを行っていく必要がある．ただし，病状は変化する可能性が高いので，ゴールや期間は柔軟に変更していく必要がある．

## 長管骨転移患者の生命予後

長管骨転移患者の生命予後予測としては，徳橋らの長管骨骨転移に対する術前重症度判定基準が知られている．これは長管骨の骨転移の治療方針決定のために，全身状態や他部位への転移数，重要臓器への転移や原発巣の種類，病的骨折の状態などをスコア化したものである(**表6**)[1]．

その他Hansenらは，骨盤や四肢骨骨転移に対して手術を施行した患者460名(原発巣がん種は乳がん，前立腺がん，腎がん，肺がん，骨髄腫，リンパ腫など)の生命予後について，予測因子を報告した[2]．1年目の生存率は40％，2年目で30％，3年目は20％であった．多変量解析で，生命予後の不良因子とされたのは，病的骨折，内臓転移，術前のヘモグロビン値＜7 mmol/L，原発がん種が肺がんの4項目であった．逆に予後良好の因子は，原発がん種が骨髄腫であることであった．ヘ

モグロビン値を除いた解析では，KarnofskyのPSがよいものは生命予後もよいという解析結果となった．

その他にも杉浦らは，大腿骨病的骨折に対して手術を施行した患者47名について，生命予後に関連する因子を検討した[17]．乳がん患者では1年生存率は25.7％であったのに対して肺がんでは0％，それ以外のがんでは7.2％と，肺がんで有意に生命予後が不良であった．多変量解析では，原発巣の状態（切除あるいは非切除），病変部位，肺病変の有無が予後に関与しており，原発巣が切除されていないこと，頸部〜転子部病変であること，肺病変を有することが予後不良因子であった．

以下，長管骨転移患者の生命予後不良因子をまとめる（表7）．

表6　徳橋の長管骨骨転移に対する術前重症度判断基準

|  |  | 点数 |
|---|---|---|
| 全身状態<br>（Performance Status） | 重度障害（PS3, 4） | 0 |
|  | 軽度障害（PS2） | 1 |
|  | 良好（0, 1） | 2 |
| 他の骨転移の数 | 3カ所以上 | 0 |
|  | 2カ所まで | 1 |
|  | なし | 2 |
| 重要臓器への転移 | あり（外科的治療不可） | 0 |
|  | あり（外科的治療可） | 1 |
|  | なし | 2 |
| 原発巣の種類 | 肺，肝臓，膵臓 | 0 |
|  | 腎，乳，前立腺，子宮，その他，不明 | 1 |
|  | 甲状腺 | 2 |
| 病的骨折の状態 | 病的骨折 | 0 |
|  | 病的骨折準備状態 | 2 |
|  |  | 計10点 |

| 総合点数 | 予想予後 | 術式選択 |
|---|---|---|
| 6〜10点 | 予想予後1年以上 | 局所根治手術 |
| 0〜2点 | 予後予測3カ月以内 | 姑息的緩和手術 |

（徳橋，文献1）

表7　長管骨転移患者の生命予後不良因子

**生命予後不良因子**

- 原発巣がん種が肺がんである．
- 病的骨折をきたしている．
- 内臓転移がある．
- 骨転移部位の数が多い（3カ所以上）．
- 全身状態が悪い（PSが低い，ヘモグロビン値が低いなど）．

## 参考文献

1) 徳橋泰明・他：転移性骨腫瘍の手術適応と予後予測．骨関節靱帯．17：452-459, 2004.
2) Hansen BH, et al : The Scandinavian Sarcoma Group Skeletal Metastasis Register. Survival after surgery for bone metastases in the pelvis and extremities. *Acta Orthop Scand*, 75（311）：11-15, 2004.
3) Snell W, Beals RK : Femoral metastases and fractures from breast cancer. *Surg Gynecol Obstet*, 119：22-24, 1964.
4) Beals RK, et al : Prophylactic internal fixation of the femur in metastatic breast cancer. *Cancer*, 28（5）：1350-1354, 1971.
5) Zickel RE, Mouradian WH : Intramedullary fixation of pathological fractures and lesions of the subtrochanteric region of the femur. *J Bone Joint Surg Am*, 58（8）：1061-1066, 1976.
6) Parrish FF, Murray JA : Surgical treatment for secondary neoplastic fractures. A retrospective study of ninety-six patients. *J Bone Joint Surg Am*, 52（4）：665-686, 1970.
7) Fidler M : Prophylactic internal fixation of secondary neoplastic deposits in long bones. *Br Med J*, 10;1（5849）：341-343, 1973.
8) Murray JA, Parrish FF : Surgical management of secondary neoplastic fractures about the hip. *Orthop Clin North Am*, 5（4）：887-901, 1974.
9) Harrington KD : New trends in the management of lower extremity metastases. *Clin Orthop Relat Res*, 169：53-61, 1982.
10) Mirels H : Metastatic disease in long bones. A proposed scoring system for diagnosing impending pathologic fractures. *Clin Orthop Relat Res*, 249：256-264, 1989.
11) Van der Linden YM, et al : Comparative analysis of risk factors for pathological fracture with femoral metastases. *J Bone Joint Surg Br*, 86（4）：566-573, 2004.
12) Bunting R, et al : Pathologic fracture risk in rehabilitation of patients with bony metastases. *Clin Orthop Relat Res*, 192：222-227, 1985.
13) 増田芳之：ADL・IADL・歩行障害．厚生労働省委託事業　がんのリハビリテーション研究会資料．2011.
14) Hipp JA, et al : Predicting pathologic fracture risk in the management of metastatic bone defects. *Clin Orthop Relat Res*, 312：120-135, 1995.
15) 相馬俊雄・他：杖使用歩行時における杖にかかる最大荷重と肩および肘関節負担度．新潟医療福祉学会誌，3（1），69-76, 2003.
16) Bunting RW, et al : Functional outcome of pathologic fracture secondary to malignant disease in a rehabilitation hospital. *Cancer*, 69（1）：98-102, 1992.
17) 杉浦英志・他：癌骨転移による大腿骨病的骨折患者の予後因子．総合リハ，35（12），1475-1479, 2007.

■**執筆者**　大森まいこ・辻　哲也

# 5 転移性骨腫瘍に対する手術後リハビリテーション

## 骨転移の術後リハビリテーションの特徴

　骨転移の術後リハビリテーション（以下，リハ）には3つの特徴がある．第1は深部静脈血栓症（DVT）のリスクが高く，それに対する対処が必須であることである[1]．術前から弾性ストッキングの装着とDVT予防のリハを行い，術後歩行開始時にはエコーや血液検査でDVTのリスクを評価したうえで離床を進めることが安全である．
　次に手術の目的や現実的に到達可能な治療ゴールが多様であることが挙げられる．脳血管障害や外傷の手術では，受傷時あるいは発症時に最も状態が悪く，手術を乗り越えた時点で本格的なリハが開始される．パターン化されたリハにより，患者だけでなく医療者側も右肩上がりに機能が改善することを期待する．しかし骨転移の場合，がんはほとんどの症例で治癒することはなく，逆に時間とともに進行するためPerformance Status（PS）[2]は緩徐に低下する．また手術後も骨癒合が期待できない場合や，骨の脆弱性の残存が避けられない場合もあり，その場合は機能を維持するためにあえて荷重や安静度を制限する必要がある．従って骨転移では患者の状態やゴールに応じてリハを変えていく必要がある．
　第3はリハ目的の転院ができないことである．骨転移では手術が成功してもがんによる全身状態の悪化や他の骨転移のために自宅退院までスムーズにいかないことが多い．これは高齢者の骨粗鬆症性大腿骨近位部骨折と似ている．しかし近年大腿骨近位部骨折では地域での連携パスが活用され，手術後の急性期の後はリハ担当の病院へ転院することが多い．一方骨転移では，原発巣担当科との連携が必須であるうえ，リハ目的の転院を受け入れてくれる施設はまれである．そのため現実的にはがんの治療を行ってきた施設で手術からリハまでを行い，自宅生活が困難な場合は介護保険を利用して自宅生活を可能ならしめる必要がある．

## 部位別術後リハビリテーション

### 1. 脊椎

#### 脊椎固定手術

　術式によらずリハの内容は共通である．手術中から弾性ストッキングとフットポンプによるDVT予防を行う．手術翌日はギャッチアップおよび床上での下肢筋力訓練，DVT予防訓練，体幹を捻転しないよう膝を立てて側臥位をとる訓練を開始する．術後2日目で硬性コルセットやカラーを装着してベッド端座位を開始する．疼痛が強い場合や，下肢の筋力がMMT3以下であるときは斜面台から開始するとよい．斜面台はギャッチアップと異なり，脊椎を屈曲せずに立位がとれるため疼

痛が出現しにくい．膝立て保持と自力下肢伸展挙上（SLR）が安定して可能（下肢筋力がMMT4以上）に回復したら立位に耐えられると判断し平行棒内立位，平行棒内歩行，歩行器歩行そして杖歩行へと主治医と連絡を取りながら患者の状態に応じて進めていく．

　下肢麻痺が歩行可能なまでに回復しない場合，つかまり立ちが可能であればベッドのギャッチアップ機能を利用し自力で端座位をとり，ベッド柵につかまって立位となった後，体を回転させ車椅子に移乗することをゴールとして訓練を行う．つかまり立ちが不可能であれば積極的に自力での側臥位やプッシュアップを指導する．その際，移動時の疼痛は脊椎固定手術により軽減しているので安静度の制限は不要である（表1）．

## 2. 大腿骨

　骨折後手術まで待機期間がある場合には，術前から弾性ストッキングとフットポンプによるDVT予防を行う．また手術後立位訓練に入る前にエコーや血液検査でDVTの可能性を評価し，DVTがある場合や強く疑われる場合は，下大静脈フィルター留置や抗凝固療法などの対処を行った後に立位歩行訓練を開始する．

### 内固定（骨接合）

　手術翌朝から足関節自動底背屈訓練（calf pumping），膝蓋骨セッティング訓練（patella setting），健側の膝を立てて殿部を持ち上げる訓練（hip up）を励行し，DVTを予防する．疼痛に耐えうる範囲で積極的にギャッチアップを行い可能であれば介助で端座位や車椅子移乗を行う．3日目には車椅子自力移乗訓練を開始し，まず車椅子生活の自立を目指す．体力的に可能であれば同時に平行棒内立位へと進める．膝関節伸展位で自動で下肢挙上（SLR）が可能になったら，荷重に耐えられる下肢筋力があると判断し荷重を増やしていく．

　術後1週で松葉杖歩行訓練を開始するが，最終的な荷重量は骨破壊の状態，骨接合材料，患者体重，上肢筋力，他の骨病変などで主治医が総合的に判断する．多くの場合髄内釘であれば1/2～2/3荷重まで，プレートやCompression Hip Screw（CHS）でも1/3荷重までは可能である．固定性が強固でない場合や10mm以下の細い髄内釘で固定されている場合でも下肢の自重を考えると5～8kgの荷重までは可能であり，また実際5kg程度の荷重を行ったほうが完全免荷よりも歩行が安定し転倒するリスクが低い．しかし内固定では1年以上生存した場合は固定材料とともに再骨折をきたす場合がある[3]．通常半荷重以下の部

表1　脊椎転移手術術後リハビリテーション例

| 術後日数 | リハ内容 |||
| --- | --- | --- | --- |
| 手術当日 | 弾性ストッキング，フットポンプ装着 |||
| 術後1日目 | ギャッチアップ，足関節自動底背屈訓練（calf pumping），膝蓋骨セッティング訓練（patella setting），体幹を捻転せずに側臥位 |||
| 術後2日目 | 装具装着し端座位，斜面台立位，車椅子 |||
| 3日目以降は筋力評価によりリハを進める | MMT≧4 | MMT3 | MMT≦2 |
| | 平行棒内歩行<br>↓<br>歩行器歩行<br>↓<br>杖歩行 | つかまり立ち<br>↓<br>車椅子移乗練習<br>トイレ移乗練習 | 自力側臥位<br>介助下車椅子移乗 |

分荷重歩行には二本松葉杖歩行を行うが，年齢や全身状態からそれが不安定な場合はフレーム型4点歩行器を使用することが現実的で安全である（表2，図1）．

### 骨セメント充填内固定

内固定の際骨セメントを充填し補強する術式である．術後2週までは単純内固定と同様である．術後2週からロフストランド杖歩行による2/3荷重歩行を目指す．

### 病巣切除人工骨幹置換

術後2週までは単純内固定と同様である．2週後からロフストランド杖を開始し最終的には荷

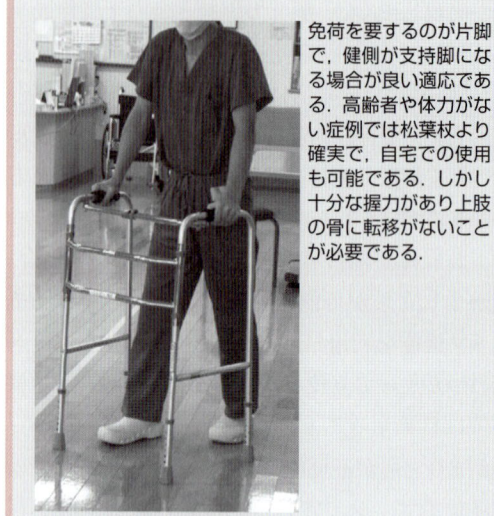

図1 フレーム型歩行器

免荷を要するのが片脚で，健側が支持脚になる場合が良い適応である．高齢者や体力がない症例では松葉杖より確実で，自宅での使用も可能である．しかし十分な握力があり上肢の骨に転移がないことが必要である．

表2 大腿骨骨転移に対する内固定および人工骨幹置換の術後リハビリテーション例

|  | 単純内固定 | セメント併用内固定 | 病巣切除人工骨幹置換 |
|---|---|---|---|
| 手術当日 | 弾性ストッキング，フットポンプ装着 | 術後2週までは右に同じ | 術後2週までは右に同じ（術後放射線治療は多くの場合不要） |
| 術後1日目 | ギャッチアップ<br>可能なら端座位<br>calf pumping, patella setting<br>hip up 励行 | | |
| 術後2日目 | エコーによるDVT評価，介助で車椅子移乗 | | |
| 術後3日目 | 車椅子⇔ベッド移乗訓練開始<br>車椅子生活の自立を目指す<br>平行棒内立位開始 | | |
| 術後5日目 | 平行棒内歩行開始<br>5kg荷重から開始<br>SLRが可能なら荷重を増やす | | |
| 1週 | 松葉杖歩行訓練<br>術後放射線治療開始 | | |
| 2週 | 可能なら<br>ロフストランド杖訓練開始 | ロフストランド杖訓練開始 | ロフストランド杖訓練開始 |
| 3～4週 | 退院<br>荷重量は主治医判断<br>ロフストランド杖または松葉杖<br>またはフレーム歩行器 | 退院<br>2/3荷重<br>ロフストランド杖 | 退院<br>全荷重可<br>ロフストランド杖 |

重に耐えうる四頭筋筋力が得られたら全荷重とする(表2).

### 病巣切除人工骨頭置換

頸部病的骨折や骨頭内病変に対して通常型人工骨頭置換を行う場合と,大転子や小転子を含めて切除し腫瘍用人工骨頭に置換する場合がある(図2).前者の場合は骨粗鬆症性頸部骨折に対する人工骨頭置換と同様のリハを行う.一方後者を行った場合は股関節を安定化させる腸腰筋,中殿筋,大殿筋,短回旋筋群が大腿骨から切離されるため,股関節は易脱臼性の不安定な状態となる.海外では10%以上の脱臼の報告もあるので,通常型人工骨頭置換に比べて慎重かつ長期間のリハが必要である[4,5].

術翌朝からcalf muscle pumping, patella setting,健側の膝を立ててhip upを励行しDVTを予防する.座位よりもむしろ立位のほうが脱臼のリスクが低いため,股関節外転装具を装着し2日目から斜面台で立位訓練を開始する.しかし術後5日目まではギャッチアップ45°以下,車椅子も2週まではリクライニング型として股関節の屈曲を制限する.1週間で平行棒内立位を開始,2週で松葉杖歩行,3週でロフストランド杖歩行と階段昇降訓練を行い,4週で退院を目指す(表3,図3).

## 3. 上腕骨

上肢の手術でも完全に離床ができるまではDVT予防は必要である.

### 内固定,病巣切除人工骨幹置換

術翌日から患肢は三角巾固定で歩行を開始する.疼痛が軽減する術後5日目で肘の可動域訓練を開始し,術後1週で創治癒に問題がなければ放射線治療を開始する.重量物を持たなければ問題はないので,食事や更衣などで積極的に患肢を使用するように促し,日常生活訓練を進めてい

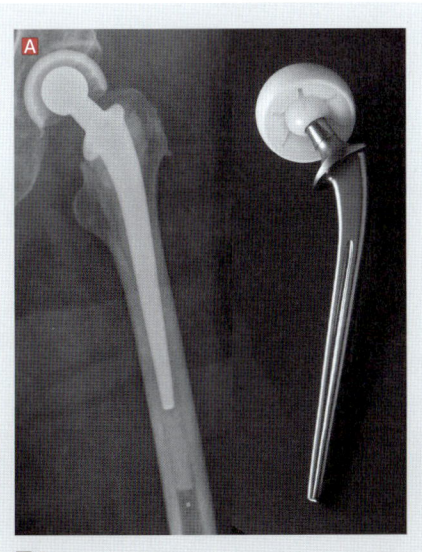

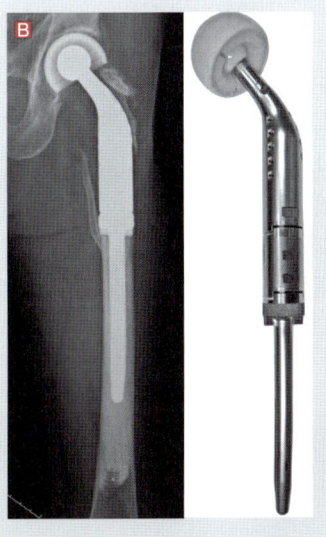

**図2**
通常型人工骨頭置換術後X線写真と人工骨頭(A),および腫瘍用人工骨頭置換術後X線写真と人工骨頭(B).

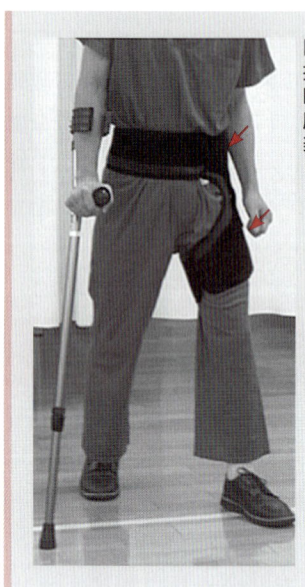

図3 腫瘍用人工骨頭置換を行った場合の退院時の状態
股関節外転装具（→）を装着してロフストランド杖歩行で退院する．

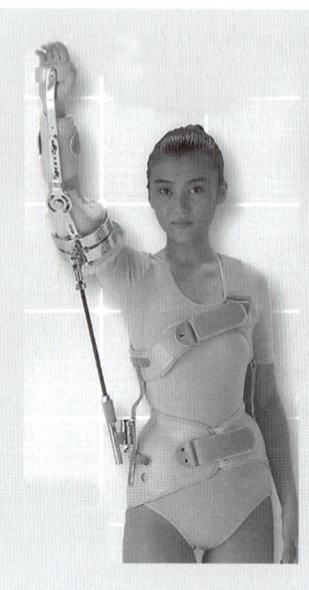

図4 肩関節装具とゼロポジション
術後装具にてゼロポジション（肩甲棘と上腕骨の長軸が一直線上になる肢位）に固定し6週間かけて下垂していくと，人工骨頭置換でも90°程度の挙上が可能となる．

（日本義肢協会編，義肢・装具カタログより許諾を得て転載）

表3 大腿骨骨転移に対する人工骨頭置換術後リハビリテーション例

|  | 通常型人工骨頭 | 腫瘍用人工骨頭 |
| --- | --- | --- |
| 手術当日 | 弾性ストッキング，フットポンプ装着，股関節外転枕装着 | |
| 術翌日 | ギャッチアップ45°，calf muscle pumping，patella setting，hip up<br>外転位を保持して側臥位 | ギャッチアップ45°，calf muscle pumping，patella setting，hip up<br>外転位を保持して側臥位 |
| 術後2日目 | 外転装具装着<br>背部に背もたれを配置しベッド端座位 | 外転装具装着<br>斜面台立位，良肢位で10kg荷重から開始 |
| 術後3日目 | リクライニング車椅子移乗 | |
| 術後4〜5日目 | エコーによるDVT評価，平行棒内立位，良肢位を保持<br>膝くずれしない範囲で荷重可 | リクライニング車椅子移乗<br>ギャッチアップ60° |
| 術後6日目 | 平行棒内歩行訓練<br>四頭筋筋力が十分なら全荷重可 | エコーによるDVT評価，良肢位で平行棒内立位<br>膝くずれしない範囲で荷重可 |
| 術後10日目 | 病棟内歩行器歩行 | 平行棒内歩行訓練<br>背部に背もたれを配置し，股関節屈曲60°でベッド端座位 |
| 2週 | T字杖歩行訓練<br>階段昇降訓練 | 2本松葉杖歩行訓練，歩行器歩行訓練<br>四頭筋筋力が十分なら1/2荷重 |
| 3週 | T字杖で退院 | ロフストランド杖歩行訓練<br>筋力が十分なら全荷重可，階段昇降訓練 |
| 4週 | 外転装具不要 | ロフストランド杖で退院 |
| 6週 | | 外転装具不要 |

5. 転移性骨腫瘍に対する手術後リハビリテーション

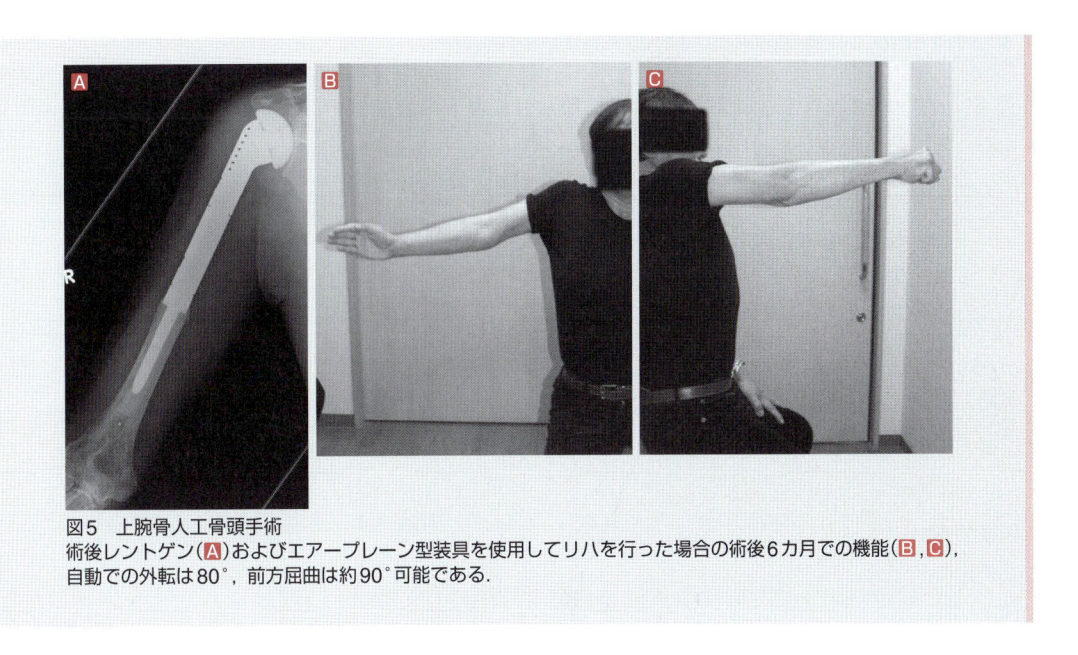

図5 上腕骨人工骨頭手術
術後レントゲン（A）およびエアープレーン型装具を使用してリハを行った場合の術後6カ月での機能（B, C）．
自動での外転は80°，前方屈曲は約90°可能である．

く．術後10日で三角巾固定は終了とし，術後放射線治療が終了したら退院となる（表4）．

### 病巣切除人工骨頭置換

手術に際し腱板が人工骨頭に縫着可能であり，1年以上の生存が見込まれ，エアプレーン型装具装着に耐え得る症例の場合は，術前に装具を準備しておき，術翌日から装具を装着しゼロポジションに固定し，6週かけて徐々に下垂させていく（図4）．この方法であると90°程度の肩関節の自動外転および前方挙上が期待できる（図5）．

高齢であったり全身状態からエアプレーン装具が適さない場合，あるいは腱板の再縫着ができない症例では，脇に小さな枕を挟んで軽度外転位で三角巾固定とし，上腕骨頭下方亜脱臼を予防する．術後ドレーンが抜け疼痛が軽快したら肘関節の可動域訓練を，2週後から肩関節の可動域訓練を開始する．このリハメニューの場合，肩関節の自動的な挙上は20°程度が限界である．

### 病巣切除人工肘関節置換

術後ドレーンが抜去されるまではストッキネットベルポー固定とする．その後三角巾固定として，リハは自動，自動介助を中心に肘関節，肩関節の可動域訓練を行う．骨幹部置換あるいは人工肘関節に置換する手術は正常に近い肩，肘の可動域と良好な機能が期待できる（表4）．

## 退院に向けた調整

骨転移症例は多くの場合生存期間が限られているため，早期に自宅生活を可能にすることもリハの重要な目的である．しかし下肢や脊椎の手術を行った場合，適切な手術とリハを行ってもがんの進行によるPSや移動能力の低下により，現実的なゴールが4点歩行器を用いた屋内移動や車椅

表4 上腕骨骨転移に対する手術の術後リハビリテーション例

|  | 髄内釘, 人工骨幹 | 人工骨頭 | 人工骨頭術後エアプレーン装具を使用する場合 | 人工肘関節 |
|---|---|---|---|---|
| 手術当日 | 弾性ストッキング, フットポンプ装着, 上肢ストッキネットベルポー固定 | 弾性ストッキング, フットポンプ装着, 上肢ストッキネットベルポー固定 肩関節軽度外転位保持 | 弾性ストッキング, フットポンプ装着, 砂嚢などで肩関節外転90° | 弾性ストッキング, フットポンプ装着, 上肢ストッキネットベルポー固定 肩関節軽度外転位保持 |
| 術後1日目 | 三角巾に変更 手関節, 手指の運動開始 立位→病棟内歩行 | ギャッチアップフリー 手関節, 手指の運動開始 可能なら立位開始 | ギャッチアップフリー 手関節, 手指の運動開始 可能なら立位開始 エアプレーン装具装着 ゼロポジション固定 | ギャッチアップフリー 手関節, 手指の運動開始 可能なら立位開始 |
| 術後2日目 | 三角巾で肩関節可動域訓練開始 | 歩行開始 三角巾に変更 | 歩行開始 | 歩行開始 |
| 術後5日目 | 肘関節可動域訓練開始 | 肘関節可動域訓練開始 | 肩関節挙上位のまま, 肘関節可動域訓練開始 | 三角巾に変更 |
| 術後7日目 | 必要なら術後放射線治療開始 |  |  | 肘関節可動域訓練開始 肩関節可動域訓練開始 |
| 術後10日目 | 三角巾終了 |  |  |  |
| 2週 | 退院 | 肩関節可動域訓練開始 |  |  |
| 3週 |  | 退院 | 段階的に下垂開始（術後6週までかけて） | 退院 |
| 4週 |  | 三角巾終了 | 退院 | 三角巾終了 |
| 6週 |  |  | エアプレーン装具除去, 肩関節下垂許可 三角巾固定 |  |
| 7週 |  |  | 三角巾除去, active ROM訓練開始 以後負荷を増やしてゆく |  |

子となることもある．その場合，自宅生活の受け入れが困難な場合が多いため，

①治療開始とともに介護保険申請を主治医に打診．
②状態に応じた移動補助具(ロフストランド杖，フレーム型歩行器，車椅子など)の購入あるいはレンタル．
③玄関，トイレ，浴室，廊下の手すり設置．
④自宅1階に介護用ベッドを設置．
⑤シャワーチェアのレンタル．
⑥必要ならポータブルトイレの購入．

以上の準備を退院までに整えておくとよい．

骨転移患者は内科や外科などの原発巣担当医が主治医となっていることが多い．その場合主治医が骨転移に対して関心を持っていることは多くないのでリハ部門と医療ソーシャルワーカーが介入し，この退院までの行程を整え，スムーズな退院を目指すことが望まれる．

#### 参考文献

1) Patil CG, Lad SP, Santarelli J, et al: National Inpatient Complications and Outcomes After Surgery for Spinal Metastasis From 1993-2002 *CANCER*, 110: 625-630, 2007.
2) 片桐浩久：Performance Status（PS）．脊椎脊髄ジャーナル，(21)：239-240，2008．
3) Yazawa Y, Frassica FJ, et al : Metastatic bone disease. A study of the surgical treatment of 166 pathologic humeral and femoral fractures. *Clin Orthop Relat Res*, 251 : 213-219, 1990.
4) Wedin R, Bauer HCF : Surgical treatment of skeletal metastatic lesions of the proximal femur Endoprosthesis or reconstruction nail? *J Bone Joint Surg* [Br], 87-B : 1653-1657, 2005.
5) Rompe JD, Eysel P, et al : Metastatic instability at the proximal end of the femur. Comparison of endoprosthetic replacement and plate osteosynthesis. *Arch Orthop Trauma Surg*, 113: 260-264, 1994.

■執筆者　片桐浩久

# 6 骨転移患者の理学的評価と対応

## 理学的評価では疼痛を指標にする

　理学的評価では，まず自発痛(安静時痛)の有無を確認する．自発痛がある場合には，病変の活性が高く，骨折のリスクが極めて高い可能性が高い．画像所見でも同様の危険が確認されれば，骨折を予防するために放射線療法や手術療法などの治療が優先される[1]．

　自発痛がなく，画像所見によって体動が可能と判断された場合には，骨に対して負荷を少しずつ高くしながら疼痛が発生する程度を調べていく[2]．この評価により体動時の骨折の危険性を少なくすることができる．骨転移があっても骨折が起こっていなければ強い疼痛はないことが多いが，一般的には骨折を起こす前に疼痛を生じる．疼痛が生じない負荷量を把握しておくことで，より安全に体動を促すことができる．

## 大腿骨近位部転移例に対する評価の例

　好発部位である大腿骨近位部を例に，実際に行われる理学的評価を解説する．なお，以下項目の1で圧痛と叩打痛を確認した後には，2から8へと少しずつ負荷を高くしていきながら運動痛を確認していくとよいが，その人の日常生活の活動状況や検査時の体動の様子などから明らかに検査しなくても疼痛はないと判断できる場合には途中を省略することも可能である．

の痛みは筋腹の中央部で痛みが出ることが多く，伸張痛も出やすい．骨の痛みでは叩打痛が生じやすい．叩打痛を確認するときには，病変と予想される部位から離れたところから開始する．指腹や打鍵器などを使って骨の上を離れたところから病変部位に向かって叩いていく(図2)．大腿骨の遠位部であれば大腿前面から，大腿骨の中央部から近位部であれば大腿部外側から叩くとよい．

### 1. 圧痛，叩打痛

　自発痛がないことが確認できたら，圧痛や叩打痛を確認するとよい．まずは手掌全体を使って大きく圧を加え，疼痛の有無と疼痛部位を確認する(図1)．ある程度の部位が確認できたら，骨の痛みか，筋などの骨以外の痛みかを鑑別する[2]．筋

### 2. 運動時痛：足関節の運動

　検査時の骨折のリスクを下げ，かつ患者に恐怖心を与えないようにするために，病変部から離れた部位から運動時痛を検査していく．股関節近位部の病変であれば，まずは足関節の自動運動を指示し，運動時痛を確認する．画像上体動が可

能と判断され安静時痛がないにもかかわらず，足関節の運動で大腿骨近位部の疼痛が出現するようであれば，腰椎部などに他の病変が存在しているか患者が運動に対して極度に怖がっている可能性が高い．そのような場合は，必要に応じて原因検索をするとともに，会話などを通して一層の信頼関係の構築に努めるとよい．

をできるだけ少なくし，検者に合わせて下肢を動かすように教示する(図3)．この運動では病変に対する負荷はほとんどないので，自発痛がなく，画像所見によって体動が可能と判断されていれば，この運動で疼痛が出ることはまずない．もし疼痛が出現する場合には，足関節での運動時痛と同様に他の病変が存在しているか，患者が運動に対して極度に怖がっている可能性が高い．

## 3. 運動時痛：股関節外転・内転運動

大腿を動かす運動では，負荷の少ない肢節の重みを取り除いた背臥位での外転・内転運動を行うとよい．負荷をより少なくするために，片手は大腿部の中央部付近を把持して病変部の負荷

## 4. 運動時痛：下肢屈伸運動

外転・内転運動で運動時痛がなければ，抗重力運動である背臥位での屈伸運動を行う．怖がっている場合には，足部はベッドから離さず，ベッド上を滑らせるようにしながら膝を立てるように指示するとよい(図4)．この運動では，下肢の重

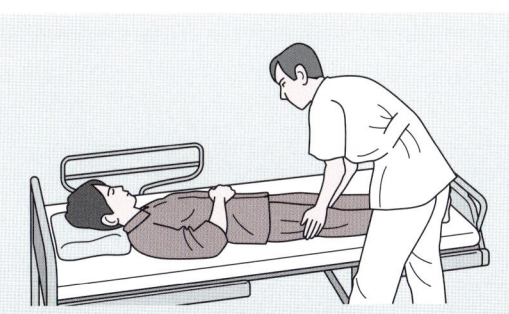

図1　圧痛
手掌全体を使って大きく圧を加え，疼痛の有無と疼痛部位を確認する．

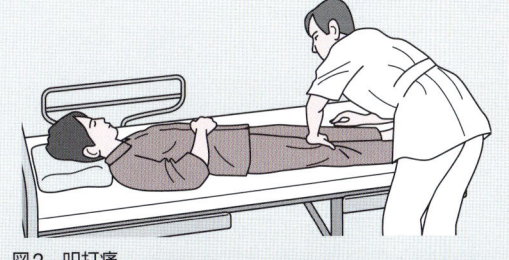

図2　叩打痛
指腹や打鍵器などを使って骨の上を離れたところから病変部位に向かって叩いていく．

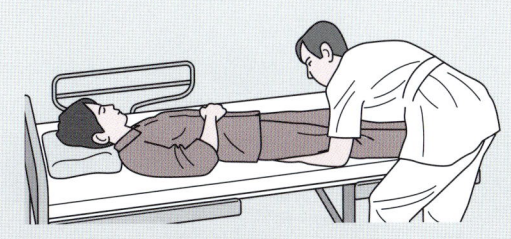

図3　運動時痛：股関節外転運動
負荷をより少なくするために，片手は大腿部の中央部付近を把持して病変部の負荷をできるだけ少なくし，検者に合わせて下肢を動かすように指示し，運動時痛を確認する．

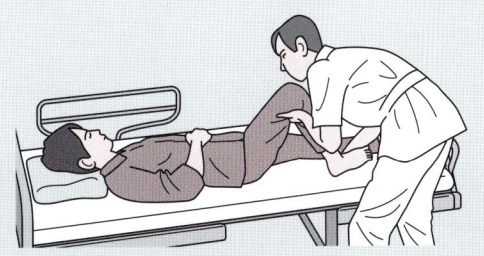

図4　運動時痛：下肢の屈伸運動
怖がっている場合には，足部はベッドから離さず，ベッド上を滑らせるようにしながら膝を立てるように指示するとよい．

量の半分程度の負荷が骨転移部に加わる．今までの運動がスムーズに行われていて運動に対する恐怖心がないと確認されているにもかかわらず，可動域範囲内でのこの運動で疼痛が生じるようであれば，たとえ免荷での立位や移乗動作を考えていても体動は危険である．画像での評価を再度行ったうえで問題がないことを確認する必要がある．画像で問題がなければ一時的な疼痛の可能性があるので，この下肢の屈伸運動をしばらく続け，疼痛がなくなればさらに次の検査・運動へと進める．

### 5. 運動時痛：下肢伸展挙上運動（Straight Leg Raising：SLR）[2]

さらに抗重力運動で負荷の高いSLRを行う．最初は両手で下肢を把持することで負荷を減らし，疼痛が出ないことを確認しながら徐々に把持量を少なくしていく．この運動では下肢の重量に相当する負荷が病変部に加わる．たとえ免荷での立位や移乗を考えていても，臥位から端座位に至る過程でこの程度の負荷が病変部に加わる可能性は高いので，安全に体動を行うためにはこの運動で疼痛がでないことが望ましい．もし，疼痛が出るようであれば，原則として独力での体動は促さずに，患側を介助者が保持しながら体動を行うようにするとよい．

### 6. 下肢圧迫テスト

画像から荷重が可能と判断された場合は，立位で荷重する前に背臥位で足部に圧迫を加えて疼痛が出現しないことを確認しておくとよい．検者は徒手で，足部から股関節方向に圧迫を加える．徒手によって厳密に荷重量を定量化して評価

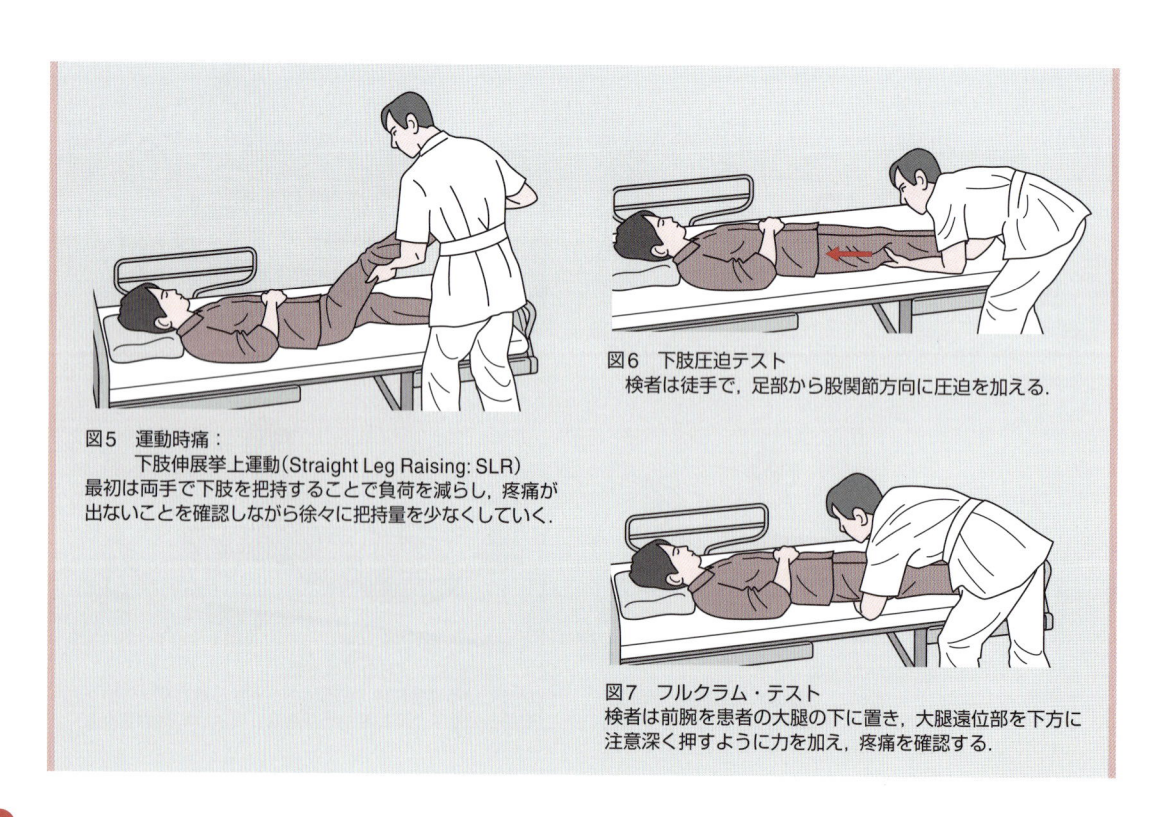

図5 運動時痛：
下肢伸展挙上運動（Straight Leg Raising：SLR）
最初は両手で下肢を把持することで負荷を減らし，疼痛が出ないことを確認しながら徐々に把持量を少なくしていく．

図6 下肢圧迫テスト
検者は徒手で，足部から股関節方向に圧迫を加える．

図7 フルクラム・テスト
検者は前腕を患者の大腿の下に置き，大腿遠位部を下方に注意深く押すように力を加え，疼痛を確認する．

することは困難であるが,大まかな目安にはなる.また,臥位でこのようなテストを行っておくことは,患者に安心感を与えるうえでも有用である.

## 7. フルクラム・テスト[3]

検者は前腕を患者の大腿の下に置き,大腿遠位部を下方に注意深く押すように力を加え,疼痛を確認する.フルクラムというのは「てこの支点」のことであり,患部に置いた手を支点にして,てこの原理を利用して病変部に負荷をかけることからこのように呼ばれている.一見,負荷が強く危険な検査と思われがちであるが,端座位ではベッドの端が支点になり病変部に負荷をかけることがあり,そのような日常生活でのリスクを評価する検査として捉えることができる.

## 8. ベッド上での抵抗運動

下肢屈伸運動を検者が徒手で抵抗をかけて行う.免荷で体動することを計画している場合は行わなくてもよい.日常生活で病変部にかかる負荷を想定し,その負荷に合わせて抵抗量を調整して疼痛を確認する.

## 評価の注意事項

がんの病変がある場合,病変は進行する可能性があると常に考えておくことが必要である.そのため,新たな痛みが出た場合は常に再評価をすることが必要であり,画像検査よりも評価が簡単であるという利点を活かして頻繁にチェックすべきである.また,患者の中には病変の危険や増悪を認めたくないという気持ちから疼痛や違和感を表出しない人もいる[4].安全な生活を送るには,危険性に対する知識と対応が必須であることを理解してもらうために説明し,順調に回復した後も繰り返し思い出してもらうように話しをする必要がある.

### 参考文献

1) 辻　哲也:がんのリハビリテーションマニュアル　周術期から緩和ケアまで. p204, 医学書院, 2011.
2) 高倉保幸:悪性新生物による障害と理学療法〔居村茂幸(編):内部障害系理学療法学〕. p135, 医歯薬出版, 2006.
3) David J.Magee:Orthopedic Physical Assessment. 4th. Elsevier Sciences, 2002／陶山哲夫・他(訳):運動器リハビリテーションの機能評価Ⅱ 原著第4版. p157, エルゼビア・ジャパン, 2006.
4) 高倉保幸・國澤洋介:がん患者に対する理学療法の関わりの視点と留意点. 理学療法, 27(10):1170, 2010.
5) 公益社団法人 日本リハビリテーション医学会, がんのリハビリテーションガイドライン策定委員会:がんのリハビリテーションガイドライン. p81, 金原出版, 2013.

■執筆者　高倉保幸・國澤洋介

# 痛みや骨折のリスクを減らす動作法，介助法の検討について

骨転移患者の痛みや骨折のリスクを減らす有効な動作法，介助法を検討するためには，まずどの病変がもっとも危険でどのような動作や荷重に気をつけたらよいのか，理学的所見や画像評価により判断する必要がある[1]．そして動作の開始から終了までの過程において，痛みと骨折リスクが生じるメカニズムを考えなければならない．どのような動作で，どこにどのような捻れや圧迫の物理的刺激が加わって痛みが生じているかを評価・分析する．骨への捻れや荷重による痛みの増大に加え，寝る動作や座る動作で床面・座面から受ける衝撃も骨折リスク増大につながる．痛みを身体に加える物理的要因だけでなく，心理的要因で変動する全人的苦痛として捉えておくことも重要である[2]．また動作が終了した後の姿勢の安定や次の活動を考慮することが，単一の動作におけるリスク管理ではなく実際の生活でのリスク管理につながる．本項では痛みや骨折のリスクが動作において増大する要因を，動作の開始から終了までの過程に沿って述べ，患者から「この方法なら痛くない」「この方法なら安心」という評価を得た動作法や介助法，患者への説明について紹介しながら，要因に対応する具体的なリハビリテーション（以下，リハ）戦略について述べる．

## 動作において疼痛と骨折リスクが増大する要因とリハビリテーション戦略

### 1. 動作開始に影響する要因

#### 心理

動作や運動で痛みが増強するかもしれない，病状が悪化するかもしれないという不安や恐怖感が，介助者と一緒に行う動作への協調を妨げる要因となる．現症と治療についてどのように理解しているか，医療者からの説明に納得しているかという心理状況が痛みを変化させる要因となる．

**戦略▶** 多職種チームによるアプローチと説明が効果的である．担当医，担当看護師，整形外科医，緩和ケアチーム，リハ医，理学療法士（PT），作業療法士（OT）などの多職種により治療，ペインコントロール，リハ内容，動作法や介助法が検討されていることを説明することが，直接動作を介助する看護師やPT，OTへの信頼に，すなわち不安の軽減につながる．第3部で紹介する骨関連事象カンファレンス（SREC）の実践を参照されたい．特に動作前の疼痛増強予防としてのレスキュー・ドーズの使用や，動作・運動により疼痛が変化したときの対応について多職種チームで説明しておくことは重要である．

#### 皮膚・筋の状態

皮膚・筋の柔軟性は，動作をスムーズに開始できるかどうか，あるいは動作介助に追随できるかどうかを左右する要因となる．安静・不動，浮腫により皮膚・筋の柔軟性が低下し，動作時に骨転

移痛に加えて筋の伸張痛が加わり，また柔軟性低下のために筋力を発揮できない状況に陥っていることがある．

**戦略▶** 動作を開始する前に皮膚・筋の状態を良好にしておくことが動作による疼痛増強や骨折リスクを軽減することにつながる[3,4]．米国の公式ガイドラインであるAgency for Health Care Policy and Research (AHCRP)の「がん性疼痛治療のガイドライン」[5]において，皮膚表面への温熱療法やマッサージなどの皮膚刺激法は筋緊張や筋痙攣に伴う痛みを緩和する方法として用いるべきとされている．また近年において，がん患者に対するマニュアルセラピー（マッサージ）の疼痛，副交感神経機能，心理に対する効果を示す報告[6~8]がなされており，皮膚・筋の柔軟性を保つ日常的管理として，また動作前の準備として実施することが有効である（図1）．

### 呼吸状態

肺がんや肺転移の肺実質への浸潤，胸水，心のう水などの局所の原因による呼吸困難，全身衰弱に伴う呼吸筋疲労や貧血などの全身状態に起因する呼吸困難が動作遂行を妨げる要因となる[9]．また呼吸困難感は，苦痛として動作を妨げる心理要因ともなる．

**戦略▶** 担当医，緩和ケアチームに動作時の呼吸困難感の訴えについて報告し，オピオイドなどの薬物療法や酸素療法について検討を行い，前述した多職種チームによって患者に十分に説明することが有効である．

### 筋出力の能力と認識

動作開始に合わせてどれくらい筋を収縮することができるかを患者自身と介助者が知っているか

**A 皮膚・筋の柔軟性が損なわれた臥位姿勢**

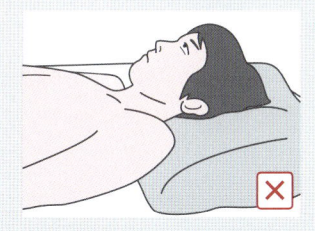

疼痛による筋硬直のため，肩甲帯が挙上し，リラクセーションが得られていない姿勢．

**B 皮膚・筋の柔軟性改善とリラクセーションを得るアプローチ**

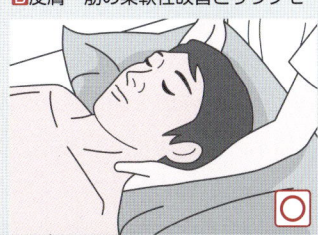

まず介助者の前腕・手掌で頸椎・後頭隆起・後頭部を支え，頭の重みをとるよう介助する．ゆっくりと後頸部を伸ばしながら，頸部の皮膚・筋の柔軟性を徒手的に改善する．

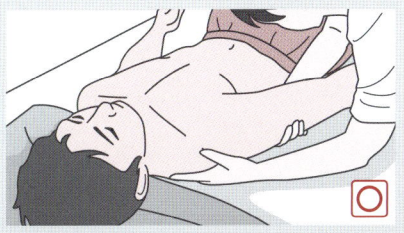

頸部のリラクセーションが得られたら，上肢の重みをとるように介助して，肩甲帯の皮膚・筋の柔軟性を徒手的に改善する．

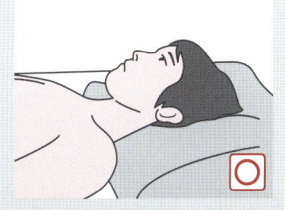

頸部・肩甲帯の皮膚・筋の柔軟性が改善され，頸部〜肩甲帯がリラックスし，支持面が広くなった姿勢．

図1 頸部・肩甲帯の皮膚・筋の柔軟性改善（北原，文献4）

否かは，疼痛を増強させずリスクを少なく動作遂行できるかどうかを左右する要因となる．たとえば患者が立ち上がろうと頭部と上肢から運動を開始した際に，体幹・下肢の筋活動の増加が十分になされなかったとき，また介助者の誘導する運動方向とスピードに対応する筋活動の増加が生じなかったとき，病変部への過剰なストレッチや捻れが生じる．

**戦略▶** まず動作において，どの方向にどれくらいのスピードで筋を収縮させることができるのかを評価しておかなければならない．臥床による廃用性筋力低下，栄養障害・廃用性症候群およびがん悪液質に伴って生じる骨格筋減少症（サルコペニア）[10,11]，脳・脊髄転移による麻痺や脊椎転移の脊髄・神経根圧迫による麻痺などの病態を理解し，多職種チームで共通認識する．そして患者自身が動作において発揮できる筋収縮の能力を認識しておくことが，動作法や介助法，介助量，環境設定に対する患者の適応に繋がる．サルコペニアを呈する患者の日々弱化する筋力を評価し，介助量の増大を検討しなければならない．脊椎転移で麻痺が出現した患者の放射線療法後では麻痺の改善がみられ，骨硬化の評価をしながら介助量の軽減を検討しなければならない．第3部の症例報告を参照されたい．臥床を強いられる以前あるいは早期から，筋力維持・筋力回復を促すベッド上での自主練習を指導しておくことが望まれる．

## 2. 動作中の要因 病変部のアライメント

動作を開始した後，筋収縮を持続して病変部の良好なアライメントを保持できるか否か，疲労のしやすさが，疼痛増強や転倒を引き起こす要因となる．筋収縮を持続することが難しく疲労しやすい場合は，監視・介助の必要性を評価し，動作と介助の方法について十分に検討すべきである．

### 患者への動作指導

患者が行う移乗動作において，中腰のまま殿部を椅子に移動する方法では，体幹や大腿骨に捻れが加わり，疼痛増強や骨折の要因となる．

**戦略▶** 患者自身が動作する場合，ゆっくりと一度立位になり，小刻みにステップすることで，アライメントの崩れや捻れを最小限にすることができる．また上肢支持できる安定した椅子や歩行器などの環境設定での対応も有効である．頚椎および両大腿骨に骨転移を伴う患者に，放射線照射終了後に指導した移乗動作を図2に示す．

### 介助法の検討

起居動作や移乗動作の介助において，良好なアライメントで介助を開始しても，体重を持ち上げようと介助者が力を入れる際に病変部への過剰な伸展や屈曲，捻れを引き起こし，疼痛増強・骨折リスクの増大を招きやすい．陥りやすい介助法として，胸腰椎に骨転移があり対麻痺を呈している患者の起居動作を図3**A**，移乗動作を図4**A**に，左大腿骨転子部に骨転移があり動作時の疼痛増強が著明な患者の起居動作を図5**A**，移乗動作を図6**A**に示す．

**戦略▶** 脊椎では，病変部とその上下脊椎の良好なアライメントを保持するように，介助法を検討する．胸腰椎転移を伴う患者において検討・実施した介助法の例を図3**B**，図4**B**に示す．ベッドアップを利用した起居動作を，図7に示す．図7の**3 4**における介助者の手の位置は，図3を参照．

四肢骨では骨に捻れが加わらないように介助法を検討する．大腿骨転子部に転移を伴い，動作時に疼痛増強が著明であった患者において検討・実施した介助法の例を，図5**B**，図6**B**・**C**に示す．

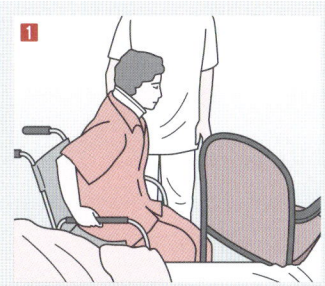

**7. 痛みや骨折のリスクを減らす動作法，介助法の検討について**

**1** アームレストで上肢支持し，少しずつ前方に殿部をずらす．

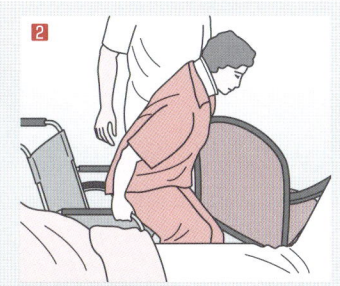

**2** 左斜め前に置いた椅子の背とアームレストで上肢支持しながら立ち上がる．

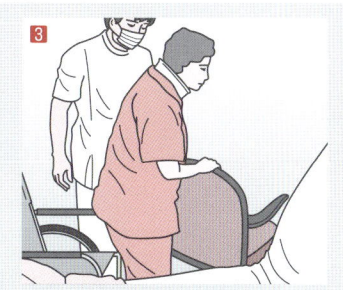

**3** 中腰のまま移乗することが最も大腿骨の捻れを生じやすいので，直立位まで立ち上がる．

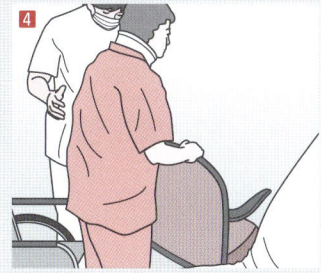

**4** 椅子を持ちながら小刻みにステップしてベッド側に向きを変える．

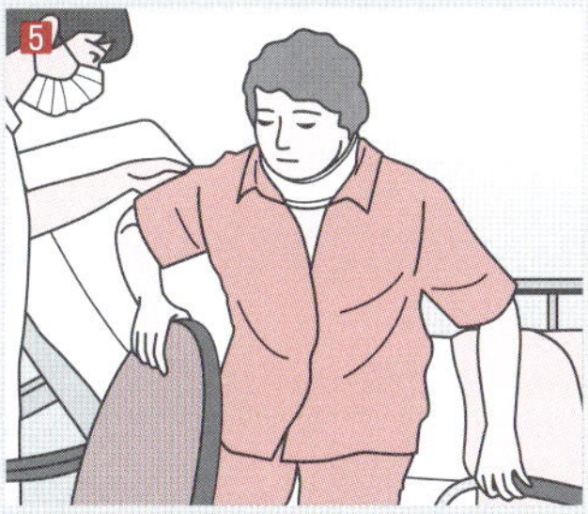

**5** 頸椎への衝撃を緩和するため，右手で椅子の背を左手でベッドを支持しながら，殿部がゆっくりと座面に着くようにコントロールする．

図2　頸椎転移・両大腿骨転移を伴う患者の放射線照射終了後の移乗動作指導

**A** 一般的な介助方法 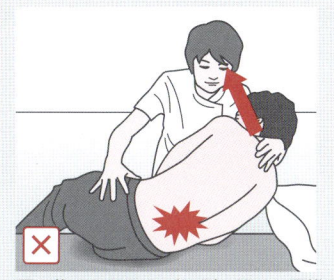
頸の後ろに回した手で引っ張り，腰椎に捻れ・圧迫を生じ，疼痛を増強させやすい．

**B** 転移部の歪み・捻れを最小限にする介助方法 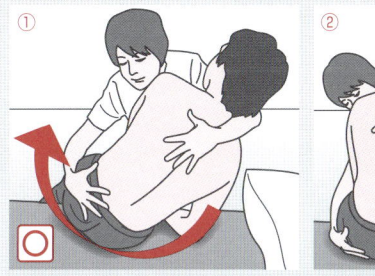
① ② ③
頸の後ろに回す手を胸椎部まで伸ばして，頸椎と胸椎を安定させる．もう一方の手で骨盤・下部腰椎を安定させる．この両手の支えによって腰椎の捻れ・圧迫と皮膚・筋の伸張を最小限にする．体重移動は坐骨に向かって，回転を利用して起こす．

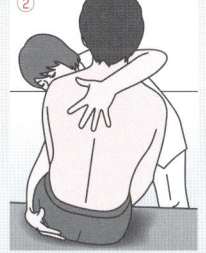

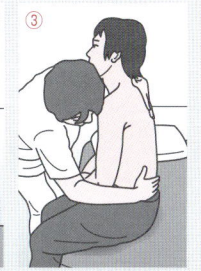

図3　胸腰椎転移を伴う患者の起き上がり指導（北原，文献3）

## 3. 動作終了時の要因 床面・座面から受ける衝撃

　座る動作や寝る動作において，床面や座面から受ける衝撃を最小限にするために，運動のスピードをコントロールできるか否かは骨折に関与する要因となる．スピードのコントロールには，身体の質量と重力の加速度に合わせて筋出力を調整する能力が求められる．その能力が低下する病態としては，前述の廃用性およびサルコペニアによる筋力低下，脊髄性麻痺による感覚低下，脳卒中合併や脳転移による運動協調性低下などがある．

　**戦略▶** 移乗動作を自分自身で行う場合は，椅子

# 第2部 骨転移のリハビリテーション

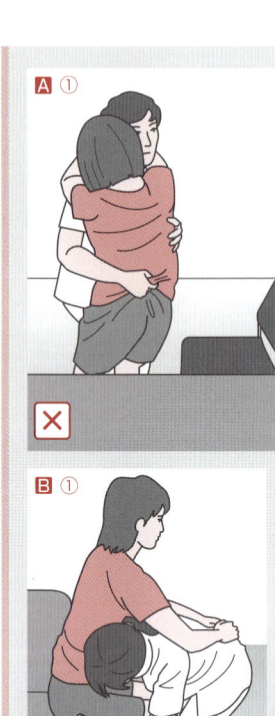

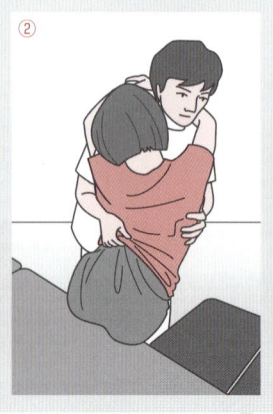

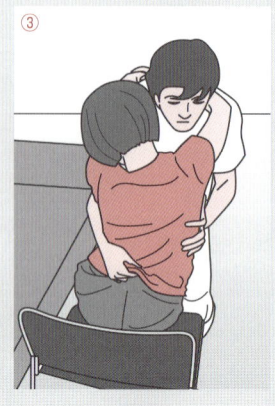

腋窩からの介助では脊椎に過剰な伸展や捻れを生じやすく，また介助者が患者よりも上方に位置しやすく，着座する際のスピードをコントロールすることが難しい．

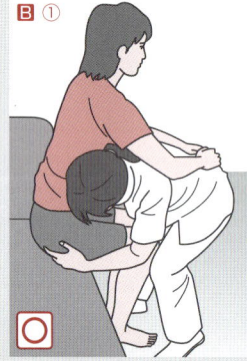

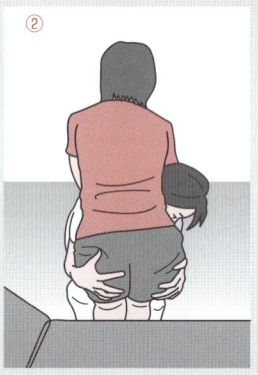

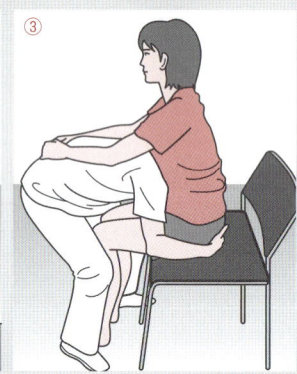

介助者が下方に位置し殿部から介助することで，患者の体幹と骨盤を安定させ，その安定を保って立ち上がりを誘導し，向きを変えることで脊椎の捻れを最小限にすることができる．また従重力のスピードをコントロールすることができ，着座の衝撃を最小限にできる．

図4　胸椎・腰椎転移があり下肢麻痺を呈する患者の移乗介助

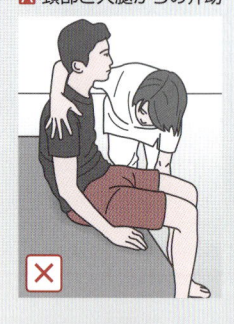

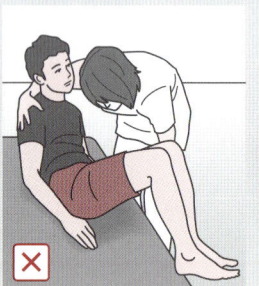

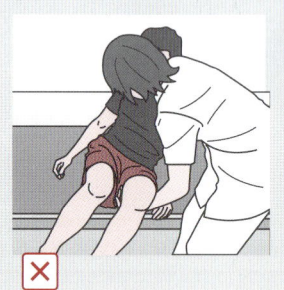

**A** 頸部と大腿からの介助

頸部からの介助では股関節内外旋中間位を保つことが難しく，大腿に捻れが生じ，疼痛が出現しやすい．

**B** 疼痛が軽減する股関節のアライメントを保持する介助

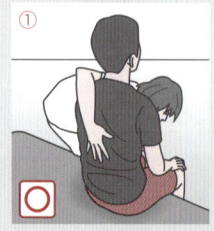

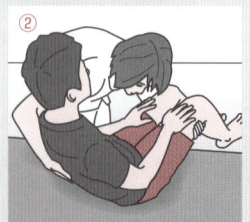

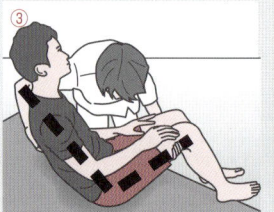

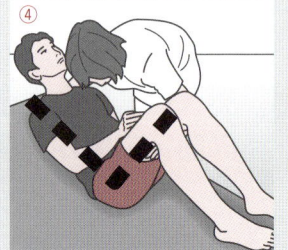

背部の介助の手を胸椎まで伸ばして，体幹を安定させる．もう一方の手で両股関節内外旋中間位で屈曲角度を一定にして寝る(起き上がる)ことで疼痛を軽減できる．

図5　左大腿骨転子部転移を伴う患者の起居動作(北原，文献4)

**7. 痛みや骨折のリスクを減らす動作法，介助法の検討について**

**A 腋窩からの介助**

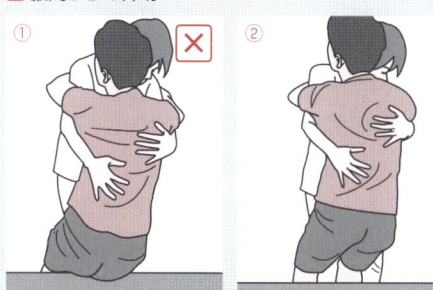

腋窩からの介助で右側への体重移動を意識して立ち上がると，骨盤が傾斜し，大腿に捻れを生じ，疼痛を増強させやすい．

**B 坐骨からの介助（立ち上がり）**

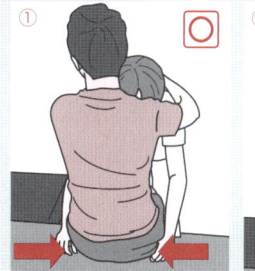

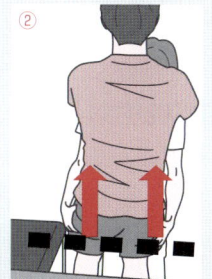

坐骨からの介助で立ち上がると，骨盤の傾斜を防いで対称位を保持することができる．

**C 坐骨からの介助（小刻みのステップと着座）**

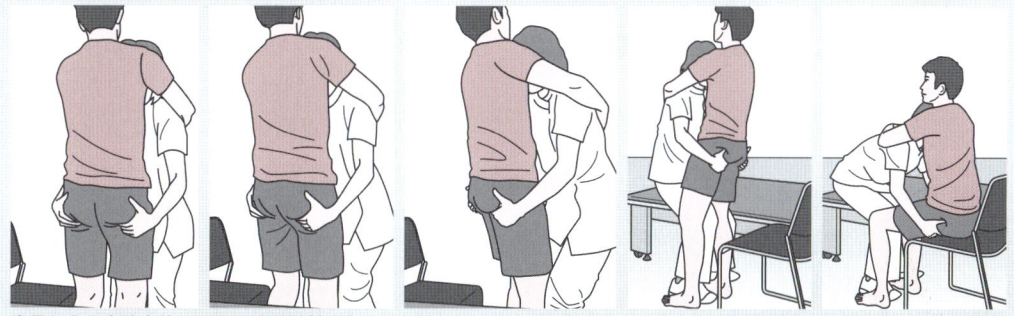

坐骨からの介助立位のまま，荷重側（右側）での小刻みのステップを誘導することで左大腿骨の捻れを最小限に向きを変え，着座の衝撃も最小限に移乗することができる．

図6　左大腿骨転子部転移を伴う患者の移乗介助（北原，文献4）

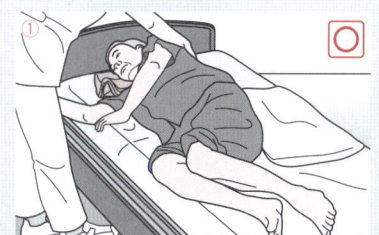

① まず体幹・骨盤を安定させるように枕でポジショニングをして，安定した側臥位をとる．

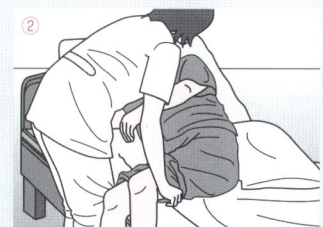

② ギャッチアップし，下肢を下ろす．

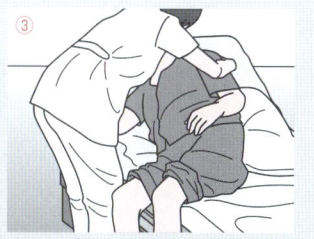

③ さらにギャッチアップし，介助者が患者の胸椎部まで手（介助者の左手）を伸ばす．

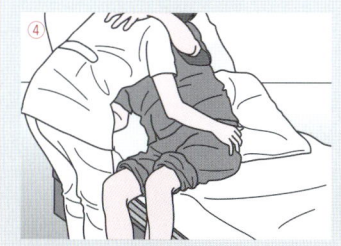

④ 介助者のもう一方の手（右手）で骨盤・腰椎を安定させる．

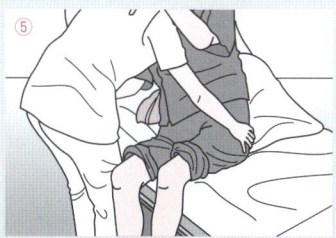

⑤ 介助者の両手の支えによって脊椎の屈曲と捻れを最小限にして，体重移動は坐骨に向かって，回転を利用し座位へ起こす．

図7　胸椎転移で対麻痺を呈する患者の起居動作介助

153

や固定型歩行器などの安定した物の上肢支持により，前述の運動スピードのコントロールを助けることができる(図2)．介助の場合，腋窩からの介助が一般的であるが，介助者の重心が患者のそれよりも上方に位置しやすく，患者の体重が介助者よりも重い場合，その重みを上肢で支えることとなり運動スピードまでコントロールすることは難しい(図4**A**)．介助者の重心が患者の重心よりも下方にあるように位置し，介助の手を殿部に当てて殿部が座面につくまで患者の運動スピードをコントロールすること(図4**B**)がポイントである．

## 4. 動作終了後の要因 姿勢の安定と次の活動をしやすい環境

動作が終了したときの姿勢が安定していないこと，次の活動をしやすい環境にないことは，痛みの出現や疲労を引き起こす要因となり，またその次の活動のリスク増大を招く．

**戦略▶** 動作終了時の姿勢が安定する環境(車椅子やベッド)を，動作開始時に整えておかなければならない．廃用症候群や悪液質に陥った患者の離床を促すアプローチでは，全介助であったとしても一度端座位をとって車椅子に移るために患者の協力を要し，疲労感につながり，移乗できても散歩する元気がないという結果となり得る．リクライニング型車椅子へのスライディングボードを使った移乗で疲労を最小限にし，また疼痛部位を配慮した車椅子ポジショニングを事前に想定して，移乗後すぐにリラックスしたポジショニングを実現することがポイントである．また"行きはよいよい，帰りは怖い"にならないように，ベッドに戻るときのことを考えた疲労度の評価および介助方法と環境整備の検討が必要である．

・・・

骨転移の患者の痛みと骨折リスクが動作のどの過程でどのような要因によって増大するかを考え，痛みとリスクを最小限にする動作法や介助法を検討することを筆者の臨床経験を元に述べた．

心理を含めた動作の準備状態から動作の終了まで，また次の活動への持久性も考慮して動作法や介助法を検討することが重要である．骨転移の部位によって決まった動作法や介助法があるわけではなく，患者の全身状態や患者・介助者の体格により個別的に検討すべきであり，痛みを軽減する運動の方向性やスピードを少しの範囲から施行してみて，痛みの変化を評価し，また運動方向や介助位置の修正を患者とともに試行錯誤で行うことで，適切な方法が確立されていくことを強調しておきたい．

## 参考文献

1) 高木辰哉：転移性骨腫瘍に対する診療戦略とリスク管理．がん看護，17(7)：728-732，2012．
2) Guido Schneider, et al. Cancer pain management and bone metastases : an update for the clinician. *Breast Care*; 7: 113-120, 2012.
3) 北原エリ子：脊椎転移の骨破壊が強い患者のADLとその対策．看護技術，54(11)：1157-1159，2008．
4) 北原エリ子：がん性疼痛を緩和するリハビリテーション～転移性骨腫瘍患者を中心に～．がん看護，17(7)：733-737，2012
5) 北原雅樹訳：非薬物療法〔大村昭人（監）：癌性疼痛治療のガイドライン〕．pp69-81，克誠堂出版，1998．
6) Carolina Fernández-Lao, et al. : The influence of patient attitude toward massage on pressure pain sensitivity and immune system after application of myofacial release in breast cancer survivors: a randomized, controlled crossover study. *Journal of Manipulative and Physiological Therapeutics*, 35(2) : 94-100, 2012.
7) Carolina Fernández-Lao, et al : Attitudes towards massage modify effects of manual therapy in breast cancer survivors: a randomized clinical trial with crossover design. *European journal of cancer care*, 21 : 233-241, 2012.
8) Alice Running and Teresa Seright. Integrative Oncology : Managing cancer pain with complementary and alternative therapies. *Curr Pain Headache Rep*; 16 : 325-331, 2012.
9) 芽根義知：呼吸困難の原因〔日本緩和医療学会緩和医療ガイドライン作成委員会（編）がん患者の呼吸器症状に緩和に関するガイドライン2011年版〕．pp22-23，金原出版，2011．
10) 大野　綾：倦怠感を緩和するリハビリテーション．がん看護，17(7)：723-727，2012．
11) Kenneth Fearon, et al. Definition and classification of cancer cachexia : an international consensus. *Lancet oncol*, 12 : 489-495, 2011.

■執筆者　北原エリ子

# 8 骨転移患者のADL
## （作業療法士の視点から）

　がんに罹患すると，病状の進行や合併症，治療そのものの影響などにより，さまざまな時点でADLが低下する危険性を有する．なかでも骨転移は，痛みに加え，骨折や麻痺などの運動・感覚障害を生じると，著しくADLが低下して，その後の治療までも変更せざるを得ない状況となる．骨転移により派生するリスクとその管理について，十分な情報収集を行い，かつ疼痛を把握・分析したうえで，痛みを起こさず，骨折を生じさせず，機能障害を起こさないADL方法を指導することが大切である．既に骨折や麻痺を生じている場合は，さらなる増悪を防ぐとともに，有する機能障害に応じたADL方法を指導することが必要となる．

## 評　価

### 1. 基本的な情報収集

　まず，がん患者のADLを考えるうえで必要な情報を**表1**に示す．がん患者のADLは，病状や合併症，治療内容によって変動する．骨転移の有無に限らず，まず治療経過や現状を把握し，そのときにできる限り可能な最高のADLを実現することに努める．

　がんの治療過程において，いついかなる時点でも骨転移の有無は確認を要する事項である．骨転移を認めた場合は，安静度を確認する（**表2**）．どこにあるのか，どの程度の大きさか，骨折・圧潰・浸潤はあるか，その程度などを明らかにする．そして，骨転移部にはどのような動きが許容されるのか，また逆にどのような動きは禁止されるのかなど，禁忌もしくは許容される動きや運動の種類，荷重や負荷の程度などを明らかにする．また，安静時・動作時それぞれの固定の必要性の有無と，固定が必要な場合は，その内容を具体的にする．

表1　情報収集の内容
- 原発巣，病期（分類）
- 治療経過と現在の治療内容
- 現在の治療内容
- 全身安静度
- 骨転移部位
- 転移部に対する治療方針と内容
- 予後
- 告知内容

### 2. 患者評価

　骨転移部に配慮しつつ，安静度に従って患者ニーズを満たすADLを考え，援助し訓練するためには，下記に示すような身体・精神機能，さらには社会的背景も含めた情報を得る必要がある．
- 主訴とニーズ（本人，家族，介助者など）
- 疼痛状況（痛みかしびれか，いつ，どこに，どの

表2　安静度確認のポイント

| 固定について |||
|---|---|---|
| 部位 | どの部位や関節を，どのような肢位で固定するのか確認する ||
| 内容 | たとえば，硬性コルセットか軟性ベルトかなど固定内容を確認する ||
| 時期 | 安静時・運動時・就寝時各々で固定の有無・程度を確認する ||
| 負荷について |||
| 動き | 制限すべき動きや許容される動きを確認する ||
| 荷重 | 全荷重・1/2・1/3など荷重の程度を確認する ||
| 牽引 | 持ってよい重さなど牽引程度を確認する ||
| 運動 | 自動運動・自動介助運動・他動運動など運動の内容を確認する ||

ように，どのくらい生じるのかなど）
- 自覚症状（悪心・嘔吐，倦怠感，息苦しさ，腹部膨満感，不眠感など）
- 身体機能（運動麻痺・感覚障害，筋力，耐久性，呼吸機能，腫脹など）
- 精神機能（意識障害，抑うつ・不安気分，意欲，集中力など）
- ADL（自立動作と努力感，介助を要する動作，介助の程度と介助者の負担感，日内・時間内変動，医療的処置も含めたスケジュールなど）
- 社会的背景（家族・介助者，仕事など）
- 環境（病室状況，家屋状況，福祉機器の所有状況，配置・設定状況など）

# ADLへのアプローチ

骨転移を有することは，病状の進行を示唆する場合も多い．骨転移を認める場合のADLアプローチは，上記の評価内容を踏まえて，まず重篤化する全身状態を考慮したがんのADLの展開を基本にしつつ，さらに骨転移に関するリスク管理として，痛みを軽減し，機能障害を予防する動作を指導することが最大の目的となる．骨転移部位に，捻転・荷重などの負荷をかけない動作方法を選択し，場合によっては環境を整備したり，代償手段を見つけたり，または介助を受けることも考慮する．しかしその際は，介助者が骨転移部に配慮したケア方法を理解することが必要で，その介助者への指導が重要となる．

## 1. 脊椎転移がある場合

脊椎に骨転移がある場合，骨の圧潰による痛みと，神経障害をきたすことによる麻痺の出現を予防することが重要である．特に，起居・移乗・移動動作は，全過程を通じて捻転と衝撃を避けることを念頭に置くべきである．寝返り～起き上がりは，股関節や膝関節の肢位で脊椎にかかる負荷を調整しながら，回旋を回避して体の向きを変え，うつ伏せに近い体位や側屈で体幹を起こすようにする．特に，1人で行う場合や痛みが強い場合は，電動ベッドのギャッチアップ機能を利用することも有効である．立ち上がりは，手すりの位置や座面の高さを調整し，前屈動作を軽減して，容易で

安全な設定を考える．更衣動作では，靴下やズボンなど下肢を通す際の前屈動作を，椅子座面上に膝を立てることで制限し，上衣についても，適宜背もたれに寄りかかって行うよう指導する．洗面や入浴動作では，たとえば洗顔時や整髪時などに屈んで行う動作は回避するよう指導する．脊椎転移がある場合の日常生活での注意事項（例）を図1に示す．

脊椎転移の場合，放射線治療中は，安静度が制限され，ベッド上臥位を強いられることも多い．その場合は，自助具なども用いて，臥位でも生活しやすいセッティングを考え，工夫することも必要となる（図2）．

## 2. 上腕骨転移がある場合

上腕骨に骨転移がある場合，骨折をきたすこと

| | 注意したほうがよい動作 | 対処方法 |
|---|---|---|
| | ●体を捻ること・反らすこと・屈むこと，衝撃を受けることは避ける． ||
| 起居・立ち上がり動作 | ・寝返りのときに体を捻らない<br>・体を起こすときに捻らない<br>・座るときに勢いよく腰をおろさない | ・膝を曲げて，腰から体を一体にして向きを変える<br>・うつ伏せ，または横向きから起きる<br>・足の反動と腹筋を使って起きる<br>・ベッドのギャッチアップを利用する<br>・ゆっくり座る |
| 整容動作 | ・洗顔のときに屈まない<br>・歯磨きのときに屈まない | ・手をついて体を支える<br>・座って行う<br>・洗顔はタオルで拭く |
| 更衣動作 | ・ズボンに足を通す，靴下をはく際屈まない<br>・臥位でズボンをあげる際体を反らさない | ・足を組んで行う<br>・ベッド上，椅子上で行う<br>・臥位でズボンを上げる際横向きで片側ずつ行う |
| トイレ動作 | ・座るときに勢いよく腰をおろさない | ・ゆっくり座る<br>・手すりを利用する<br>・補高装置を利用する |
| 入浴動作 | ・洗い場で立ち座りすることは避ける<br>・浴槽をまたぐ際，中で座る際屈まない<br>・洗髪する際屈まない | ・シャワーチェアを使う<br>・手すりやバスボードを使う<br>・シャワーは壁にかけて使う<br>・洗面器は台の上に置く |

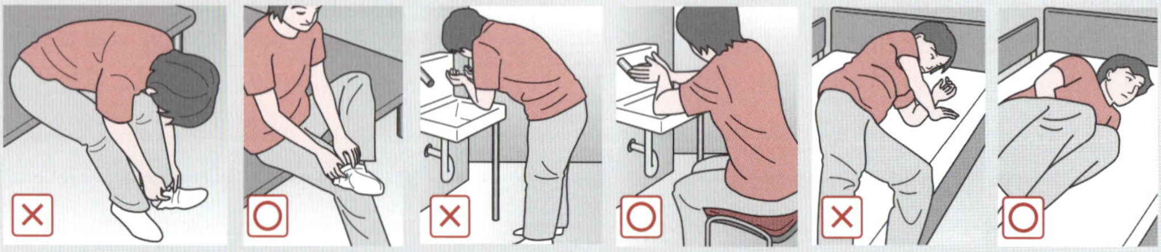

図1　日常生活での注意事項（例）　～脊椎転移の場合～

（×）靴下を屈んで履かない　（○）椅子の座面に足を置いて履く　（×）洗面台に屈まない　（○）椅子に座って腕をついて行う　（×）体幹を捻じらない　（○）膝を曲げて体幹から下肢を一体にして起きる

8. 骨転移患者のADL（作業療法士の視点から）

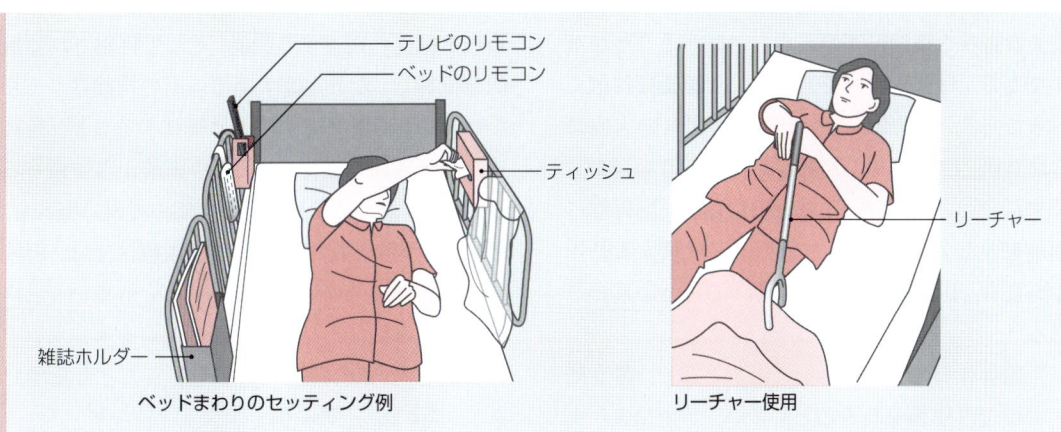

**ベッドまわりのセッティング例**　　　　　　　　　　**リーチャー使用**

図2　臥位での生活の工夫例

| | 注意したほうがよい動作 | 対処方法 |
|---|---|---|
| \multicolumn{3}{c}{●手をつくこと，腕で引っ張ること，捻る動きは避ける．} |
| 起居・立ち上がり動作 | ・寝返りのときに患側上肢で手すりを引っ張らない<br>・患側上肢が下になる側臥位をとらない<br>・患側上肢をついて起き上がらない，寝ない<br>・患側上肢をついて立ち上がらない | ・膝を曲げて，腰から向きを変える<br>・枕で腕の位置を整える<br>・反対側から起きる<br>・ベッドのギャッチアップを利用する |
| 整容動作 | ・患側上肢で整髪動作をしない<br>・患側上肢でドライヤーを持たない | ・反対の手で肘を下から支える<br>・机などに肘をつく |
| 更衣動作 | ・背中のフックをとめたり，背中で紐を結んだりしない<br>・きつい袖に患側上肢を通さない<br>・きついズボンや靴下などを患側上肢で引っ張らない | ・体の前に回して行う<br>・衣服を調整する |
| トイレ動作 | ・後始末は患側上肢で行わない<br>・後始末を患側上肢で行う場合は，前から拭く | ・反対の手を使用する<br>・ウォシュレットを利用する |
| 入浴動作 | ・患側上肢で体を洗わない<br>・患側上肢でお湯の入った洗面器を持たない<br>・患側上肢を使ってタオルを絞らない<br>・患側上肢でシャワーヘッドを持たない | ・洗体ブラシを利用する<br>・シャワーは壁にかけて使用する |

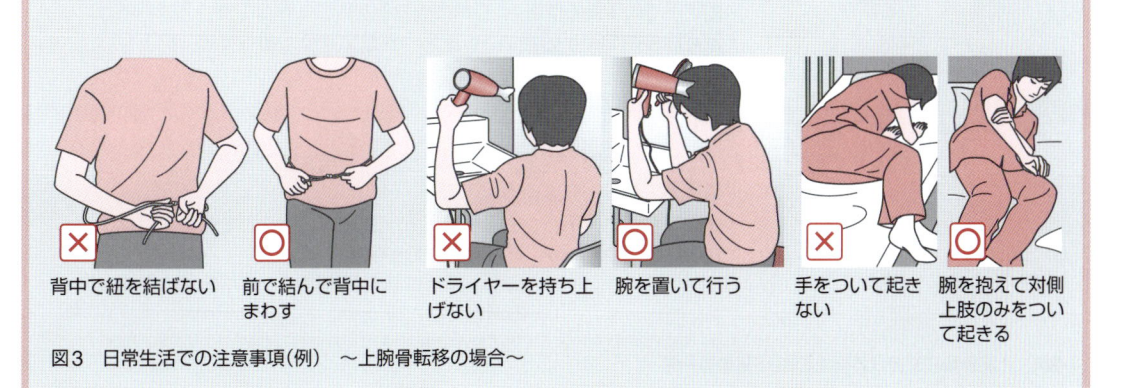

背中で紐を結ばない　　前で結んで背中にまわす　　ドライヤーを持ち上げない　　腕を置いて行う　　手をついて起きない　　腕を抱えて対側上肢のみをついて起きる

図3　日常生活での注意事項（例）　～上腕骨転移の場合～

による痛みや機能障害の出現を予防することが重要である．荷重や負荷を避けることを念頭に置くべきであり，負荷は，牽引と回旋いずれの方向にも注意が必要である．上腕骨転移がある場合の日常生活での注意事項（例）を**図3**に示す．肩外転・回旋をきたす動作について，回避・代償する動作や方法を，具体的に挙げて指導することが重要である．

上腕骨転移では，転移部の治療として，腫瘍摘出や機能再建術を行うこともある．手術により失われる機能と残存する機能，そして再建される機能を把握し，たとえば手関節以遠の拘縮はつくらない，肩甲帯周囲筋の筋力は維持するなど，術後速やかに機能を獲得できるよう術前から準備するとともに，術後は予想される機能の獲得に努める．そして，上腕骨転移に対する手術療法では，術後に永続的なリスク管理を要することも多い．最終的に有する機能とリスク管理の内容を考慮し，それに適したADL動作の指導を行うことも重要である．**図4**に，その一例を示す．

| 一般情報 |
|---|
| 60歳代男性，胆管がん，上腕骨転移<br>胆管がん摘出術後，化学療法施行<br>右肩痛を自覚するも放置，腕を捻る動作で激痛が出現し受診<br>上腕骨骨頭部の病的骨折，および転移所見確認<br>拡大摘出術，および上腕骨頭置換術施行<br>術内容　　骨頭〜骨幹部を約1/3切除<br>　　　　　腋窩神経，腱板筋群切除 |

| | リハビリテーション |
|---|---|
| 術後7日より開始 | 肘以遠のROM訓練<br>肩甲帯周囲筋のリラクセーション，モビライゼーション<br>筋力増強訓練 ⇒ 握力・ピンチ力，holding中心の肘屈曲<br>ADL指導　《固定肢位と禁忌動作の確認》<br>　・三角巾固定<br>　・常時固定とし，挙上・荷重・牽引・捻転動作禁止<br>《片手動作および患手管理・使用方法指導》<br>　・利き手交換<br>　・自助具の活用 ⇒ 洗体ブラシ，左手用はさみ，滑止めマットなど<br>　・固定下での手指の使用 ⇒ 三角巾内で薬を取出す程度の押さえや把持は可<br>　・固定除去時の患手の扱い ⇒ 重力や自重による加重を回避，机上や膝上に置く |
| 術後21日〜<br>術後28日〜 | 患側上肢下垂位許可（外出時は固定）<br>軽いおじぎ運動追加<br>機能予測に応じたADL指導追加《永続的な禁忌動作と使用方法の確認》<br>　・肩挙上・外転・外旋動作は不可能<br>　・手をつくこと・下方へ引っ張ること・腕を捻じることを禁止<br>　・肘以遠の使用 ⇒（例）把持重量200g程度<br>　　　　　　　　　　机上・膝上に腕を置けばペットボトルの蓋開け時の押さえなど可 |

図4　上腕骨転移における術後のADL指導の一例

がんと診断されると，一度は死と向き合うことを余儀なくされるが，治療経過中の骨転移の発見は，さらなる厳しさをもって死を考え，生きることを強いられる．骨転移を有しても「うまく」骨折を予防し，痛みを管理し，望む生活を展開する術を呈示することが，医療者側の課題と考える．

#### 参考文献

1) 田尻寿子：骨軟部腫瘍・骨転移[作業療法マニュアル47　がんの作業療法①]．pp54-64，日本作業療法士協会，2011．
2) 田尻寿子：がんに向き合い自分を活かす：I・ADL作業療法の戦略・戦術・技術 第3版．pp249-259，三輪書店，2012．
3) 田尻寿子・他：骨・軟部腫瘍，骨転移，脊髄腫瘍上肢の障害へのアプローチ[辻　哲也（編）：がんのリハビリテーションマニュアル]．pp193-202，医学書院，2011．
4) 高木辰哉：リハビリテーションの要点（骨軟部肉腫，転移性骨腫瘍）[辻　哲也（編）：がんのリハビリテーション]．金原出版社，2006．
5) 田尻寿子：日常生活動作障害へのアプローチ[がんのリハビリテーションマニュアル]．pp307-319，医学書院，2011．

■執筆者　阿部　薫

# 9 評価スケール
## ―身体機能スケールとQOLスケール―

がん患者の評価，治療を行う際に，評価スケールを用いて状態を把握することが必要であり，さまざまな種類の評価スケールが用いられている．

骨転移患者のリハビリテーション（以下，リハ）を行うにあたって，身体機能とQOLの評価は重要である．そこで本項では，身体機能スケールとQOLスケールについて具体的なスケールの紹介とその意味についてまとめる．

## 身体機能スケール

いわゆるPS（Performance Status）は，がん患者の身体的な活動程度を示す尺度，身体機能スケールである．がんおよび併存する病態がどの程度患者の活動に影響しているかを表すものであり，多くのがん種において重要な予後予測因子ともなっている．

がん治療の領域においては，治療適応の判断や治療効果，生命予後を予測する指標としてKarnofsky Performance Status（KPS）と米国東部がん治療共同研究グループ（Eastern Cooperative Oncology Group；ECOG）によるPSが用いられている．

緩和ケアの領域においては，ケアの方針を決める際の重要な患者情報の1つとして，また生命予後を予測する指標としてPalliative Performance Scale（PPS）が利用されている．

### 1. Karnofsky Performance Status（KPS）[1,2]

1948年にKarnofskyらによって発表された．患者の状態を0〜100％まで10％刻みの11段階に分類する方法で，100％が正常な状態を，0％が死亡を意味する．歴史的に広く使用されてきたが，複雑であること，評価者による再現性がやや低いということがあり，最近ではECOGによるPSが用いられることが多くなっている．

### 2. Eastern Cooperative Oncology Group（ECOG）によるPS

1960年にZubrodらによって発表されたものを1982年にOkenらが改訂し，American Journal of Clinical OncologyにECOG-PSスケールとして発表されたものである[4,5]．正式には0〜5の6段階に分類するものであり，0は完全に発病前と同じ状態を示し，5は死亡状態を意味する．生存患者を評価するスケールであるので，通常は0〜4の5段階で評価をする．

このスケールは，治療効果や生命予後との相関が示されており[6]，多くの臨床試験においても評価法として使用され，PS不良例は化学療法の完遂率が低く重篤な副作用を生じやすいことも報告

表1　Karnofsky Performance Scale (KPS)

| % | 症状 | 介助の要，不要 |
|---|---|---|
| 100 | 正常，臨床症状なし | 正常な活動可能，特別のケアを要していない |
| 90 | 軽い臨床症状があるが正常の活動可能 | |
| 80 | かなりの臨床症状があるが努力して正常の活動可能 | |
| 70 | 自分自身の世話はできるが正常の活動・労働は不可能 | 労働不可能，家庭での療養可能，日常の行動の大部分に病状に応じて介助が必要 |
| 60 | 自分に必要なことはできるが時々介助が必要 | |
| 50 | 病状を考慮した看護および定期的な医療行為が必要 | |
| 40 | 動けず，適切な医療および看護が必要 | 自分自身のことをすることが不可能，入院治療が必要，疾患が急速に進行していく時期 |
| 30 | 全く動けず入院が必要だが死はさしせまっていない | |
| 20 | 非常に重症，入院が必要で精力的な治療が必要 | |
| 10 | 死期が切迫している | |
| 0 | 死 | |

(Conill C et al，文献3より和訳引用)

表2　日本語版PS（小山，文献9）

| 0 | 無症状で社会活動ができ，制限を受けることなく，発病前と同等にふるまえる． |
|---|---|
| 1 | 軽度の症状があり，肉体労働の制限は受けるが，歩行，軽労働や作業はできる．たとえば軽い家事，事務． |
| 2 | 歩行や身の回りのことはできるが，時に少し介助がいることもある．軽労働はできないが，日中の50％以上は起居している． |
| 3 | 身の回りのある程度のことはできるが，しばしば介助が必要で，日中の50％以上は就床している． |
| 4 | 身の回りのこともできず常に介助がいり，終日臥床を必要としている． |

＊この基準は全身状態の指標であり，局所症状のために活動性が制限されている場合は，臨床的に判断する

されている[7]．そのため治療適応を決定する際に用いられ，また5段階という使用の簡便さもあり，臨床や研究で広く用いられている．

　KPSとECOG-PSの互換性については，Vergerらが150人の患者において相関を調べた結果，基本的に高い相関関係を示したものの，PSが不良な患者では相関が低く変換が困難であったと報告している[8]．

## 3. 日本語版PS

　日本癌治療学会で，ECOG-PSを翻訳して一部改変したものを日本語版PSとして採用している[9]．

日本語版には注釈として"この基準は全身状態の指標であり，病気による局所症状で活動性が制限されている場合は臨床的に判断する"と追記されている．これはたとえば，脊椎転移による対麻痺や大腿骨の病的骨折などで寝たきりになった，つまり局所の症状でPSが急に0から4になってしまった場合などはどう判断するかといったことと考えられる．しかし，もともとPSとは「がんおよび併存する病態がどの程度患者の活動に影響しているかを表すもの」であり，その経緯が急であるかや，原因が局所的なものであるかについては関係なく判断するものであると考えられる．

　片桐は，Okenらの論文ではPSの評価に際し，がんと関係した事象で変化したのか否かを厳密に

求めているだけであり，またECOGスケールの定義にも日本癌治療学会のような注釈はなく，ECOGのスケールを純粋に解釈すれば，脊椎転移による対麻痺や大腿骨の病的骨折などで寝たきりになればPS4と評価されるとしている[5]．

## 4. Palliative Performance Scale（PPS）

PPSは，緩和ケアの領域で用いられる身体機能評価スケールである．カナダの在宅ホスピスに従事する看護師により緩和ケアの対象となる患者の全身状態の評価ツールとしてKPSをもとに作成されたものである[10]．このスケールによって生命予後の予測が可能であるとされており[11,12]，また緩和ケアにかかわる医療従事者の共通認識をもたらすコミュニケーションツールとしても有用なものである．PPSを用いた評価方法については，ビクトリアホスピスのホームページに詳細が掲載されている[13]．

表3　Palliative Performance Scale（PPS）

| PPSレベル | 歩行 | 活動と疾患の根拠 | セルフケア | 摂取量 | 意識レベル |
|---|---|---|---|---|---|
| 100% | 歩行可能 | 日常生活ができ，病気の進行がみられない | 自身でできる | 食欲があり，一般食が食べられる | 清明 |
| 90% | 歩行可能 | 日常生活ができ，軽度の病気の進行がみられる | 自身でできる | 食欲があり，一般食が食べられる | 清明 |
| 80% | 歩行可能 | 日常生活において努力が必要，軽度の病気の進行がみられる | 自身でできる | すべての食種において食欲減退 | 清明 |
| 70% | 歩行量の減少 | 職場における労働が不可能，病気の進行が明らかである | 自身でできる | すべての食種において食欲減退 | 清明 |
| 60% | 歩行量の減少 | 趣味，家事が不可能，病気の進行が明らかである | 時々介助が必要 | すべての食種において食欲減退 | 清明もしくは混乱がみられる |
| 50% | 主に座っているか，寝ている | すべての仕事（家事など），労働ができない，病気の重傷度が明らかである | 時々介助が必要 | すべての食種において食欲減退 | 清明もしくは混乱がみられる |
| 40% | 主にベッドでの生活 | 趣味（読書，編み物など）がほとんどできない，病気の重傷度が明らかである | おもに介助が必要，自身ではほとんどできない | すべての食種において食欲減退 | 清明もしくは傾眠，混乱がみられることもある |
| 30% | ベッドから起き上がれない状態 | 趣味（読書，編み物など）がまったくできない，病気の重傷度が明らかである | 完全介護 | すべての食種において食欲減退 | 清明もしくは傾眠，混乱がみられることもある |
| 20% | ベッドから起き上がれない状態 | 趣味（読書，編み物など）がまったくできない，病気の重傷度が明らかである | 完全介護 | 少量の水，氷の摂取 | 清明もしくは傾眠，混乱がみられることもある |
| 10% | ベッドから起き上がれない状態 | 趣味（読書，編み物など）がまったくできない，病気の重傷度が明らかである | 完全介護 | 口腔ケア | 傾眠もしくは昏睡状態，混乱がみられることもある |
| 0% | 死去 | − | − | − | − |

（ビクトリアホスピス，文献13）

# QOLスケール

他章でも述べてきたように，骨転移やそれに伴って生じたSREによって，患者のQOLが低下することが問題となるため，リハの目的としてQOL向上ということは非常に重要である．また，骨転移に関する臨床研究では，客観的指標としてSREをエンドポイントにしたものが多かったが，最近ではQOLに着目したものも報告されるようになっており，がん治療全般においてもQOLの重要性が強調されるようになってきた．

## 1. QOLの概念

医療におけるQOLの概念構造については，1980年代より欧米を中心として，患者からのインタビューや医療関係者，心理学者，哲学者，倫理学者などの議論を経て，ある程度の合意が得られている．その内容とは，図1に示すように，QOLは身体面，心理（精神）面，社会面，機能面の4つの概念が中心をなしており，それを5つ目の概念として，スピリチュアリティ（日本では霊性，実存面とも訳されることがある）が下支えをしているというものである[14]．これらの複数の概念は必ずしも明確に分類できるものではなく，相互に弱い関係をもっていることが知られている．

## 2. QOLの評価尺度

QOLの評価尺度は，大きく①プロファイル型尺度と②選好に基づく尺度の2つに分けられる[14]．②の選好に基づく尺度は，QOLを「効用値」という1次元の値で表現するための尺度であり，主に医療経済研究の分野で用いるため，普段臨床で使用することが多いのは，①のプロファイル型尺度である．プロファイル型尺度は，QOLを多次元的に詳しく測定・評価するための尺度である．さらに②-1包括的尺度と②-2疾患特異的尺度に分けられる．

②-1の包括的尺度は健康人から主に良性疾患の患者まで幅広い対象のQOLが測定できる尺度である．異なる疾病や国別のQOLの比較に適している．代表的な尺度としては，MOS Short-Form 36-Item Health Survey (SF-36)であり，広く用いられている．

②-2の疾患特異的なものとしては，がん患者に用いられるEuropean Organization for Research and Treatment of cancer (EORTC)のQuality of Life Questionnaire-Core30 (QLQ-C30)[15]やFunctional Assessment of Cancer Therapy scale-General (FACT-G)[16]などがある．日本語版もその信頼性，妥当性について検証され，臨床試験なども含めて広く用いられている．さらにがんのなかでも，乳がん患者に対するEORTC QLQ-BR23[17]やFACT-B[18]，肺

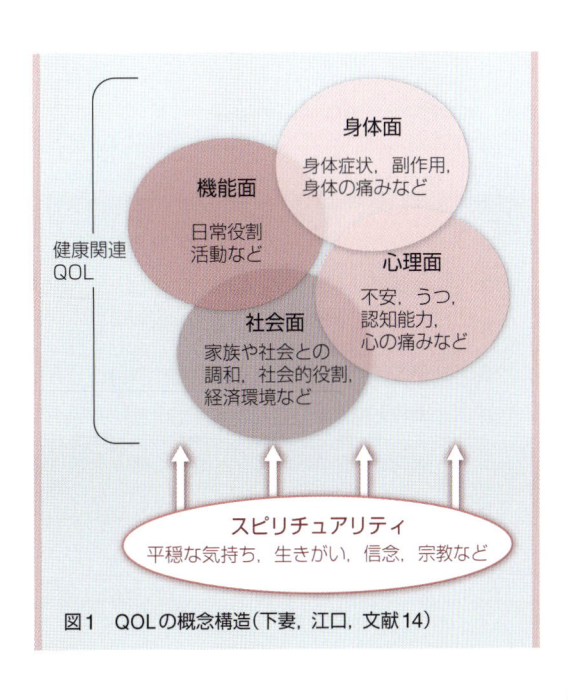

図1 QOLの概念構造（下妻，江口，文献14）

がん患者に対するEORTC QLQ-LC13[19]やFACT-L[20]，疲労用のFACT-F[21]などのように，がん種別や症状別に特化したものが開発され使用されている．

## 3. 骨転移患者に特化したQOL評価尺度

骨転移患者の研究でも，がん患者一般の評価尺度であるEORTCのQLQ-C30やFACT-Gが用いられることが多い．

しかし，それらの評価スケールは骨転移患者に特化したものではないため，治療効果などが反映されにくいという意見が多くあり，骨転移患者に特化したQOL評価スケールの開発が2000年代に入って行われてきた．

現在のところ，3つの骨転移患者に特化したQOL評価スケールが開発され，信頼性・妥当性の評価が行われ，使用されている．

最初に開発されたのは，the Bone Metastases Quality-of-Life questionnaire (BOMET-QoL) である[22]．これは，患者自身が10個の質問項目に対して0から4の5段階で答える簡便な質問票（表4）であり，そのスコアと痛みの症状やECOGのPSとの有意な関連が示されている．5分程度で回答が可能であり，がん患者一般を対象としたQOL評価スケールに比べて活動性や身体機能，疼痛について詳細な評価ができるため，骨転移患者のQOL障害像を捉えるのに適している．

2つ目は，EORTC Quality of Life Group (EORTC QLG) により，EORTC QLQ-C30を補足するために，骨転移患者に特化したものとして開発されたEORTC QOL Group Bone Metastases Module (EORTC QLQ-BM22) である[24]．2009年にChowらによって発表されたこのスケールは，骨転移患者への聞き取り調査とその患者に対する専門家による評価，また文献のreviewを基に作成された．

この骨転移特異的モジュールであるBM22の構成は，4つのサブスケールに分かれた22項目の質問から成っており，最初の5つの質問（1〜5）が痛みの部位について，次の3つの質問（6〜8）が痛みの状態・性状について，次の8つの質問（9〜16）が身体的機能に関する痛みについて，最後の6つの質問（17〜22）が心理社会的な状態についてそれぞれ設定されている（表5）．これらの質問は，骨転移に伴う痛みや身体機能，治療に伴う有害反

表4　BOMET-QoL-10 Questionnaire

（いつも＝0，全くない＝4）

| | |
|---|---|
| 1 | 疲れを感じる． |
| 2 | ベッドから起き上がるのが困難である． |
| 3 | 全体的に不快感がある． |
| 4 | 気分がゆううつで泣きたい気持ちである． |
| 5 | 家の外に出たいとほとんど思わない． |
| 6 | 家族と何かすることを避けている． |
| 7 | 背中や下肢や股関節など身体に痛みを感じるところがあり，生活に影響がある． |
| 8 | 常に痛みがあり，生活に影響がある． |
| 9 | 強い痛みのために絶え間なく悩まされている． |
| 10 | 痛みのために，以前のように生活を楽しむことができない． |

（Costa L et al，文献23より和訳引用）

応(副作用),自立性にかかわる心配などを包括的かつ特異的に評価することを目的としている.

7カ国400人規模の患者において,その信頼性,妥当性について検証され[25],その後日本語版も適切性が検討され,使用可能なものとして報告されている[26].

EORTC QLQ-C30との関連性については,類似した項目については相関が示され,骨転移に特化した項目についてはEORTC QLQ-C30よりも詳細に評価できることが報告されている[25].もともとは,臨床試験での使用を目的として開発されたが,多言語に翻訳されているということもあり,

表5　EORTC QLQ-BM22(日本語版)

この1週間に,以下のような症状や問題を経験されましたか.あなたの状態に,もっともよくあてはまる番号を1つ○で囲んでお答えください.

| この1週間に,以下の部分に痛みを感じたことがありますか. | まったくない | 少しある | 多い | とても多い |
|---|---|---|---|---|
| 1 背中 | 1 | 2 | 3 | 4 |
| 2 脚または腰 | 1 | 2 | 3 | 4 |
| 3 腕または肩 | 1 | 2 | 3 | 4 |
| 4 胸または肋骨 | 1 | 2 | 3 | 4 |
| 5 尻 | 1 | 2 | 3 | 4 |
| この1週間についてお答えください. | | | | |
| 6 継続する痛みがありましたか. | 1 | 2 | 3 | 4 |
| 7 ときどき起こる痛みがありましたか. | 1 | 2 | 3 | 4 |
| 8 痛み止めが効かないことがありましたか. | 1 | 2 | 3 | 4 |
| 9 横になっているときに痛みがありましたか. | 1 | 2 | 3 | 4 |
| 10 座っているときに痛みがありましたか. | 1 | 2 | 3 | 4 |
| 11 立ち上がろうとするときに痛みがありましたか. | 1 | 2 | 3 | 4 |
| 12 歩いているときに痛みがありましたか. | 1 | 2 | 3 | 4 |
| 13 体を曲げたり,階段を登るときに痛みがありましたか. | 1 | 2 | 3 | 4 |
| 14 激しい動作(運動や物を持ち上げるなど)をするときに痛みがありましたか. | 1 | 2 | 3 | 4 |
| 15 夜,痛みで眠れないことがありましたか. | 1 | 2 | 3 | 4 |
| 16 病状のために日々の活動を加減しなければならないことがありましたか. | 1 | 2 | 3 | 4 |
| 17 身近な人たち(家族や友人など)から孤立したように感じましたか. | 1 | 2 | 3 | 4 |
| 18 病状のために自由に動けないことについて悩みましたか. | 1 | 2 | 3 | 4 |
| 19 病状のために他の人に頼らなければならなくなると悩みましたか. | 1 | 2 | 3 | 4 |
| 20 将来の健康状態について悩みましたか. | 1 | 2 | 3 | 4 |
| 21 痛みが軽くなる希望をもっていますか. | 1 | 2 | 3 | 4 |
| 22 自身の健康状態について前向きな気持ちをもっていますか. | 1 | 2 | 3 | 4 |

© EORTC QLQ-BM22 Copyright 2009 EORTC Study Group on Quality of life.All right reserved.

(Chow,文献24より和訳引用)

広く用いられるようになってきている.

3つ目は，EORTC QLQ-BM22とほぼ同時期に発表されたFunctional Assessment of Cancer Therapy scale-Bone Pain (FACT-BP)である[27]. Broomによって発表されたこの評価尺度は，研究者や専門の医療関係者によって開発された16項目の各項目5段階からなる質問表である(**表6**).

骨転移に対する治療の効果を明らかにすることを目的に，骨転移による痛みによる影響を詳しく尋ねるものになっている. そのため痛みの評価尺度であるBPIとは非常に高い相関を示したと報告されている[27].

進行〜緩和期のがん患者に対してリハや緩和的治療を行った際に，その効果判定の困難さが以

表6　FACT-BP（骨痛のある患者に対するQOL評価）

あなたの骨痛に対する以下の質問に答えてください.
あなたの痛みが骨痛なのか他の原因による痛みなのか区別が難しいかもしれません.
特に骨痛に関して，質問に答えるように努めてください.
ごく最近(過去7日間)のあなたの症状に最もよくあてはまる番号を，項目ごとに1つだけ選んで○をつけてください.

| いくつの部位に痛みを感じますか. | 0 | 1 | 2 | 3 | 4+ |

| | | 全くあてはまらない | わずかにあてはまる | 多少あてはまる | かなりあてはまる | 非常によくあてはまる |
|---|---|---|---|---|---|---|
| GF7 | 現在の生活の質に満足している. | 0 | 1 | 2 | 3 | 4 |
| P2 | 強い痛みを感じる部位が身体のどこかにある. | 0 | 1 | 2 | 3 | 4 |
| BP1 | 骨の痛みがある. | 0 | 1 | 2 | 3 | 4 |
| BP2 | 骨の痛みがある部分に体重をかけたり，押したりすると痛い. | 0 | 1 | 2 | 3 | 4 |
| BP3 | 座っているときやじっと寝ているときにも骨の痛みがある. | 0 | 1 | 2 | 3 | 4 |
| BP4 | 骨の痛みのために，普通の活動をする際に誰かの助けを必要とする. | 0 | 1 | 2 | 3 | 4 |
| BP5 | 骨の痛みのために，日中，床(ベッド)で休まなければならない. | 0 | 1 | 2 | 3 | 4 |
| BP6 | 骨の痛みのために，歩くのが難しい. | 0 | 1 | 2 | 3 | 4 |
| BP7 | 骨の痛みは，自分自身の身の回りのこと(入浴，着替え，食事など)をする妨げになる. | 0 | 1 | 2 | 3 | 4 |
| BP8 | 骨の痛みは，私の社会生活の妨げになっている. | 0 | 1 | 2 | 3 | 4 |
| BP9 | 骨の痛みのために，夜中に目が覚める. | 0 | 1 | 2 | 3 | 4 |
| BP10 | 骨の痛みは，私のストレスになっている. | 0 | 1 | 2 | 3 | 4 |
| BP11 | 骨の痛みのために，気持ちがゆううつになる. | 0 | 1 | 2 | 3 | 4 |
| BP12 | 骨の痛みが悪化するのではないかと心配している. | 0 | 1 | 2 | 3 | 4 |
| BP13 | 骨の痛みのために，私の活動が妨げられていることを，家族はわかってくれない. | 0 | 1 | 2 | 3 | 4 |

(Broom R, 文献27より和訳引用)

前から問題となっていた．そのため骨転移患者に特化したQOL評価スケールは，治療効果を鋭敏に反映するものとして，近年注目されている．

Zengらは，症状緩和の目的で行った放射線治療1カ月後のQOLの変化を，EORTC QLQ-C30とEORTC QLQ-BM22を用いて評価した[28]．放射線治療の効果があった患者群では，いずれの評価スケールでもいくつかのサブスケールで有意にスコアの改善を認めた．しかしその改善はEORTC QLQ-C30では15のサブスケールのうち3つであったのに対して，EORTC QLQ-BM22では4のサブスケールのうち3つであった．このように，症状緩和の目的で行った治療の効果を評価するものとして，骨転移に特化したQOL評価スケールが，がん一般を対象としたものに比べて有用である可能性は高い．

先に紹介した，骨転移に特化した3つの評価スケールは，疼痛に関する項目など類似した部分も多いが，FACT-BPは疼痛に関する質問のみであるのに対して，EORTC QLQ-BM22やBOMET-QoLには，疼痛以外に関する質問項目も含まれているなどのそれぞれの特徴もある．

現在広く用いられるようになってきているのは，多言語に翻訳され，臨床試験にも用いられているEORTC QLQ-BM22である．しかし，いずれの評価スケールも開発からの期間が短いため，今後使用対象や時期など，さらに研究が進むことが期待される．

### 参考文献

1) Karnofsky DA, Burchenal JH : The clinical evaluation of chemotherapeutic agents in cancer. In evaluation of chemotherapeutic agents. pp191-205, Columbia University press, New York, 1949.
2) Yates JW, Chalmer B, McKegney FP : Evaluation of patients with advanced cancer using the Karnofsky performance status. *Cancer*, 45(8) : 2220-2224, 1980.
3) Conill C, et al : Performance status assessment in cancer patients. *Cancer*, 65(8) : 1864-1866, 1990.
4) Oken MM, et al : Toxicity and response criteria of the Eastern Cooperative Oncology Group. *Am J Clin Oncol*, 5(6) : 649-655, 1982.
5) 片桐浩久：Performance Status（PS）．脊椎脊髄ジャーナル，21(3)：239-240, 2008.
6) Rosenthal MA, et al : Prediction of life-expectancy in hospice patients: identification of novel prognostic factors. *Palliat Med*, 7(3) : 199-204, 1993.
7) 天野功二：全身症状の評価．臨床と研究に役立つ緩和ケアのアセスメント・ツール．緩和ケア，18: 9-11, 2008.
8) Verger E, et al : Can Karnofsky performance status be transformed to the Eastern Cooperative Oncology Group scoring scale and vice versa? *Eur J Cancer*, 28A(8-9) : 1328-1330, 1992.
9) 小山善之・他：固形がん化学療法直接効果判定基準．日癌治会誌，21：931-942, 1986.
10) Anderson F, et al : Palliative performance scale (PPS) : a new tool. *J Palliat Care*, 12(1) : 5-11, 1996.
11) Lau F, et al : Use of Palliative Performance Scale in end-of-life prognostication. *J Palliat Med*, 9(5) : 1066-1075, 2006.
12) Downing M, et al : Meta-analysis of survival prediction with Palliative Performance Scale. *J Palliat Care*, 23(4) : 245-252, 2007.
13) ビクトリアホスピスのホームページ：http://www.victoriahospice.org/sites/default/files/pps_japanese.pdf
14) 下妻晃二郎，江口成美：がん患者用QOL尺度の開発と臨床応用(I)．日医総研ワーキングペーパー．2001. http://www.jmari.med.or.jp/research/dl.php?no=47
15) Aaronson NK, et al : The European Organization for Research and Treatment of Cancer QLQ-C30 : a quality-of-life instrument for use in international clinical trials in oncology. *J Natl Cancer Inst*, 85(5) : 365-376, 1993.
16) Cella DF, et al : The Functional Assessment of Cancer Therapy scale: development and validation of the general measure. *J Clin Oncol*, (3) : 570-579, 1993.
17) Sprangers MA, et al : The European Organization for Research and Treatment of Cancer breast cancer-specific quality-of-life questionnaire module: first results from a three-country field study. *J Clin Oncol*, 14(10) : 2756-2768, 1996.
18) Brady MJ, et al : Reliability and validity of the Functional Assessment of Cancer Therapy-

Breast quality-of-life instrument. *J Clin Oncol*, 15 (3) : 974-986, 1997

19) Bergman B, et al : The EORTC QLQ-LC13: a modular supplement to the EORTC Core Quality of Life Questionnaire (QLQ-C30) for use in lung cancer clinical trials. EORTC Study Group on Quality of Life. *Eur J Cancer*, 30A(5) : 635-642, 1994.

20) Cella DF, et al : Reliability and validity of the Functional Assessment of Cancer Therapy-Lung (FACT-L) quality of life instrument. *Lung Cancer*, 12 (3) :199-220, 1995.

21) Cella D: The Functional Assessment of Cancer Therapy-Anemia (FACT-An) Scale: a new tool for the assessment of outcomes in cancer anemia and fatigue. *Semin Hematol*, 34 (3 Suppl 2) : 13-19, 1997.

22) Sureda A, et al : Final development and validation of the BOMET-QoL questionnaire for assessing quality of life in patients with malignant bone disease due to neoplasia. *J Med Econ*, 10 : 27-39, 2007.

23) Costa L, et al : Impact of skeletal complications on patients' quality of life, mobility, and functional independence. *Support Care Cancer*, 16 (8) : 879-889, 2008.

24) Chow E, et al : EORTC Quality of Life Group; Collaboration for Cancer Outcomes Research and Evaluation. : The European Organisation for Research and Treatment of Cancer Quality of Life Questionnaire for patients with bone metastases: the EORTC QLQ-BM22. *Eur J Cancer*, 45 (7) : 1146-1152, 2009.

25) Chow E, et al : European Organization for Research Treatment of Cancer Quality of Life Group.: International field testing of the reliability and validity of the EORTC QLQ-BM22 module to assess health-related quality of life in patients with bone metastases. *Cancer*, 118 (5) : 1457-1465, 2012

26) 佐藤威文・他：骨転移がん患者に対するEORTC QOL調査モジュール―EORTC QLQ-BM22日本語版の開発―. 癌と化学療法, 37 (8)：1507-1512, 2010.

27) Broom R, et al : Switching breast cancer patients with progressive bone metastases to third-generation bisphosphonates: measuring impact using the Functional Assessment of Cancer Therapy-Bone Pain. *J Pain Symptom Manage*, 38 (2) : 244-257, 2009.

28) Zeng L, et al : Quality of life after palliative radiation therapy for patients with painful bone metastases : results of an international study validating the EORTC QLQ-BM22. *Int J Radiat Oncol Biol Phys*, 84 (3) : e337-342, 2012.

■執筆者　大森まいこ

# 10 骨転移患者に対するリハビリテーション時のインフォームドコンセントと同意書
―法律上必要とされることについて―

## 骨転移患者に対するリハビリテーションの普及

　医学の進歩によるがんの予後の改善に伴い，がんに対する治療に加え，リハビリテーション（以下，リハ）が求められるようになっている．国レベルにおいても，厚生労働省健康局総務課がん対策推進室からのアナウンスや，診療報酬としてがん患者リハ料が設けられるなど積極的に対応されているところでもある．こうした状況を踏まえると，がんの骨転移患者に対するリハの検討は不可欠であろう．もっとも，リハを行うに際し，骨転移患者特有の危険が存在することには注意しなければならない．骨転移患者に特有の危険性を患者自身が十分に理解し，リハを受けることが重要である．

## 骨転移患者に対するリハビリテーションと同意書

　リハは医療として確立されており，リハを拒否する患者は極めてまれと思われる．また，リハによるADL（日常生活動作）の維持改善といったメリット，転倒などによる骨折といったデメリットは，患者にとっても容易に理解できる．このため，リハに関する一般的な説明（危険性に関する情報を含む）は行われているが，同意書まで用いられることは多くない．

　もっとも，骨転移患者に対するリハの場合，骨転移部の骨折という危険が存在する．そこで，骨転移患者の骨折のリスクが高いと見込まれる症例，骨転移患者や家族の様子から同意書を取得した方がよい症例などもあり得よう．リハ以外の医療行為においても，安全性・危険性の内容に応じて同意書が使い分けられている．この一例として投薬についてみると，高血圧に対する投薬の場合，投薬加療が医療水準となっていること，降圧薬の安全性が一般的に確立されていることなどから，降圧薬の処方の説明はするものの，服薬に関する同意書まで取得している医療施設は極めてまれと思われる．一方，同じ投薬加療であっても抗がん剤を用いる場合，抗がん剤の使用が医療水準となっており，医薬品として認可されるための安全性は確保されているものの，副作用の頻度および程度を勘案し，同意書を取得することが一般的となっている．このように，同一のカテゴリーに含まれる医療行為であっても各々の安全性・危険性の

表1　同意書の効果

①リハに関する患者の理解の補助
②説明に関する医療機関の責任の明確化
③医療従事者間における説明内容の共有
④説明内容の保存（説明内容および同意について患者および医療機関相互の確認，紛争予防）

内容は異なり，また医療従事者および患者における認識にも差があるため，同意書の使い分けが必要となる．一般的なリハを行う際には同意書を取得しないとしても，骨転移患者に対するリハを行う際には，症例に応じて同意書を用いることが有力な選択肢となろう．

# 求められる説明の内容

## 1. 説明の内容

医師は，患者が医療行為の選択に関して適切に自己決定するために，十分な説明をしなければならない．これに反して説明を怠り，患者から有効な同意を得ずにリハを行ったところ，リハに起因して事故が発生した場合，説明を怠った医師が責任の追及を受ける危険がある．では，医師は患者に対していかなる説明をすればよいのであろうか．個々の患者が希望する説明内容は多様であるが，一般的には，病状と予定される処置の内容，メリット，デメリット，予後などについて説明することが必要とされている[1]．

これを骨転移患者のリハに当てはめると，
① がんおよび骨転移の状況
② これから予定されているリハの内容
③ リハを行うことによるメリット（廃用による機能低下の防止，QOLの維持，および骨折などが起きにくい動作方法や装具・補助具の使用方法の習得など），デメリット（転倒や骨の脆弱化に伴う骨折など）
④ リハを行わないことによるメリット（リハが医療水準となりつつあるため，基本的にはリハを行わないことによるメリットは考えがたいが，あえて言うとするとリハを行うことにより不可避的に生じる転倒やこれに伴う骨折などの回避が挙げられよう），デメリット（廃用による機能低下およびQOLの低下など）
⑤ リハを行った場合および行わない場合における，廃用の進行度およびQOLの見通し

（※生命予後に関しては，がんの治療を担当している主治医が説明すべきであろう）
といった事項に関しては十分な説明を行うことが必要と考えられる．

## 2. 説明に関する責任と医療行為に関する責任

リハ中に骨転移患者に骨折が生じた場合，①骨転移患者に対するリハの処方が適切であったか否か，②療法士の手技が適切であったか否か，③リハを受けることを骨転移患者が十分に理解したうえで承諾したか否かといった点が問題となる．ここで，①②は医療従事者による医学的判断の過失の有無を問題にしているのに対し，③はリハに対する骨転移患者の有効な同意の有無（医師によるインフォームドコンセント）が問題となっており，質的に大きく異なる．同意書は③において重要な役割を果たすだけでなく，適切なリハに付随して不可避的に骨転移部に骨折が生じたような場合にも，骨転移患者のリハに対する理解を通じ，医療過誤（①②の違反）と誤解することの回避に資するであろう．

## 3. リハの効果が十分に得られない場合

骨転移などを理由として十分なリハが行えなかった結果，リハの効果が十分に得られないこと

が生じ得る（これは，骨転移患者のリハに限ったことではない）．リハにかかわる医療従事者は，医療水準に従った注意義務を尽くしリハを行わなければならず，この注意義務を怠ったためにリハの効果が十分に得られない場合，過失として問責され得る．リハを行う際に求められる注意義務に関しては，東京地方裁判所平成18年1月23日判決が参考となる．同事件では，骨転移患者に関するリハではなく，冠動脈バイパス術後のリハが問題となった．患者(72歳)は，医療機関らが適切なリハの計画策定および実施並びにリハ実施に係る動機付けなどの環境整備を行う義務を怠ったため，実効的なリハが受けられず高度の後遺障害が残ったとして損害賠償請求をした．同判決は，患者がベッド上での起臥療養生活が長期間続いたため，退院時には両上下肢の筋力が低下するなどしていたことから，医療機関らは，患者が歩行の自立を含むADLの自立に向けて筋力の回復などを図るために必要なリハを実施すべき義務を負っていたとした．そのうえで，「長期間の起臥療養生活の継続により筋力低下をきたした患者の機能回復を主目的とするリハに関しては，当該患者の基礎疾患の回復状況，残存している身体機能の程度，目標とすべき機能回復の程度などに応じ，必要とされ，又は許容されるリハの内容も種々さまざまであるといえるし，さらに，リハは，術者の一方的な働きかけのみで奏功するものではなく，リハを実施する際の積極性，自律性といった患者側の要因によっても，その効果の発現の程度は左右される．したがって，被告らないしその職員が負うことになる注意義務（債務）の内容も，一義的，定量的に定まるものではなく，上記の諸事情を踏まえ，その時々における原告の身体的，精神的状況に応じて個別具体的に検討していくほかなく，単にリハが奏功しなかったとの一事をもって直ちに被告らないしその職員の義務違反ないし過失が肯定されるわけではない」との一般論を述べたうえで，同事件における患者の請求を認めなかった．

リハに携わる医療従事者は，患者のADLの自立に向けて必要なリハを実施すべき注意義務を負う．この注意義務の実践として行われるリハは，①患者の基礎疾患の回復状況，②残存している身体機能の程度，③目標とすべき機能回復の程度などに応じて多様となる．したがって，求められ

表2　求められる説明の内容

1. 「診療情報の提供等に関する指針の策定について〔医師法〕」
   （平成15年9月12日，医政発第0912001号）中第6項「診療中の診療情報の提供」
   - ① 現在の症状及び診断病名
   - ② 予後
   - ③ 処置及び治療の方針
   - ④ 処方する薬剤について，薬剤名，服用方法，効能及び特に注意を要する副作用
   - ⑤ 代替的治療方法がある場合には，その内容及び利害得失（患者が負担すべき費用が大きく異なる場合には，それぞれの場合の費用を含む．）
   - ⑥ 手術や侵襲的な検査を行う場合には，その概要（執刀者及び助手の氏名を含む．），危険性，実施しない場合の危険性及び合併症の有無
   - ⑦ 治療目的以外に，臨床試験や研究などの他の目的も有する場合には，その旨及び目的の内容

2. 最高裁平成13年11月27日判決で求められた説明事項
   - ① 当該疾患の診断（病名と病状）
   - ② 実施予定の手術の内容
   - ③ 手術に付随する危険性
   - ④ 他の選択可能な治療方法の内容と利害得失
   - ⑤ 予後

る注意義務の内容は症例ごとに異なり得，個別具体的に判断していくことが重要である．また，リハに対する患者の積極性・自律性によってもリハの効果が大きく左右される．このため，リハの効果が十分に認められない症例では，患者および患者の家族に対してリハの必要性を再度説明し，リハに対する理解および協力を促すべき場合があろう．

## 複数の診療科が関与する場合の留意点

### 1. 他の診療科からなされた説明内容の把握

今日の医療現場では，チーム医療，専門科の複数関与が一般的となっている．骨転移患者に対してリハを行う場合も例外ではなく，がんの診断および治療に当たってきた主治医や整形外科医などリハ科以外の複数の医師の関与が想定される．特に，主治医の立場にある医師は，がん，骨転移などの病状について，リハに先立って骨転移患者に対して説明していることがほとんどであろう．ここで，患者が複数の医師から説明を受ける場合，各医師からの説明の内容が大きく異なると患者が困惑し，治療を進めることが困難となりかねない．こうした例として，①主治医から骨転移に関して十分な説明がなされていない場合，②リハに関し，主治医から「大丈夫ですよ」とだけ伝えられていたところ，骨転移の状況からリハに大きな危険を伴う，または患者の想定していた内容と大きく異なり，限られたリハしか行えない場合などが考えられる．そこで，各医師は他の診療科の医師が行った説明に関して十分把握しておくことが重要である．

時期的にみると，診断や治療を行ってきた他診療科の主治医が説明を行った後に，リハ科の医師は説明を行うことになろう．後行して説明を行うリハ科の医師は，先行する主治医の説明を十分把握し，主治医からの説明が十分であった場合には，その内容を踏まえつつ，リハを行う目的，メリット，デメリットなど前記の各事項を説明し，この説明内容を主治医や他の診療科の医師が確認できるように配慮することが必要となる．一方，主治医から説明すべき内容に不足があり，このため主治医が説明を補うべき場合であれば，その旨を主治医に伝え，主治医から骨転移患者に対する補足説明の機会を設けるよう促すべきである．

こうした配慮を徹底し，各医師が適切な医療を施しているにもかかわらず，骨転移患者の誤解に起因してリハが進まない，または紛争に発展することは回避しなければならない．

### 2. 他の診療科に関する質問

前記のとおり，骨転移患者に対するリハには複数の診療科の関与が想定される．各診療科は高度な専門性を有するため，他の診療科に関しても自己の専門分野と同様の知識・経験を有することは困難である．そこで，他の診療科の専門事項に関する不用意な発言を通じ，骨転移患者が病状に関して誤解する事態を避けるよう配慮しなければならない．リハの説明の際に骨転移患者から他科の専門事項に関する質問がなされた場合，仮にこの質問に答えるとしても，既に他科の医師が行った説明内容に十分配慮して回答すべきであり，加えて，併診している専門科の担当医から説明を聞くよう骨転移患者に促すことが重要である．

## カルテへの記載

　医師が患者に行った説明内容は，説明書，同意書，診療録，関係者の証言などから判断される．この中でも診療録は重要であり，診療録の記載内容には一定の信頼があるとされている．もっとも，説明内容を一字一句記載することは不可能であるため，要約して診療録に記載せざるを得ない．このため，要約として診療録に記載されなかった事項に関して，説明を行ったか否かが問題とされる事態が生じることになる．

　診療録に記載されていない内容を説明したとする医療機関側の主張が認められなかった事案[2]が存在することから，説明したことをもって安心せずに，説明内容を記録として確保しておくことが重要である．特にリスク情報に関する説明の有無は問題となりやすいことから，リスク情報に関して行った説明内容は詳細に記載しておくことが望ましい．

　骨転移患者がリハ中の転倒などにより骨折した場合，リハの適否だけでなく，医師の説明が不十分であったとの主張を受ける危険がある．このため，事後的に説明内容を検証できるよう，記録を確保しておくことが重要である．また，こうした記録は，骨転移患者に対する説明内容に関し，医療従事者間における共有にも資するであろう．

　今後，骨転移患者のリハの普及に伴い，骨転移患者の骨折のリスクが高いと見込まれる症例，骨転移患者や家族の様子から同意書を取得した方がよい症例などでは同意書の利用が検討対象となろう．

### 参考文献

1) 「診療情報の提供等に関する指針の策定について〔医師法〕」（平成15年9月12日，医政発第0912001号），最高裁平成13年11月27日判決（最高裁判所民事判例集，55（6）：1154-1310, 2001）など

2) 名古屋地裁平成20年2月13日判決（判例時報，2028：76-90, 2009），福岡地裁平成19年8月21日判決（判例時報，2013：116-131, 2008），東京地裁平成18年12月8日判決（判例タイムズ，1255：276-298, 2008）など

## 同　意　書

**(1) 診断名と病状**

　　（がん及び骨転移の状況について）

**(2) リハビリテーションの内容**

　　（(1)及び骨転移患者の状態に応じた，施行予定のリハビリテーションの内容）

**(3) リハビリテーションによるメリット，デメリット**

　　リハビリテーションを行うメリットとしては，①体を動かさないことによる機能低下の防止，②人生の質の維持・向上，③安全な動作や装具・補助具の使用方法の習得などが挙げられます．一方，骨転移巣の評価，動作・負荷におけるリスクの評価，リハビリテーション処方時のリスク管理，症状に応じたプログラムの変更などにより，合併症，事故の防止に努めていますが，デメリット（リスク・合併症）として，転倒や転落，他人との接触，リハビリテーションの負荷による骨折，がんの転移した骨が弱くなったことに伴う骨折などが挙げられます．

　　（これらの頻度に関して信頼できる統計的な根拠があればそれを示し，そのような資料がなければその旨言及する，あるいは一般論について説明するなど適宜検討することになります．）

**(4) リハビリテーションを行わない場合のメリット，デメリット**

　　リハビリテーションを行わない場合，リハビリテーションを行った場合に生じる事故に遭いません．一方，デメリットとして，①体を動かさないことによる機能低下の進行，②活動範囲の低下，③安全な動作に関する訓練の機会の減少などが挙げられます．

　※リハビリテーションを行う，行わないという2つの選択肢を明示する趣旨で，本同意書案では(3)と(4)に分けて記載しましたが，(3)と(4)は表裏一体の内容となるため，(3)と(4)をまとめることも考えられます．この場合，(4)が不要となる代わりに，(3)において「リハビリテーションを行わない場合のメリット，デメリットは，リハビリテーションを行う場合のメリット，デメリットと表裏一体となります．」など言葉を補っておくべきでしょう．

**(5) 予後**

　　一般的には，体を動かさないことによる機能低下を防止し，日常生活を維持することは極めて重要であり，リハビリテーションを行わないことが，リハビリテーションを行うことよりも有利となるケースは多くありません．

　　あなたの場合，リハビリテーションを行わないことにより，リハビリテーションに伴う転倒や骨折などの合併症，事故に遭いませんが，機能低下の進行，これに伴う活動範囲の制限が予測されます．一方，リハビリテーションを行うことにより，（具体的な廃用による機能低下の防止，QOLの維持について説明します．）が予測されます．もっとも，リハビリテーションに伴い，転倒や転落，他人との接触，リハビリテーションの負荷による骨折などの危険があり得ます．この危険の程度は，（可能であれば統計的な根拠も説明します．これが不明である場合には，一般論及び，メリットがデメリット

を上回る旨説明します.)
　以上より，あなたの場合，リハビリテーションを行うことが，リハビリテーションを行わないことよりも有利なケースと(・いえます　・いえません).

**(6) その他**



**(7) 補足**
　医療は不確実性を伴うため，稀とは言え重大な合併症や事故が起き得ます．上記のとおり，予測される重大な事項に関して説明致しましたが，全ての可能性を言い尽くすことはできません．既に説明した事項に加え，気になる事項に関する質問，または上記の説明に疑問がある場合，十分理解し納得できるまでご質問及びご確認ください．また，不明な点がある場合には，結論を出さず，時間をかけて検討し，納得のいく結論を出す，または他の医師の意見(セカンド・オピニオン)を聞くことをお勧め致します．セカンド・オピニオンを希望されることにより不利益を受けることはありませんし，必要な資料の提供を致しますので遠慮なくご要望をお伝えください．一度同意をした後，いつでもこの同意を撤回することができ，同意の撤回による不利益を受けることはありません．

**(8) 説明時に交付した資料　　無　・　有(　　　　　　　　　　　　　　　　　)**


(説明年月日)　　年　　月　　日
　私は，上記のとおり説明致しました．

　　　　　　　　　　リハビリテーション科　　＿＿＿＿＿＿＿＿＿＿＿＿＿＿＿　㊞

　　　　　　　　　　リハビリテーション科　　＿＿＿＿＿＿＿＿＿＿＿＿＿＿＿　㊞

(回答年月日)　　年　　月　　日

　私は，リハビリテーションを行う必要性・危険性，リハビリテーションを行った場合のメリット・デメリット，リハビリテーションを行わなかった場合のメリット・デメリット，今後の見通しなどについて説明を受けました．リハビリテーションによる日常生活上の動作の維持などのメリット，転倒や骨転移部の骨折などの危険につき十分理解しました．また，いつでも同意を撤回でき，撤回により不利益を受けることが無いことも説明を受けました．その上で，リハビリテーションを受けることを，
　　　　　　　　　　　・希望します．
　　　　　　　　　　　・希望しません．

※希望の有無につき患者が悩んでいる場合，同意書を患者に渡し，納得のいく結論が出るのを待って回答してもらうことになります．

　　患　者
　　　　住　所
　　　　氏　名　　　　　　　　　　　　㊞　（生年月日　　　　年　　　月　　　日）

　　親族等
　　　　住　所
　　　　氏　名　　　　　　　　　　㊞　　　本人との関係（　　　　　　）

　　　　住　所
　　　　氏　名　　　　　　　　　　㊞　　　本人との関係（　　　　　　）

※患者の親族であっても，患者から見ると第三者に該当します．そこで，患者の親族が説明に立会い，同意書に署名する場合，このことにつき事前に患者から同意を得ておくことが必要となります．

■**執筆者**　鈴木雄介

# 11 がんのリハビリテーションガイドライン

　診療ガイドラインとは「医療者と患者が特定の臨床状況で適切な決断を下せるよう支援する目的で，体系的な方法に則って作成された文書」である．診療ガイドラインの臨床応用により，診療の質の均質化，医療資源利用の最適化，臨床家への最新知識の提供とエビデンス活用の促進が可能となる．近年のガイドラインにはクリニカルクエスチョンに答える形で推奨グレードが示されており，多忙な臨床場面においても簡便に応用ができるよう編集されている．がんの治療に関するガイドラインは疾患ごとに関連する学会から発行されている．しかしその多くではリハビリテーション（以下，リハ）の適応や介入方法に関しての詳細は記述されていない．

　近年ではがんもリハの対象疾患として広く認知され，そのニーズも増加傾向である．しかしその歴史は比較的浅く，十分な教育を受け，豊富な臨床経験を持っている医師やコメディカルは多いとは言えない現状である．このため，がん症例に対するリハの適応や推奨される治療内容，リスク管理基準など標準的な治療指針は確立されておらず，施設ごとに個別の判断でリハは提供されているものと予想される．がん症例に対するリハの診療の質の均一化を進めるためにはガイドラインが存在することが好ましい．がんのリハに対するガイドラインが日本リハビリテーション医学会のがんのリハビリテーションガイドライン策定委員会によって作成された．

　リハの実施にあたって，合併症予防のためのリスク管理はリハプログラムの基本になるものである．がん症例に対してリハを実施する場合，管理されなければならない重要な合併症として骨転移が挙げられる．がんのリハガイドラインにおいても骨転移に関するガイドラインが含まれている．ここでは本ガイドライン作成手順の紹介と骨転移に関するガイドラインの内容の一部を紹介する．

## 作成手順

　作成手順を図1に示す．最初に日本リハビリテーション医学会リハ科専門医から構成されたがんのリハガイドライン策定委員会が結成された．委員会において原発巣などの項目ごとにがんのリハにおいて必要かつ重要な疑問点をクリニカルクエスチョンとして列挙した．項目立ては平成22年度に新設された「がん患者リハビリテーション料」に記載されている8項目を含む原発巣・治療目的別の項目（食道がん，肺がん，胃がんや肝がんなどの消化器がん，前立腺がん，頭頸部がん，乳がん・婦人科がん，骨軟部腫瘍・骨転移，脳腫瘍，血液腫瘍・化学療法中・後，末期がん）とした．

　クリニカルクエスチョンをもとに検索キーワードを設定し，文献要約を網羅的に収集した．文献検索の方法としては，医学中央雑誌，PubMED，Cochrane library，PEDro (http://www.pedro.org.au/)を利用した．これらに掲載されている論文のうち，クリニカルクエスチョンを満た

図1 がんのリハビリテーションガイドラインの作成手順

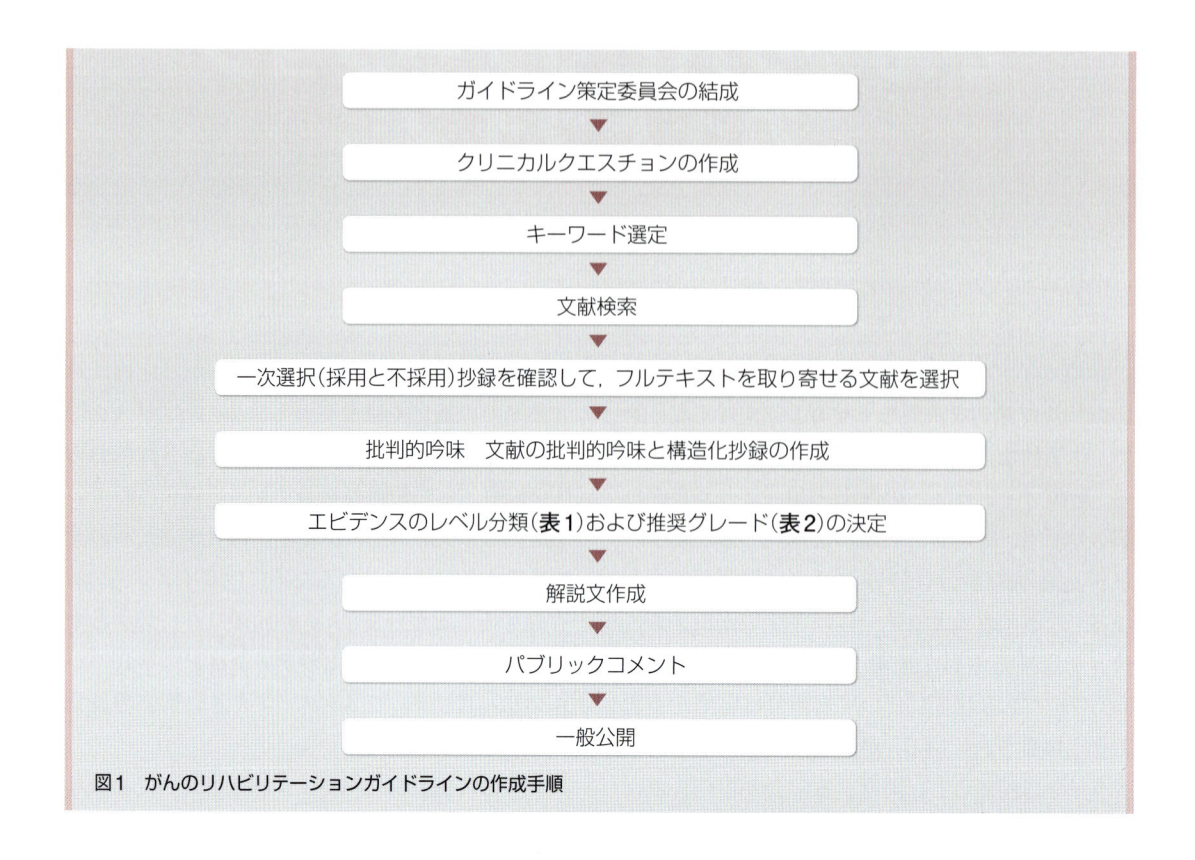

すものを抽出した．

　上記の方法で検索された文献要約を確認し，全文を取り寄せる文献を選択した（1次選択）．単行本に記載された内容などは上記の文献検索で抽出されないため，委員による独自の調査も行い，必要に応じて文献が追加された．

　採用した文献それぞれに対して，研究デザイン，サンプル数，統計手法，追跡率などについてチェックリストに従って客観的に評価し，さらに批判的吟味を行うこととした．介入が行われている研究について，介入の効果についてはPICO方式による吟味を行った．PICOは，P：patient, population, problem（どのような対象に），I：intervention, indicator, exposure（どのような治療を行ったら），C：comparison, control（対照群と比較して），O：outcome（どれだけ結果が違うか）の4つの項目から構成される．

　この吟味の結果を構造化抄録としてデータベースにまとめた．構造化抄録に含まれる情報としては研究デザイン，対象，介入内容，対照群の有無，症例数，評価方法（自覚症状，運動能力，ADL，QOL，転帰先，在院日数，合併症，生命予後，その他），介入期間，終了基準，結果を客観的に記述し，さらに委員によるコメントを追加した．

　その評価結果を踏まえて，エビデンスレベルをそれぞれの文献に設定した．エビデンスレベルとしては，Ia：ランダム化比較試験（Randomized Controlled Trial：RCT）のメタ解析，Ib：ランダム化比較試験，IIa：よくデザインされた比較試験，IIb：よくデザインされた準実験的研究，III：よくデザインされた非実験的記述研究，IV：専門家の報告・意見・経験とした（表1）．

　次いでクリニカルクエスチョンごとに推奨グレードの設定を行った．ここでは文献のエビデンスレベルとエビデンスの数・ばらつき，臨床的有効性の大きさを考慮して総合的な判断を行った．

表1　エビデンスレベル

| レベル | 内容 |
|---|---|
| Ia | RCTのメタアナリシス（RCTの結果がほぼ一致） |
| Ib | RCT |
| IIa | よくデザインされた比較研究（非ランダム化） |
| IIb | よくデザインされた準実験的研究（コホート研究，ケースコントロール研究など） |
| III | よくデザインされた非実験的記述研究（比較・相関・症例研究） |
| IV | 専門家の報告・意見・経験 |

表2　推奨グレード

| グレード | 内容 |
|---|---|
| A | 行うよう強く勧められる（少なくとも1つのレベルIの結果） |
| B | 行うよう勧められる（少なくとも1つのレベルIIの結果） |
| C1 | 行うことを考慮しても良いが，十分な科学的根拠がない |
| C2 | 科学的根拠がないので，勧められない |
| D | 行わないよう勧められる |

当ガイドラインではAからDまでの5段階に分類され（表2），Aが最も強く推奨される治療であり，Dは推奨されない治療となる．

最終的に上記の情報を盛り込んだ解説文を作成した．内容としては，クリニカルクエスチョン，推奨内容とグレード，推奨の根拠となったエビデンス，附記，引用文献リストとなっている．2013年4月に発行され，書店での入手が可能となっている．

## 骨転移に関するクリニカルクエスチョン

骨軟部腫瘍および骨転移の部分において骨転移症例に対するリハに関するガイドラインが記述されている．骨転移に関連するクリニカルクエスチョンとして挙げられた項目は，以下に示す6項目となった．

### 1 転移性骨腫瘍を有する患者において，病的骨折を発生するリスクを予測することは可能か？

骨転移がある症例でも生命予後が良好な場合はADLを維持・向上する必要がある．しかし練習による負荷のため病的骨折を生じる場合や，活動性の向上により病的骨折のリスクが上昇する可能性がある．リハ中のリスク管理やゴールとするADLの設定のためには病的骨折のリスクを考慮する必要がある．このため画像所見やその他の臨床所見から病的骨折を予測することが可能かを調査した．結果としては脊椎や四肢長管骨の病的骨折の予測モデルが報告されていた[1〜4]．一部は他のサンプル群での検証も実施され，予測精度も求められていた[5,6]．シンプルな予測モデルが多く，臨床での応用は可能と考えられた．

**2** 骨転移に対して，病的骨折が生じる前もしくは生じた後に手術を行うと，行わない場合に比べて，骨関連事象(Skeletal Related Events：SRE)の発生頻度が減少するか，もしくは，ADL，QOLを改善することができるか？

病的骨折を生じた場合，患者のADLやQOLは著しく障害される．病的骨折のリスクが高い場合の予防的手術や，病的骨折を生じた場合の手術がADLやQOLを改善するかを調査した．長管骨骨折に対して手術をすることで疼痛緩和が得られ，ADLが改善したとする報告がみられた[7〜11]．生命予後が良好と予測される症例では，リハのみでなく手術の検討も必要と考えられる．

**3** 骨転移を有する患者に対して，リハを行うと，行わない場合に比べて，機能障害の改善やADL，QOLの向上が得られるか？

骨転移を有する症例においても，生命予後が良好でありリスクが管理されている状態であれば，ADL向上のためのリハは適応があると考えられる．このような症例に対してリハを実施したことでADLが改善したという報告がみられた[12〜14]．またQOLの改善が得られたとしている報告もみられた[13]．ただしリハの内容についての詳細が記述された研究は少なく，今後も研究の積み重ねが必要である．

**4** 骨転移を有する患者に対して補装具を使用すると，使用しない場合に比べて，骨関連事象(SRE)の発生頻度が減少するか，もしくはADL，QOLを改善することができるか？

骨転移による疼痛緩和目的や病的骨折の予防目的や疼痛緩和目的に補装具を使用されていることは多いと考えられる．文献検索の結果，エキスパートオピニオンとしての推奨はみられた[15]ものの，補装具の効果を論じた介入研究は検索されなかった．骨転移では患者の背景が多様であるため，データとしてまとめにくいことも原因と考えられる．今後は大きなサンプルを用いての調査が必要と考える．

**5** 骨転移を有する患者に対して放射線療法を行うと，行わない場合に比べて骨関連事象(SRE)の発生頻度が減少するか，もしくは，ADL，QOLを改善することができるか？

**6** 骨転移を有する患者に対してビスホスホネート製剤などの薬剤を使用すると，使用しない場合に比べて骨関連事象(SRE)の発生頻度が減少するか，もしくは，ADL，QOLを改善することができるか？

骨転移を有する症例に対しては骨関連事象の予防目的で放射線療法やビスホスホネート製剤が使用されることが多い．これにより骨関連事象が減少し，ADLやQOLが向上するかを調査した．放射線治療は転移部位の疼痛を緩和させたとする報告がみられた[16]．また，ビスホスホネート製剤は骨関連事象を減少させたとしている[17〜19]．これらの効果は患者のADLを維持・向上するためにリハの観点からも有用であると考えられる．

## 今後の課題

骨転移に関する文献検索結果では明確にクリニカルクエスチョンを満たすエビデンスレベルの高い文献は十分ではなかった．エビデンスレベルの高い文献が少ない原因としては，骨転移を生じる進行がんでは患者の状態はさまざまであり単純な比較ができないこと，対照をおいた比較研究が困難なことが挙げられる．しかしガイドラインの作業過程において研究の必要な分野が明確となった

点は大きな進歩であると考えられる.

またエビデンスレベルは高くはないものの,骨転移症例に対するリハによりADLが向上し,QOLも向上したとする興味深い報告が複数みられた.今後これらに続く研究の蓄積も期待したい.

そして手術・放射線治療,ビスホスホネートなどの薬剤により疼痛改善,歩行能力などのADL改善効果が得られたとの高いエビデンスレベルの研究結果が複数みられた.これはリハ対象症例のADL,QOLを高めるうえで重要な情報である.リハの計画のうえではこれらの治療を平行して行うことも検討する必要がある.

参考文献

1) Taneichi H, Kaneda K, et al : Risk factors and probability of vertebral body collapse in metastases of the thoracic and lumbar spine. *Spine* (Phila Pa 1976), 22 (3) : 239-245, 1997.
2) Fisher, Charles GA: Novel Classification System for Spinal Instability in Neoplastic Disease : An Evidence-Based Approach and Expert Consensus From the Spine Oncology Study Group. *Spine,* 35 (22) : E1221-E1229, 2010.
3) Mirels H : Metastatic disease in long bones. A proposed scoring system for diagnosing impending pathologic fractures. *Clin Orthop Relat Res*, 249 : 256-264, 1989.
4) Van der Linden YM, Dijkstra PD, Kroon HM, Lok JJ, Noordijk EM, Leer JW, Marijnen CA: Comparative analysis of risk factors for pathological fracture with femoral metastases. *J Bone Joint Surg Br*, 86 (4) : 566-573, 2004.
5) El-Husseiny M, Coleman N: Inter- and intra-observer variation in classification systems for impending fractures of bone metastases. *Skeletal Radiol*, 39 (2) : 155-160.
6) Damron TA, Morgan H, Prakash D, Grant W, Aronowitz J, Heiner J : Critical evaluation of Mirels' rating system for impending pathologic fractures. *Clin Orthop Relat Res*, (415 Suppl) : S201-207, 2003.
7) Broos PL, Rommens PM, Vanlangenaker MJ: Pathological fractures of the femur: improvement of quality of life after surgical treatment. *Arch Orthop Trauma Surg*, 111 (2) : 73-77, 1992.
8) Broos P, Reynders P, et al : Surgical treatment of metastatic fracture of the femur improvement of quality of life. *Acta Orthop Belg*, 59 Suppl 1 : 52-56, 1993.
9) Nilsson J, Gustafson P : Surgery for metastatic lesions of the femur: good outcome after 245 operations in 216 patients. *Injury*, 39 (4) : 404-410, 2008.
10) Ampil FL, Sadasivan KK: Prophylactic and therapeutic fixation of weight-bearing long bones with metastatic cancer. *South Med J*, 94 (4) : 394-396, 2001.
11) Zore Z, Filipovic Zore I, Matejcic A, Kamal M, Arslani N, Knezovic Zlataric D: Surgical treatment of pathologic fractures in patients with metastatic tumors. *Coll Antropol*, 33 (4) : 1383-1386, 2009.
12) McKinley WO, Conti-Wyneken AR, et al : Rehabilitative functional outcome of patients with neoplastic spinal cord compressions. *Arch Phys Med Rehabil*, 77 (9) : 892-895, 1996.
13) Ruff RL, Ruff SS, Wang X : Persistent benefits of rehabilitation on pain and life quality for nonambulatory patients with spinal epidural metastasis. *J Rehabil Res Dev*, 44 (2) : 271-278, 2007.
14) Tang V, Harvey D, et al : Prognostic indicators in metastatic spinal cord compression: using functional independence measure and Tokuhashi scale to optimize rehabilitation planning. *Spinal Cord*, 45 : 671-677, 2007.
15) 名井　陽：その他の保存療法：骨転移治療ハンドブック，金原出版，2004.
16) Sze WM, Shelley M, et al : Palliation of metastatic bone pain: single fraction versus multifraction radiotherapy - a systematic review of the randomised trials. *Cochrane Database Syst Rev*, (2) : CD004721, 2004.
17) Pavlakis N, Schmidt R, et al : Bisphosphonates for breast cancer. *Cochrane Database Syst Rev*, (3) : CD003474, 2005.
18) Yuen KK, Shelley M, et al : Bisphosphonates for advanced prostate cancer. *Cochrane Database Syst Rev*, (4) : CD006250 [EV Level Ib], 2006.
19) Mhaskar R, Redzepovic J, et al : Bisphospho-nates in multiple myeloma. *Cochrane Database Syst Rev*, 3 : CD003188, 2010.
20) 日本リハビリテーション医学会／がんのリハビリテーションガイドライン策定委員会（編）：がんのリハビリテーションガイドライン．金原出版，2013.

■執筆者　宮越浩一

# 第3部

# 実践編

## Contents

- **1** 骨関連事象カンファレンス（SREC）について
- **2** がん専門病院におけるチーム医療の取り組み　①静岡県立静岡がんセンター
- **3** がん専門病院におけるチーム医療の取り組み　②四国がんセンター
- **4** チーム医療における看護師の役割
- **case1** 乳がん　骨関連事象カンファレンス（SREC）で方針を検討した対麻痺症例
- **case2** 肺がん　骨転移治療後，終末期まで多職種で支援を行った症例
- **case3** 食道がん　再発にて大腿骨転移を呈し，在宅復帰を目標にリハビリテーションを施行した症例—術前～終末期の関わり—
- **case4** 食道がん　脊椎全摘術（TES）施行後ロッド破損により再設置した症例
- **case5** 乳がん　疼痛によるADL低下に対して日常生活動作指導を行った症例
- **case6** 乳がん　人工肘関節置換術後に仕事復帰をした症例
- **case7** 乳がん　主婦として自宅復帰することを目標に家事動作訓練を行った症例
- **case8** 膵がん　上肢麻痺に対して残存能力を用いたアプローチを行った終末期の症例
- **case9** 多発性骨髄腫　化学療法中に離床，ADL動作練習を行った症例

# 骨関連事象カンファレンス（SREC）について
Skeletal related events conference

## SREC開始の契機

　順天堂大学医学部附属順天堂医院におけるがん患者のリハビリテーション（以下，リハ）依頼件数は十数年前から増加の一途をたどり，全リハ依頼件数の2割を占めるに至っている（図1A）．そのなかでも進行期〜終末期のがん患者に対するリハの依頼が多い．がん罹患患者数の増加，抗がん剤治療や支持療法の進歩による担がん患者の生存期間延長，そして治療を続けながらQOLを保つことへの患者と医療者のニーズがその背景にある．その背景に伴って，骨転移患者のリハ依頼件数も増加を示してきた（図1B）．骨転移患者のリハについて教書や明確な指針がないなかで症例検討を重ね，骨折と神経症状出現のリスク管理と目標設定について多職種で共通認識することを目的とした進行期〜終末期がん患者のリハ院内ガイドラインを作成した[1,2]．この院内ガイドライン導入により，リスク管理と目標設定に対する医療スタッフの認識向上にはつながったが，その一方でリスク管理により安静を保った後にどのようにADLを上げていくのか，治療しながらQOLを保つということをどのように実践していくのかという課題が浮き彫りとなった．この課題に対する問題意識が各診療科，リハ科，放射線科，緩和ケアチームそれぞれにおいて高まり，この問題意識が契機となり，骨折リスクの診断と適切な運動強度の指示ができる腫瘍整形外科医を中心とした多職種によるカンファレンスを立ち上げることとなった．

## 構成メンバー

　2011年4月，骨転移患者に対するチーム医療の必要性を認識していた乳腺科，整形外科，放射線科，リハ科を中心に，Skeletal Related Events Conference（SREC）を開始した．目的は多職種で骨転移症例に対して共通の認識をもち，治療方針，リスク管理，目標設定を検討し，QOL向上を目指した治療とケアを進めることである．構成メンバーは，各診療科担当医とサポートチームである病棟看護師，腫瘍整形外科医，放射線科医，腫瘍内科医，リハ医，歯科医，理学療法士（以下，PT），作業療法士（以下，OT），緩和ケアチーム，医療福祉相談室，看護相談室（退院支援業務）で，2週に1回の頻度で行い，1度に5〜6症例について検討を行っている（図2）．さらに整形外科医，リハ医，PT，OTで週に1回のカンファレンスと回診を行い，リハ内容に関する検討を行っている．

## 1. 骨関連事象カンファレンス（SREC）について

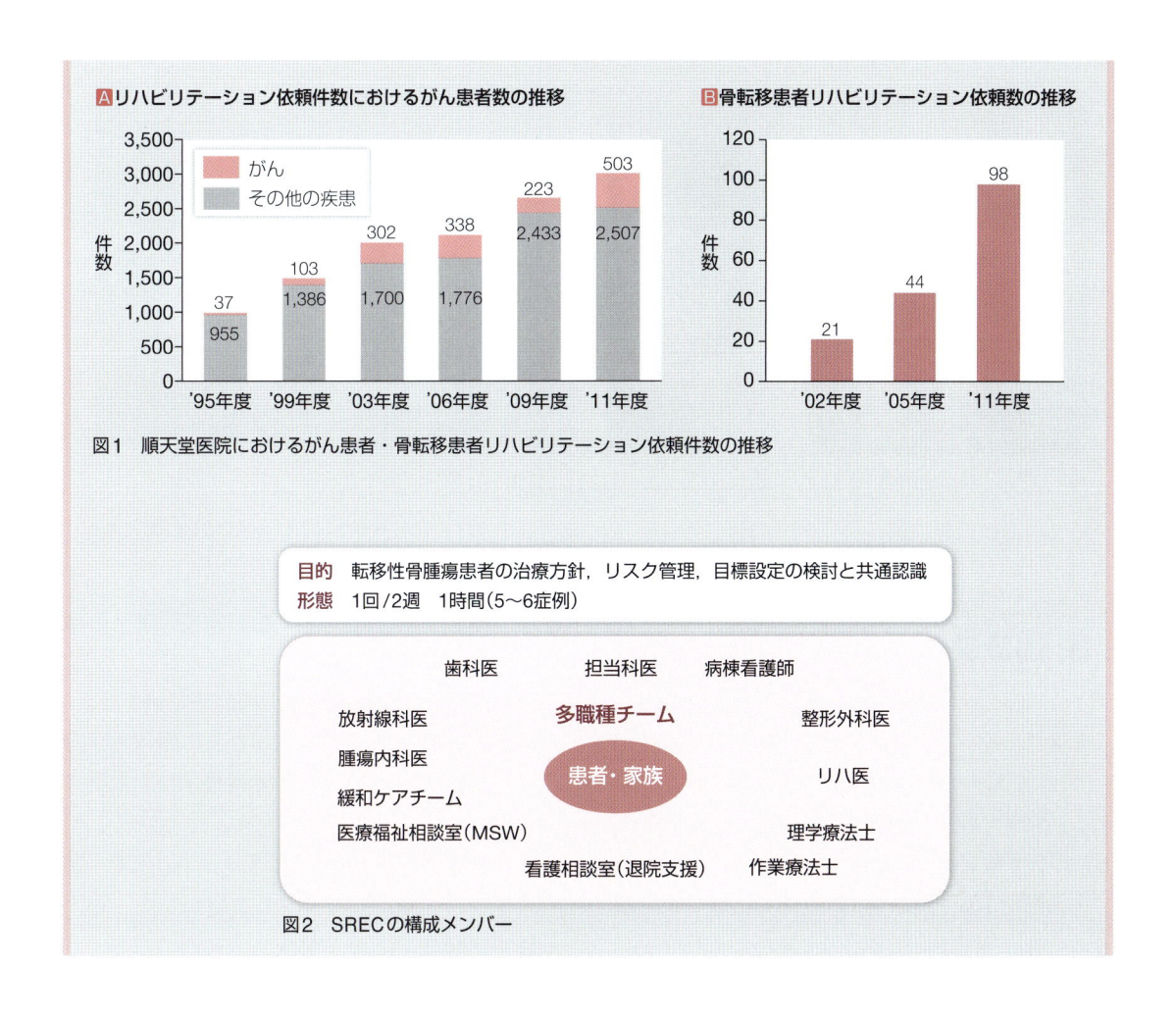

**A** リハビリテーション依頼件数におけるがん患者数の推移

| 年度 | その他の疾患 | がん |
|---|---|---|
| '95年度 | 955 | 37 |
| '99年度 | 1,386 | 103 |
| '03年度 | 1,700 | 302 |
| '06年度 | 1,776 | 338 |
| '09年度 | 2,433 | 223 |
| '11年度 | 2,507 | 503 |

**B** 骨転移患者リハビリテーション依頼数の推移

| 年度 | 件数 |
|---|---|
| '02年度 | 21 |
| '05年度 | 44 |
| '11年度 | 98 |

図1　順天堂医院におけるがん患者・骨転移患者リハビリテーション依頼件数の推移

**目的**　転移性骨腫瘍患者の治療方針，リスク管理，目標設定の検討と共通認識
**形態**　1回/2週　1時間（5〜6症例）

多職種チーム（患者・家族）
- 歯科医
- 担当科医
- 病棟看護師
- 放射線科医
- 整形外科医
- 腫瘍内科医
- リハ医
- 緩和ケアチーム
- 医療福祉相談室（MSW）
- 理学療法士
- 看護相談室（退院支援）
- 作業療法士

図2　SRECの構成メンバー

# 運営方法

## 1. 検討症例の選択

主に整形外科，放射線科，リハ科の担当骨転移患者から，検討を要する症例をリストアップする．またカンファレンス前に検討希望症例の有無について，構成メンバー間でメール連絡をとるシステムをとっている．検討症例（5〜6症例）が決定したら，構成メンバーにメール配信し，関連部署での事前情報収集を依頼している．

## 2. 診療科・病棟看護へのカンファレンスへの出席依頼

骨転移症例の多い乳腺科や呼吸器内科においては，SREC担当の医師が決められており，症例担当医・病棟看護師への連絡が確実になされている．しかし他の診療科については，まだSRECについての啓蒙が不十分な状況であり，検討症例の診療科担当医師・担当看護師への電話連絡と電子カルテ掲示板での連絡を行っている．

図3 カンファレンス風景

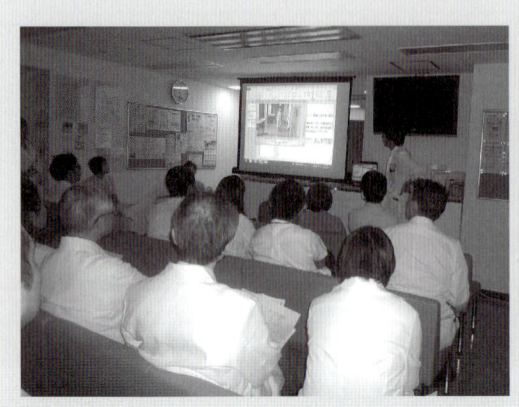

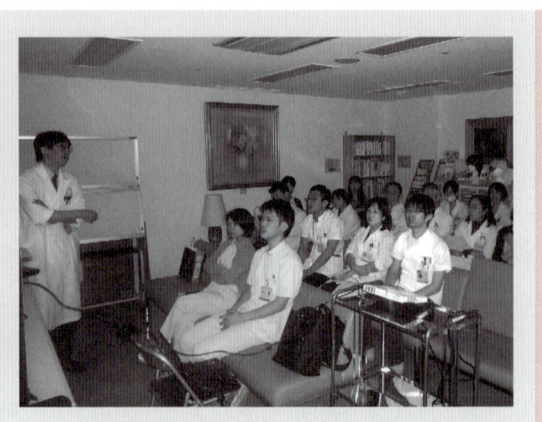

## 3. カンファレンスの進行・内容

カンファレンスの進行は腫瘍整形外科医が行い，それぞれの職種から経過や問題点について提示し，治療方針や安静度，リハ内容，退院支援などについて検討を行う．

主治医による予後予測や，全体の治療予定，患者の全身状態把握から始まり，各サポートチームが顔を合わせて骨病変の評価，治療効果の判定，動作による痛みの評価，鎮痛剤による疼痛コントロールと副作用の管理，患者の社会的背景からのニーズを検討する．特にリハのゴール設定をどうするか，退院や転院の方向性，さらなる全身治療の方針なども確認する[3]．

### SRECにおける，各部署からの情報提供とその共有

- **担当医**：現病歴，治療経過，原発巣の治療に対する効果，全身状態と予後．
- **腫瘍整形外科医**：骨転移の診断，責任病巣の確認，骨折・麻痺リスク，骨転移に対する多角的治療戦略．
- **放射線科医**：放射線治療のタイミング，線量・範囲，他の治療との兼ね合い．
- **リハ医**：日常生活動作・運動感覚機能の確認から，実際のリハ処方．
- **理学療法士・作業療法士**：運動感覚機能評価，リスク確認，さまざまな状態からの動作・介助指導などリハプログラム，動画提示による現状報告．
- **緩和医療チーム**：疼痛コントロール，患者・家族への心理サポート．ホスピス紹介．
- **腫瘍内科医**：抗がん剤投与の客観的評価，がんの横断的治療．
- **歯科・口腔外科**：口腔ケア，骨修飾薬投与前のチェック状況．
- **薬剤師**：抗がん剤，骨修飾薬の投与にかかわる問題，副作用．
- **病棟看護師**：患者・家族への病状説明と理解の客観的評価，ニーズの把握．食事・排泄状況．
- **退院支援看護師**：家屋状況，マンパワーの把握，社会資源利用．
- **医療ソーシャルワーカー**：転院のための病院紹介．医療連携．社会資源利用．

## 4. カンファレンス内容の患者への説明

カンファレンスで検討された治療方針や安静

度, リハ内容について, 診療科担当医から説明し, またSRE回診において骨病変と安静度, リハの進め方について, 腫瘍整形外科医から説明を行っている. 患者への説明と理解状況について, 診療録と次回のカンファレンスにおいて, 多職種で共通認識するように努めている.

・・・

近年, がん患者の個々に合わせた緩和的治療の選択は, 学際的, 多職種専門チームによってなされるべきであるとの報告がされている[4,5]. 当院においても骨転移症例の増加とQOL維持へのニーズの高まりから多職種によるアプローチが必然となり, SREC発足につながった.

SRECは, 主治医である各診療科とサポートチームである周囲の多職種が顔を合わせて行うことが大切である. 当然意見の違いも生じるが, それも含めた方針を全体で共有することが患者の利益につながると考える.

SRECで治療方針と安静度, リハ内容を検討しながらリハを実施した乳がん症例について, 後章で提示する.

### 参考文献

1) 北原エリ子, 長岡正範：進行期〜終末期がん患者のリハビリテーションにおける目標設定の重要性とその効果. *Medical Rehabilitation*, : 34-39, 2009.
2) 北原エリ子：緩和ケアチームにおけるリハビリテーションスタッフの役割〔辻 哲也（編）：がんのリハビリテーションマニュアル 周術期から緩和ケアまで〕. pp320-329, 医学書院, 2011.
3) 髙木辰哉：転移性骨腫瘍に対する診療戦略とリスク管理. がん看護, （17）：728-732, 2012.
4) Birgitt van Oorschot, Gabriele Beckmann, et al : Raditotherapeutic options for symptom control in breast cancer. *Breast Care*, 6 : 14-19, 2011.
5) Stephen Lutz, Lawrence Berk, et al : Palliative radiotherapy for bone metastases: an astro evidence-based guideline. *Int. J. Radiation Oncologgy Biol. Phys.*, 79（4）: 965-976, 2011.

■**執筆者** 髙木辰哉・北原エリ子

# 2 がん専門病院におけるチーム医療の取り組み ❶
# 静岡県立静岡がんセンター

## 静岡県立静岡がんセンターの概要

　静岡県立静岡がんセンターは2002年に開設されたがん専門病院で，都道府県がん診療連携拠点病院に指定されている．当院の理念は「がんを上手に治す」，「患者さんと家族を徹底的に支援する」，「成長と進化を継続する」であり，これらを実現するためにがんを治療するための診療科を有するだけでなく，直接がんを治療しない診療科も多数揃え多方面の専門家によるサポートが受けられる体制をとっている．開院当時，まだわが国ではリハビリテーション（以下，リハ）科を標榜したがん専門医療機関はなかったが，当院ではリハもがん患者のサポートにおいて重要なものと位置付けて，リハ科専門医・理学療法士・作業療法士・言語聴覚士を配置し，診療科としてリハ科を標榜した．開院時よりリハ科の認知度は高くほぼすべての診療科から依頼が出されており，年々依頼数が増加する傾向にある．

　2012年のリハ科依頼数は約1,900件であり，リハ科専門医1名，理学療法士5名（うち非常勤1名），作業療法士5名（うち非常勤2名），言語聴覚士2名（うち非常勤1名）という体制で診療および訓練を施行している．同年の理学療法処方1,130件を主病名・病態別に分類したものを**図1**に示す．骨転移への対応を主目的とするものだけでも全体の13％を占めているが，他の目的での介入でも骨転移を合併している症例は多い．がんのリハの普及を妨げる原因の1つに骨転移への対応の難しさが挙げられるが，当院では骨折や麻痺あるいはそれらのおそれがある場合にはすべて整形外科で対応している．腫瘍を専門とする整形外科医が病的骨折や麻痺のリスクを判定し，適切な安静度の設定や放射線治療の依頼などを行っている．

## 骨転移患者への対応とチーム医療の推進の実際

　安静期間中および離床を進める時期においてはリハ科が重要な役割を担う．脊椎転移でベッド上安静が指示されている場合は，まず筋力低下や深部静脈血栓症の予防のためベッド上で行うことができる運動を指導する．安静度を上げる許可が出たら通常硬性コルセットを着用して離床を開始する．はじめは斜面台を用いて疼痛が出現しないかを確認しながら徐々に角度を上げていく．斜面台で問題なく起立ができたら，平行棒内起立訓練，平行棒内歩行訓練，歩行器歩行訓練などを経て独歩での歩行訓練へと進めていく．下肢の骨転移で患肢の荷重制限が必要な場合，免荷での移乗動作訓練や歩行訓練などを行う．

　チーム医療を行ううえで重要なことは，円滑に各職種の連携ができることと考えられる．当院では週1回，整形外科医・理学療法士・病棟看護師が一緒に回診し，患者の全身状態やリハの進行状況，病棟内で実際にしているADLなどについて情

図1 2012年静岡県立静岡がんセンター 主病名・病態別理学療法処方内訳(N=1,130)

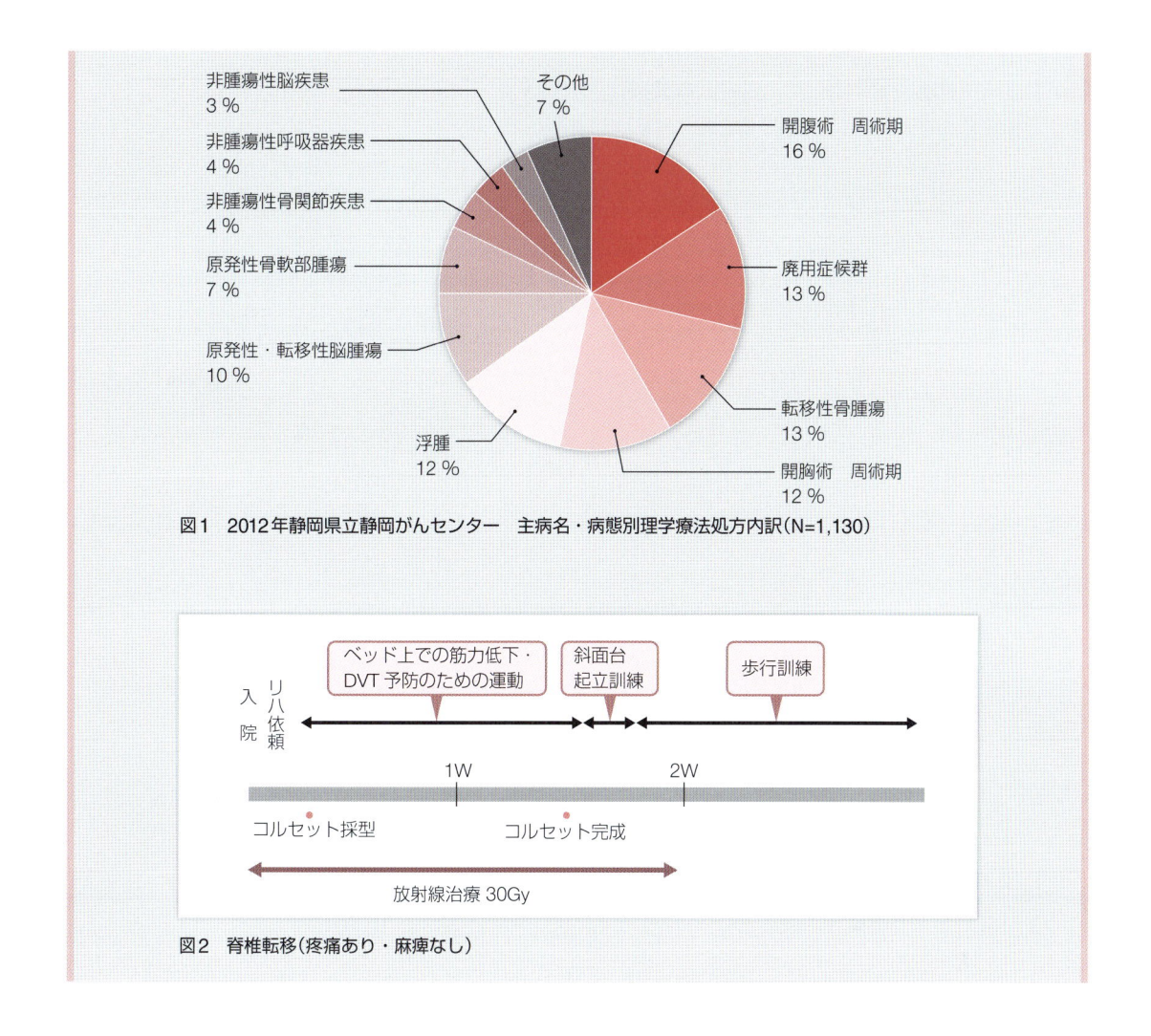

図2 脊椎転移（疼痛あり・麻痺なし）

報交換している．この他，適宜電子カルテや院内PHSを用いて職種間で緊密な連携をとるようにしている．

脊椎転移のリハの例を図2に示す．

## 今後の展望

　脊椎の病的骨折による対麻痺・四肢麻痺，長管骨の病的骨折は患者のADLやQOLを著しく低下させる．これらを可能な限り回避することが必要な一方で，逆に骨転移があるからといって必要以上に安静を強いることも患者のADLやQOLを損なうことになる．適切なリスクの判定とチームアプローチは非常に重要であり，今後も整形外科をはじめとする関連する各部門と協同し，骨転移があっても患者が質の高い療養生活を送ることができるよう支援していきたい．また，2013年に改訂された静岡県がん対策推進計画の中にがんのリハの普及をはかることが新規に盛り込まれた[1]．都道府

県がん診療連携拠点病院として，他の医療機関に対して骨転移のリハについての啓発も行っていきたい．

#### 参考文献

1) 静岡県がん対策推進計画：https://www2.pref.shizuoka.jp/all/file_download1040.nsf/4ECEDB9E7525A1E049257B51003DBBD5/$FILE/gankeikakukaitei.pdf

■**執筆者** 田沼 明

# 3 がん専門病院におけるチーム医療の取り組み ❷
# 四国がんセンター

## 骨転移登録システムの立ち上げ

　四国がんセンターでは2009年10月より，入院患者に対するリハビリテーション(以下，リハ)を開始し，現在理学療法士4名，作業療法士，言語聴覚士各1名の計6名のリハスタッフで，がんのリハを実施している．当院の整形外科では骨転移による骨折や疼痛などの骨関連事象(SRE：Skeletal Related Event)を予防するため，2009年9月より骨転移登録システムを立ち上げ，SRE発生以前から診療に積極的に介入することで，骨折や麻痺などの発生の抑制に向けて活動している[1]．立ち上げ当初は，骨転移後も長期予後となるケースの多い乳がんを対象としてスタートし，現在ではすべてのがん種について，画像検査で骨転移が発見された時点で登録されるようにシステムを変更してきた(図1)．

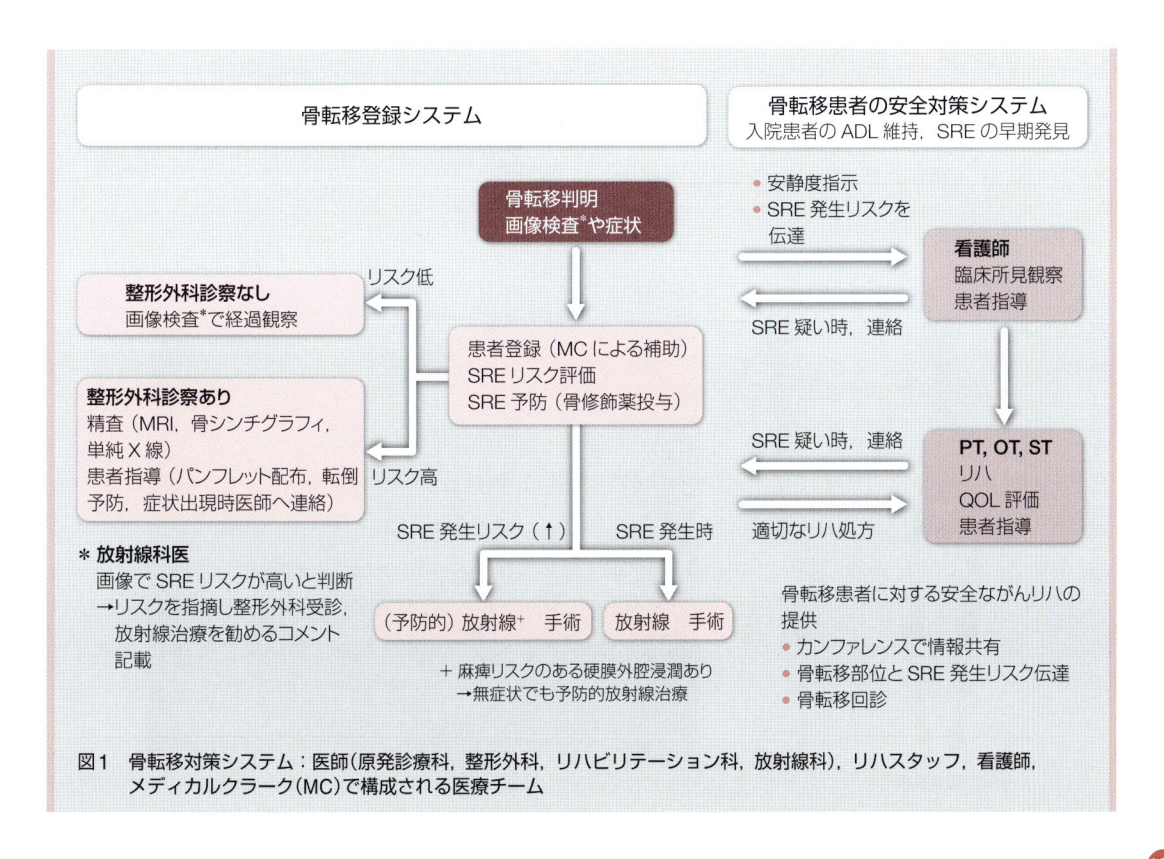

図1　骨転移対策システム：医師(原発診療科，整形外科，リハビリテーション科，放射線科)，リハスタッフ，看護師，メディカルクラーク(MC)で構成される医療チーム

# SREのリスク把握と骨折・麻痺の予防

骨転移の症例を骨折や麻痺のリスクにより分類し，ハイリスクの症例では定期的に画像撮影することで，適切な時期に放射線の照射や内固定を施行しADLの維持を図っている．これにより脊椎転移による麻痺の発生は，登録システム開始より登録症例については認めていないが(2012年11月現在)，四肢骨の骨折については7例の発生を認めている．四肢骨の場合脊椎と異なり，1回の画像検査ですべての範囲の画像検査が難しい場合が多く，また，がんの原発診療科で行われる経過観察のPETなどの画像では，通常四肢を省略する場合があり，把握が困難なことがある(図2)．あるいは画像検査でも骨転移の指摘が困難な症例もある(図3)．現在の画像検査にも限界があり，骨転移を事前にすべて確実に把握する適切な手段はなく，このような骨転移登録システムに組み込まれずSREに至る症例は今後も発生すると考えられる．このような場合，骨転移発見の指標としては，荷重時や外力負荷時の疼痛の出現が唯一であり，リハ中は特に注意が必要と考えられる．リハ処方時には処方医による一通りのチェックがあるが，骨転移に関しては経過中新たに出現する場合もあり[2]，リハスタッフは骨転移のリスクについて常に念頭に置いて対応することが必要である．当院では，がんのリハを施行する患者すべてに病的骨折のリスクについて説明し，インフォームドコンセントを得るようにしている．

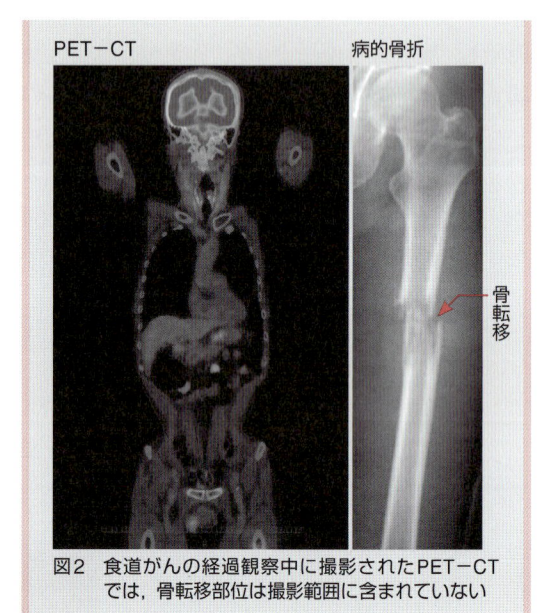

図2 食道がんの経過観察中に撮影されたPET-CTでは，骨転移部位は撮影範囲に含まれていない

図3 乳がんの経過観察中に骨シンチグラフィが撮影されていたが，骨盤周辺の集積と重なり骨転移の指摘が困難であった症例

参考文献

1) 中田英二, 杉原進介, 尾崎敏文：骨転移登録システムの有用性と問題点. 中部整災誌, 55(5)：975-976, 2012.

2) 杉原進介, 土井英之, 尾崎敏文：転移性骨腫瘍を見逃さないために. MB Orthop, 21(9)：75－82, 2008.

■**執筆者**　杉原進介

# 4 チーム医療における看護師の役割

　骨転移を有する患者は，疼痛や脊髄圧迫，骨折など，日常生活に大きく影響する症状やリスクを伴うことから，リハビリテーション（以下，リハ）中の支援には注意が必要である．一方で，リハのアプローチによって，苦痛を回避するようなポジショニングの提案やADLを拡大するための補助具の選定など，患者のQOLが向上するケースも少なくない．

　骨転移を有する患者へのリハでは，手術，放射線療法，化学療法など治療に合わせた観察やケアに加え，患者の症状や変化を細かく観察し，病態と照らし合わせてアセスメントすることや，リハスタッフをはじめとする多職種と連携することが大切である．またリハ中は，医療者が情報共有や目標設定を通して，常に同じ見解で患者にかかわることが重要であり，そのなかで看護師には，患者の思いや希望を尊重したかかわりをもつことが求められる．

　がん患者へのリハにおいて，看護師は，単にリハ室と同じ内容を継続するのではなく，患者のニーズに合わせた日常生活支援という解釈を忘れずにかかわる必要がある．医療現場の急性期化や在院日数の減少といった状況のなかでは，患者のニーズを早急に把握し介入方法を導き出すのは非常に困難になってきている．そのため医療者はがん患者へのアプローチの1つとして，リハという選択肢を意識的にもっておく必要があるのではないだろうか．

　ここでは，骨転移を有するがん患者へのリハにおける，症状緩和，リスク管理，日常生活を視野に入れたリハについて看護師の立場から述べる．

## 骨転移の患者への症状緩和における看護師の役割

　骨転移の患者は，がん性疼痛を有していることが多い．局在した明瞭な持続痛が体動に伴って増悪する「体性痛」や，脊椎転移などに起因した中枢神経系や末梢神経系の障害で起こる「神経障害性疼痛」による疼痛やしびれの症状がある．また，体動によって激痛が引き起こされる「突発痛」があることも骨転移の痛みの特徴である．これらはいずれも患者に苦痛や恐怖，日常生活動作の制限を強いる原因となる．骨転移に伴う疼痛には，「WHO方式がん疼痛治療法」に基づき，体性痛には，非オピオイド鎮痛薬やオピオイド鎮痛薬による治療が，神経障害性疼痛には，鎮痛補助薬を追加して使用することが推奨されている[1]．なかでも神経障害性疼痛は，転移部位から離れた場所に疼痛やしびれの症状が出現するため気づきにくく，適切な使用薬剤が異なってくるため，体性痛との区別や早期の発見が求められる．骨転移の病態や発生機序の把握をもとに，意図的な質問を含むフィジカルアセスメント，患者が無意識に行っている姿勢や動作などの多角的な観察が必要である．例えば，腰椎転移のある患者が，歩行時の腰痛に加え，大腿部のしびれを訴えたり，腰を曲げて歩行することがある．これは，腰椎から伸びる知覚神経支配領域が関連痛として現れ，まっすぐ

図1 皮膚の神経支配（デルマトーム）

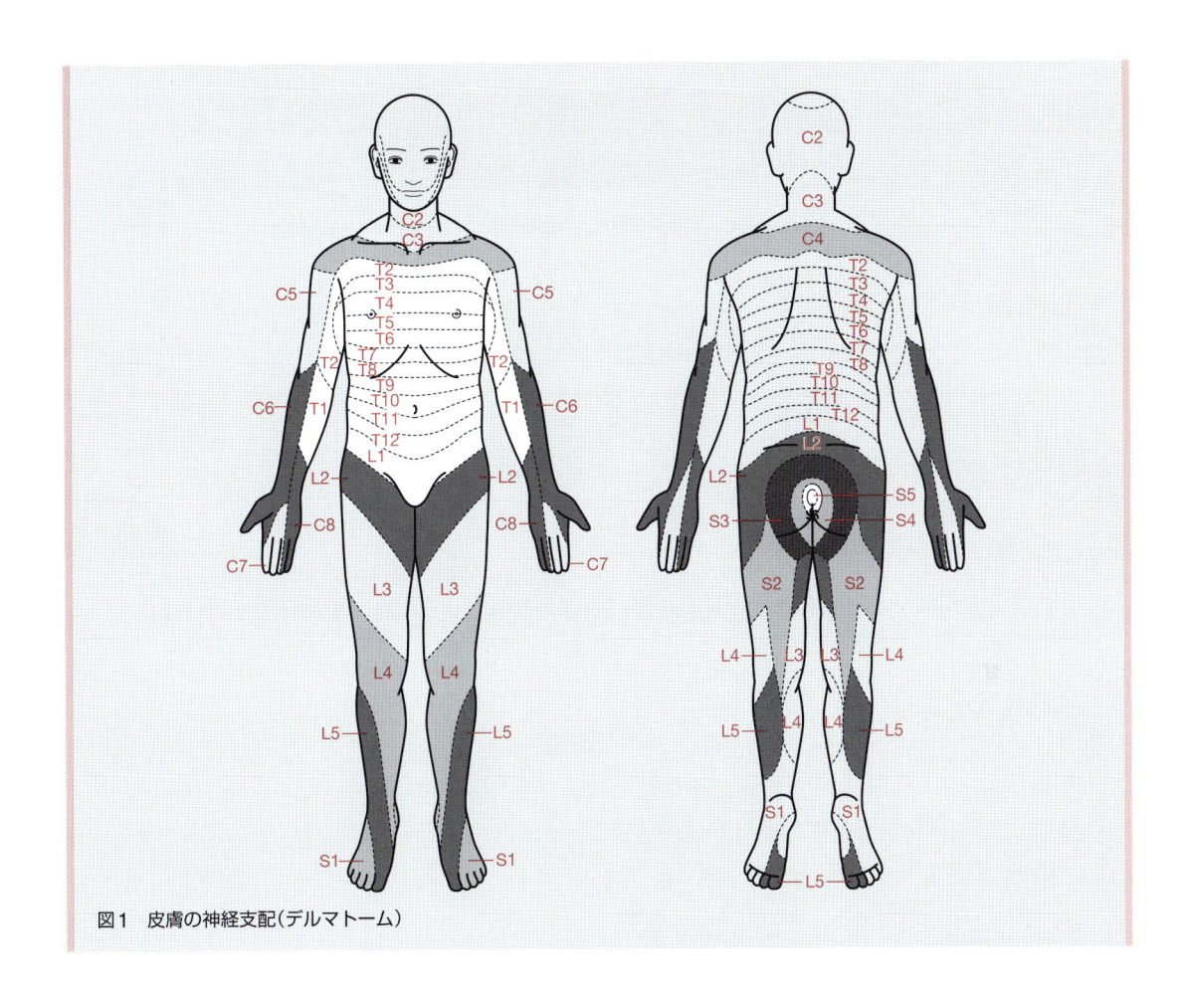

に立った姿勢では神経が伸展し疼痛が増強するために患者が疼痛の回避行動をとっているのである．このように骨転移は，転移部位によって，病巣から離れた場所に症状が出現することがあるため，皮膚の神経支配（デルマトーム）についての知識をもつことも必要である（**図1**）．このような正しい知識をもつことで，苦痛緩和を目的としたポジショニングや歩行方法の提示，補助具の選定など，リハの提案が可能になる（**図2**）．

骨転移には，体動に伴う突発痛の出現という特徴もあり，多くの場合，体動前の速放性オピオイド薬の予防投与によって対処している．この場合注意すべき点は，体動に合わせた頻回な予防投与によって，オピオイドの血中濃度が上昇し，有害反応（副作用）が強く出現する可能性である．脊椎転移では，身体をねじることで疼痛が増強するというメカニズムがあるため，逆にいえば疼痛が出現しにくい体位を工夫することが可能なのである．患者自身が疼痛を増強させない体位を工夫することは，鎮痛薬の過料投与の防止というメリットだけでなく，ADLの拡大，患者のセルフコントロール感につながっている．そしてこれはがん患者のQOLに大きく影響するリハアプローチである．

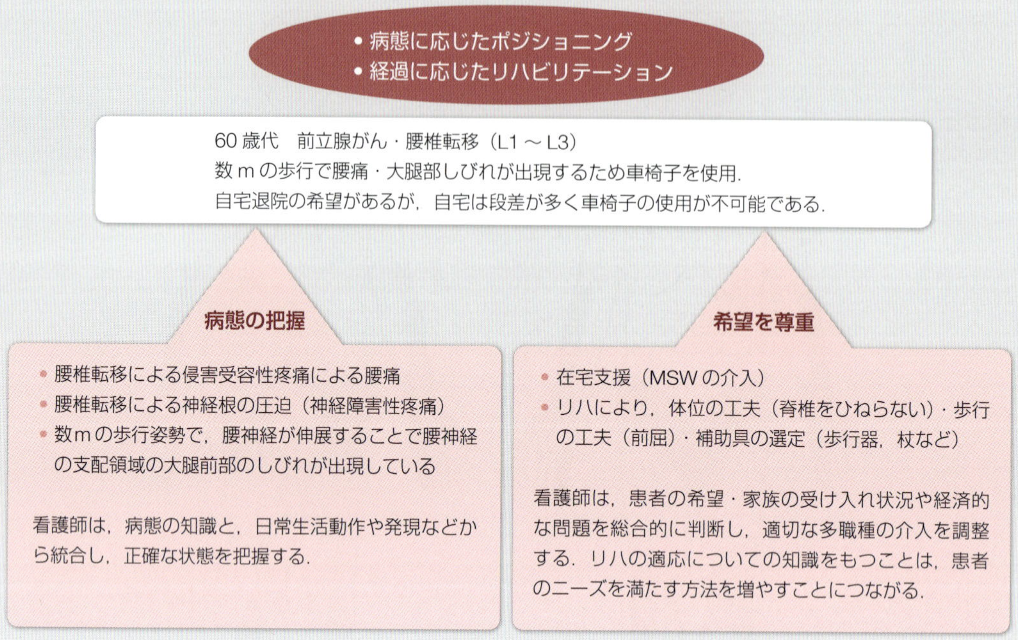

## 図2　緩和的リハビリテーションの例

**・病態に応じたポジショニング**
**・経過に応じたリハビリテーション**

60歳代　前立腺がん・腰椎転移（L1〜L3）
数mの歩行で腰痛・大腿部しびれが出現するため車椅子を使用．
自宅退院の希望があるが，自宅は段差が多く車椅子の使用が不可能である．

### 病態の把握

- 腰椎転移による侵害受容性疼痛による腰痛
- 腰椎転移による神経根の圧迫（神経障害性疼痛）
- 数mの歩行姿勢で，腰神経が伸展することで腰神経の支配領域の大腿前部のしびれが出現している

看護師は，病態の知識と，日常生活動作や発現などから統合し，正確な状態を把握する．

### 希望を尊重

- 在宅支援（MSWの介入）
- リハにより，体位の工夫（脊椎をひねらない）・歩行の工夫（前屈）・補助具の選定（歩行器，杖など）

看護師は，患者の希望・家族の受け入れ状況や経済的な問題を総合的に判断し，適切な多職種の介入を調整する．リハの適応についての知識をもつことは，患者のニーズを満たす方法を増やすことにつながる．

# 骨転移を有する患者のリスク管理

骨転移のある患者は，脊髄圧迫，骨折などのリスクがある．脊髄圧迫は脊椎などへの転移が神経組織やそれらへの血液供給を圧迫することで起こる神経系の緊急事態であり，即座に治療しなければ神経機能の障害を招く[2]ため，麻痺などの症状をどれだけ早く発見できるかが重要である．骨転移のリスク管理では，骨折も重要であり，大腿骨などは歩行時の荷重が大きく病的骨折を起こしやすい[3]．溶骨性など骨折しやすい種類の骨転移もあるが，切迫骨折の段階で発見し，手術などの選択ができれば患者の負担は少ないため，看護師は普段から患者の病態や骨病変の種類などを把握し，患者の動作などを観察する必要がある．終末期になるほど，頻回な検査は行われなくなるため，骨転移や骨折のリスクの徴候である新たな部位の痛みの出現には十分に注意し，無理な荷重を避ける．また介助者のペースでの他動運動も危険な場合があるため，患者自身で動かしてもらうなど慎重な対応を要する．それでも骨折が起きた場合には，予後を加味した厳しい治療選択を迫られることもあるため，患者の意思や希望を尊重した選択ができるよう支援することも看護師としての大切な役割である．

骨転移のある患者が化学療法などの治療を受けている場合は，時期によって骨髄抑制が起こることもあり，病棟から離れたリハ室でリハを実施する際は，感染や貧血に伴うリスクにも配慮する必要がある．看護師はカルテ記載や直接リハスタッフに注意してほしい情報を伝えるなど，患者が安全に安心してリハを受けられるための工夫を

する．一元化された電子カルテの場合は，いつでも記録が確認できるため，情報が共有しやすいが，職種によってカルテ記載から必要とする情報が異なる場合もある．他の職種がどのような情報を必要としているのか，伝達方法は記録と口頭のどちらが適しているのか，同職種では当たり前に使用している言語が他の職種には通じるのかなど，相手の立場で考えることが多職種との良好な連携につながる．

## 日常生活を視野に入れたリハビリテーション

　がんのリハを継続するうえで看護師が注意しなければならないのは，リハはリハ室だけで行うのではないということである．リハ室での進捗状況を病棟での生活動作に置き換えてこそリハの効果がある．例えば，移動，食事，清潔動作，排泄など，細かな場面での動作や具体的な援助方法，病棟でもできるリハ内容やリスク管理，家族ができる支援などについて，リハスタッフと看護師が共通の見解をもち情報や目標を共有することが大切である．骨転移の患者の多くは余命が限られてきていることから，患者の希望を尊重したリハという視点では，在宅への移行を視野に入れておくことも大切である．例えば，入院中に車椅子乗車が可能な患者が，自宅の構造は車椅子に対応できず改修の余地もない場合もある．看護師は患者の生活支援を重視したリハの観点から，自宅での生活を早期にアセスメントし，歩行器や杖歩行など，補助具の使用方法などについて，リハスタッフとともに検討することが大切である．

　がん患者の日常生活を重視したかかわりにおいては，リハスタッフをはじめ，さまざまな職種が関わるケースが多い．その中で看護師は，患者の真のニーズを把握することはもちろん，それぞれの職種による患者へのかかわりや，患者への影響，患者の希望や思いなどを把握し，各々の専門分野における質の高いスキルが，患者にとって最良のケアに結びつくように調整するという重要な役割を担っている．そしてこれらを効果的に発揮するために，看護師には，患者の病態や症状について，常に先を予測したアセスメント力をもつことと，患者の真の思いを導き出すためのコミュニケーションスキル，多職種との連携をスムーズにする調整力などが求められている．

#### 参考文献

1) 志真泰夫　他：がん疼痛の薬物療法に関するガイドライン　2010年版．pp185-197，金原出版，2010．
2) 小島操子・佐藤禮子：がん看護コアカリキュラム．pp340-343，医学書院，2007．
3) 荒木信人・守田哲郎　他：骨転移治療ハンドブック．p101，金原出版，2004．

■**執筆者**　栗原美穂

# Case 1 乳がん
## 骨関連事象カンファレンス(SREC)で方針を検討した対麻痺症例

**症例** 50歳代後半，女性

**診断名** 左乳がん術後．肝転移．肺転移．骨転移（第1～7胸椎，第9胸椎，第11胸椎～第2仙椎）．

**障害** 胸椎転移による対麻痺．

**現病歴**
- X年　　　　　左乳がんの診断．手術施行．内分泌療法開始．
- X＋5年　　　第5腰椎転移，右仙骨転移．
- X＋6年　　　化学療法．
- X＋9年　　　仙骨に対し放射線療法を実施：3Gy×10回（30Gy）．肝転移．
- X＋10年　　 化学療法．
- X＋12年　　 上部胸椎転移に対し放射線療法：3Gy×10回（30Gy）．ビスホスホネート開始．
- X＋13年　　 腰椎転移に対し放射線療法：3Gy×10回（30Gy）．肺転移．化学療法．
- X＋13年4カ月　歩行障害出現．運動麻痺出現7日後，放射線療法目的で当院に入院．

### リハビリテーション開始時の状況（入院5日目より理学療法を開始）

❶意識レベル，認知機能：問題なし．
❷疼痛：訴えなし．
❸心理：リハビリテーション（以下リハ）に意欲的であった．
❹運動機能：Frankel分類C．
筋力：上肢筋力は問題なし．体幹・下肢の筋力低下あり徒手筋力検査（MMT）にて体幹2，下肢1（**表1**）．
感覚：足関節以下の軽度鈍麻臍以下の痺れ．
❺ADL：Barthel Index（BI）20点（食事動作自立，便意・尿意あり）．
❻入院前ADL：屋外杖歩行自立．BI 95点（**図4**）．
❼社会的背景：娘・息子と3人暮らし．自宅トイレ内には手すりあり．玄関以外はバリアフリー．

表1　筋力（MMT）の変化

|  | 入院5日目 | 入院25日目 |
|---|---|---|
| 体幹屈曲・伸展 | 2 | 2 |
| 股関節屈曲・伸展 | 1 | 2 |
| 膝関節屈曲・伸展 | 1 | 3 |
| 足関節背屈・底屈 | 1 | 2 |

case1　乳がん　骨関連事象カンファレンス（SREC）で方針を検討した対麻痺症例

**骨転移についての状況（リハ開始時）**

入院1日目のMRI画像において、第9胸椎骨転移による脊髄への圧迫を認め（図1）、運動麻痺の責任病巣と診断された。上部胸椎・腰椎・右仙骨に骨転移巣があるが、すでに放射線療法が施行されていた。四肢骨に骨転移は認められなかった。

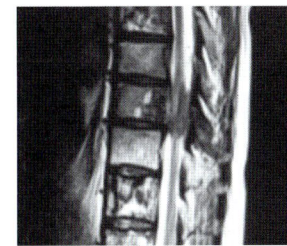

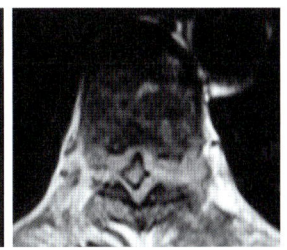

図1　入院1日目のMRI像．Th9の骨転移と脊髄圧迫を認めた．

**ニーズと告知状況**

主治医から患者には転移巣の存在まで告知、家族には予後数年と説明されていた。患者のニーズは、トイレでの排泄と自宅での生活であった。

## 問題点

胸椎への負荷による神経症状進行を予防するため、ベッド上安静が望まれる時期であるが、患者がトイレでの排泄を強く希望し、起居・移乗動作において下記の問題点が挙げられた。

- 上肢で柵を引っ張り、胸椎に捻れを生じやすい寝返り動作となっていた（図2a）。
- 移乗動作は、腋窩からの介助で胸椎に過剰な伸展と捻れを生じやすい方法をとっていた（図3a）。

## 治療とリハの方針

入院当日に骨関連事象カンファレンス（SREC）において治療・リハ方針を検討．

- **治療方針**：ステロイド療法、放射線療法（4Gy×6回・24Gy）の実施
- **安静度指示**：脊髄圧迫による麻痺出現後の骨転移に対する放射線療法中であり、神経症状の進行予防のためベッド上安静．放射線療法・検査への移動はストレッチャー．トイレ時のみ車椅子可．
- **理学療法の開始**：寝返りや移乗動作において胸椎の捻れ・圧迫を最小限にする介助方法を検討し、病棟看護師への指導を行う．

筋力・感覚・疼痛等の神経症状の変化を日々評価し、変化に合わせて安静度・理学療法内容を再検討する方針とし、その方針をSRECにおいて多職種で確認した．

## プログラム

- 体幹・下肢の皮膚・筋柔軟性改善
- 体幹四肢筋トレーニング
- 胸腰椎の捻れ・圧迫を最小限にする動作指導・介助指導

①寝返り動作

**評価** 患者の寝返り動作は，上肢で柵を持って寝返ろうとし，胸椎に捻れを生じやすい状況となっていた（図2**a**）．

**検討・指導内容** 介助にて両膝を立て，肩と骨盤が同時に動いて寝返るように介助位置や運動する方向・タイミングを検討．病棟看護師に指導（図2**b**）．

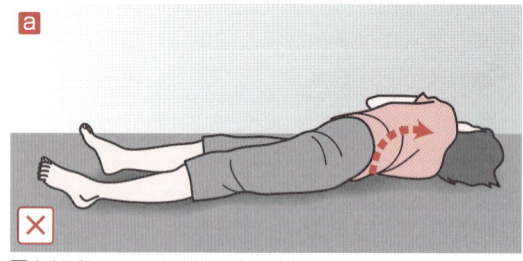

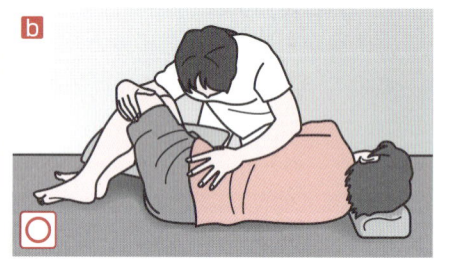

**a** 患者が行っていた胸椎に捻れが生じる方法
**b** 胸椎の捻れを最小限にした介助方法

図2 寝返り動作における問題点と指導した介助方法

②移乗動作

**評価** 腋窩からの介助では立ち上がり時に脊椎の過剰な伸展を，車椅子へ回転する際に脊椎の捻れを生じやすいと分析（図3**a**）．

**検討・指導内容** 介助者が患者よりも下方に位置し，殿部から介助することにより体幹と骨盤を安定させ，その安定を保って立ち上がりを誘導することで，過剰な伸展と捻れを最小限にできると分析（図3**b**）．病棟看護師へは，胸腰椎の過剰な屈曲や伸展を防ぐよう体幹を安定させる役割と体幹と骨盤に捻れが生じないよう殿部から介助する役割の2人介助として指導した（図3**c**）．

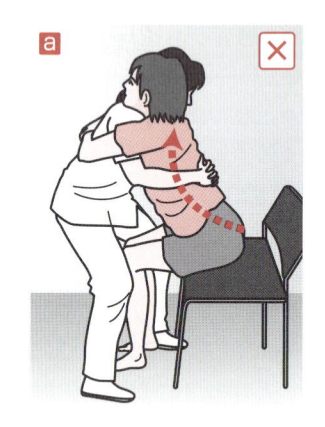

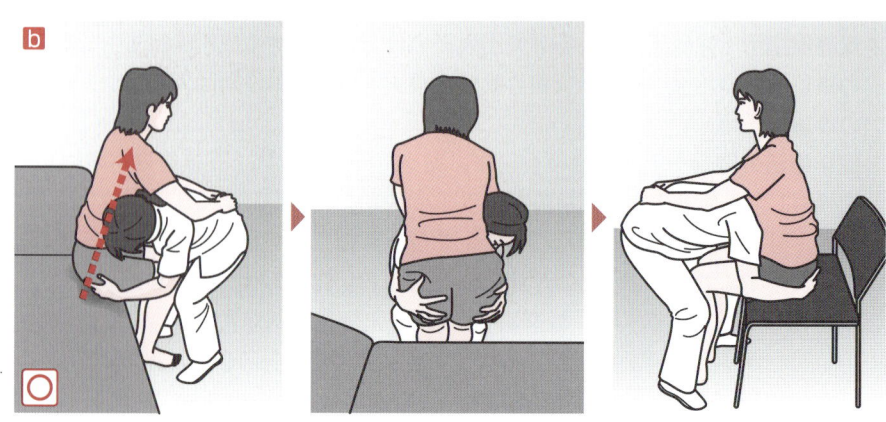

a 胸椎の過剰な伸展が生じる介助方法．
b 胸椎の捻れ・圧迫を最小限にした介助方法．
c 二人介助による胸椎の捻れ・圧迫を最小限にした方法．

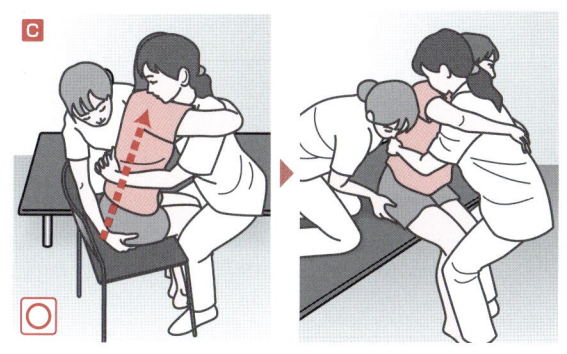

図3　移乗動作における問題点と指導した介助方法

## リハ経過，転帰

**放射線療法終了5日目**　コルセット完成．コルセットを装着して座位可の安静度へ変更．理学療法にて端座位練習を開始．患者は容姿を気にされる女性であり，指導どおりにコルセットを装着するかどうかというコンプライアンスの問題もあり，硬性ではなく肩ストラップ付きの胸腰椎ダーメンコルセットを作製．肩ストラップは，前面支柱の伸展位を保持する目的で付加．この時点で運動麻痺の改善はまだ認められず，膝伸展・股関節屈曲MMTは1レベルであり，端座位をとるにはギャッチアップと中等度介助を要した．

**放射線療法終了7日目**　麻痺が進行し，Frankel分類Bに近い状態となっており，回復が厳しい状況と予測された．SRECにて，麻痺の改善がみられなければ，骨盤帯・腰椎部の安定を目的とした軟性腰椎コルセットに変更し，前方上肢支持での移乗動作練習に移行することも視野に入れ，運動麻痺の変化に合わせてリハ方針を検討することとなった．しかし，まだ改善が見込まれる時期であり，胸腰椎への捻れや過剰な屈伸を避ける動作を指導することを継続することとなった．

**放射線療法終了後14日目**　コルセットを装着し，トランスファーボードを利用しての移乗動作練習を開始．

**放射線療法終了17日目（入院25日目）**　運動麻痺の改善が認められた．膝関節伸展・屈曲の筋力はMMT3へ改善がみられ，表在感覚は臍部以下の痺れは軽減した．車椅子移乗は軽度介助で可能となり，BIは60点と改善を認めた．SRECにて安静度が検討され，立位・歩行可となった．患者は自宅退院を希望し，車椅子生活の環境調整を行って自宅退院を進める方針となった．理学療法の目標は，両下肢支持での車椅子移乗自立へ変更した．足関節の可動性低下がみられたため，徒手的に皮膚・筋・関節の柔軟性改善および立位バランス練習を行いながら，体幹・下肢の筋力強化を図った（**図4**）．また，本人・家族・ケアマネジャー，病棟看護師，退院支援チームと情報共有しながら，自宅内の環境を確認

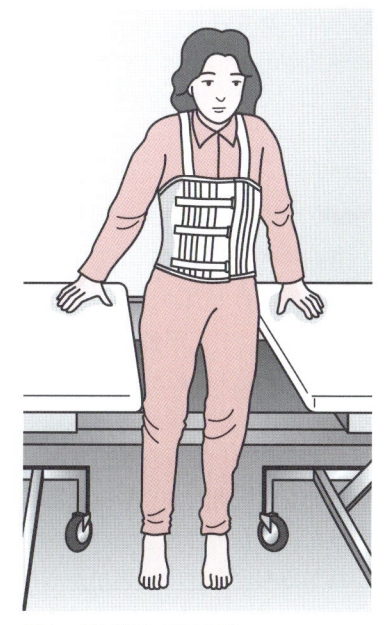

図4　立位バランスおよび下肢筋力トレーニング

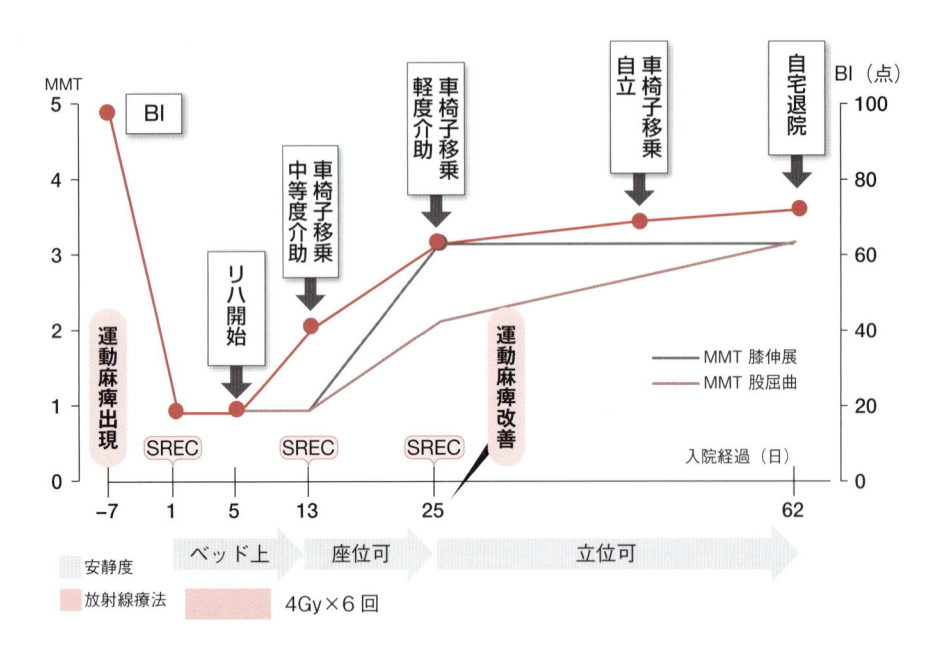

図5 リハビリテーションの経過

し，玄関の段差の移動方法，トイレの手すりの位置について調整を行った．夜間の排泄方法として尿器の使用も検討し，指導を行った．

**放射線療法終了38日目** 車椅子移乗が自立．

**放射線療法終了54日目** 自宅退院．退院時BIは75点．車椅子移乗動作は，アームレスト跳ね上げ式の車椅子を選択し，車椅子操作も含め移乗動作は自立した．また，5〜10m前後の短距離の伝い歩きは監視下で可能となった（図5）．

## 考察

骨転移の脊髄圧迫による運動麻痺の出現から24時間を過ぎての放射線療法開始は，症状回復の可能性が減少することが報告されており，症状出現後24時間以内の緊急照射が推奨されている[1〜3]．患者は症状出現後8日目からの照射であったが，乳がんは比較的放射線感受性が高い[4,5]ことと，骨の再石灰化と安定化は放射線療法終了後の10〜12週後，早くても6週後にX線で検知されることが報告されており[6]，そのときまで骨折のリスクが高い．それらのことから，SRECにおいて，安静度管理の徹底を継続することが話し合われ，リスクと安静度管理について共通認識し，理学療法と病棟看護が行われた．

放射線療法終了直後には神経症状改善の効果がみられなかったが，放射線療法終了後17日目から神経症状の改善がみられ，その後も胸腰椎への捻れや圧迫に注意しながら立位・歩行練習まで実施し，車椅子移乗が自立し自宅退院を実現できた．放射線療法開始時の歩行能力と照射後の歩行能力の回復には相関があることが報告され[1]，放射線療法室まで歩くこと

ができていた患者の80％が移動能力を維持でき，すでに麻痺が存在した患者の40％，対麻痺の患者は7％だけが歩く能力を回復できたと報告されている[6]．患者はFrankel分類Bの対麻痺に近い状態となっていたが，放射線療法終了38日目に伝い歩きが可能なFrankel分類Dへの回復がみられた．

廃用性筋力低下・可動性低下を予防しつつ，放射線療法効果を見込んだ安静度管理と理学療法プログラムを多職種で検討し，共通認識したうえで理学療法および病棟ADLを実施したことが，骨折および神経症状の増悪を予防し，ADL改善，自宅退院につながったと考える．

### まとめ

- 乳がん骨転移による脊髄圧迫症例に対し，SRECで検討しながら治療・リハ・病棟看護を行った．
- 放射線療法の効果を見込んだ安静度管理とリハが奏功し，ADL改善，自宅退院につながった．

### 参考文献

1) Helweg-Larsen S, et al : Prognostic factors in metastatic spinal cord compression : a prospective study using multivariate analysis of variables influencing survival and gait function in 153 patients. *Int J Radiat Oncol Biol Phys*, 46 (5) : 1163-1169, 2000.
2) Rades D, Karstens JH : A comparison of two different radiation schedules for metastatic spinal cord compression considering a new prognostic factor. *Strahlenther Onkol*, 178 (10) : 556-561, 2002.
3) Dirk Rade, et al : Prognostic significance of the time of developing motor deficits before radiation therapy in metastatic spinal cord compression: one-year results of a prospective trial. Int. J *Radiation Oncology Biol Phys*, 48 (5) : 1403-1408, 2000.
4) 澁谷景子，平岡眞寛：がん治療における放射線療法の現状と今後の展望〔金倉　譲（編）：臨床腫瘍内科学入門〕．pp37-43, 永井書店, 2005.
5) 西尾正道・他：骨転移の放射線治療．臨床放射線, 56：963-974, 2011.
6) Petra C Feyer, Maria Steingraeber : Radiotherapy of bone metastasis in breast cancer patients.-Current approaches. *Breast Care*, 7 : 108-112, 2012.

■執筆者
北原エリ子・三浦季余美

# Case 2 肺がん
## 骨転移治療後，終末期まで多職種で支援を行った症例

**症例** 40歳代前半，女性

**診断名** Ⅳ期肺腺がん，多発骨転移，多発脳転移，間質性肺炎

**障害** 左不全麻痺

**現病歴**

| | | |
|---|---|---|
| X年6月 | | 右上肢の痛みが出現し，近医整形外科受診．その後，股関節〜右下肢全体に痛みが出現． |
| 7月 | | 他院にて骨シンチグラフィを施行し，転移性骨腫瘍と診断．内科での全身検索で肺がんと診断され，治療を目的に当院へ来院． |
| 当院初診日 | | 呼吸器内科受診．その後，骨転移のコントロールを目的に整形外科紹介受診．CT，PET，単純X線写真にて，脊椎，右鎖骨，右肩甲骨，右上腕骨，胸骨，骨盤，右大腿骨近位，左大腿骨骨幹部・顆部に転移巣があることが判明（図1，2）． |

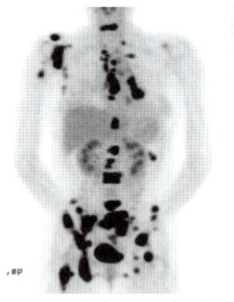

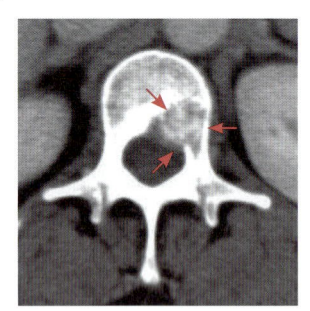

図1　入院時PET．多発性の病巣を認める

図2　第1腰椎転移．脊柱管内進展

| | | |
|---|---|---|
| | | 早急に放射線治療が必要のため緊急入院．病的骨折を避けるため安静度は基本的にベッド上．トイレは車椅子で移動可．移乗は右下肢免荷．体幹および右下肢は捻転に注意．深部静脈血栓症予防のため弾性ストッキング着用の指示． |
| 入院＋1日 | | ビスホスホネート点滴投与． |
| 入院＋2日 | | 特に疼痛の強い右股関節と，脊柱管内に腫瘍の進展がみら |

|  | れ，脊髄圧迫の危険性がある第1腰椎を中心に放射線治療開始. |
|  | 3Gy×10回（30Gy） |
| 入院＋8日 | 理学療法開始（18Gy終了時） |

### リハビリテーション開始時の状況
❶意識レベル：清明
❷筋力：低下なし
❸疼痛：右肩周囲，右股関節，大腿，膝にかけてNRS 8〜9（ピーク時）
❹間質性肺炎：CTでは両背側肺底部に間質性陰影を認める
❺安静度：病的骨折を避けるため基本はベッド上，トイレ時は座位可，移乗時は右下肢免荷
　＊両大腿骨に転移あり，四頭筋は等尺性運動で無理をしないようにとの指示あり．
　＊右上腕骨は骨折のリスクあり，注意が必要とのコメントあり．
❻心理面：身体状態や母親としての役割が十分に担えないことなど複合的な要因で心理面が揺れ，感情失禁（頻繁に流涙）となる場面が多い．
❼ADL：端座位までは体幹の捻転に注意しご自身で可，トイレは見守りで車椅子へ移乗して可，移乗は右下肢免荷．
❽社会的背景：夫，小学生の子どもと3人暮らし．アパート4階，エレベーターなし．

### 患者・ご家族の希望，告知状況
❶患者の希望：この先もずっと生きて，子どもの母でありたい．
❷告知状況：患者・夫に，進行肺がんであること，多発骨転移があり，肺がんに対する治療の前に骨転移治療を行うこと，リハビリテーション（以下，リハ）で体力や活動性を改善させ，身の回りのことが自分でできるようになったら抗がん剤治療を行う予定であることを主治医（呼吸器内科医師）から説明済み．面談後，夫より予後についての質問あり．化学療法による根治は困難であり，平均的には1年であることを説明．

## ❗ 問題点

- **Ⅳ期肺腺がん**：未治療（cT2N3M1b〔骨〕，stageⅣ）
- **多発骨転移**：脊椎，右鎖骨，右肩甲骨，右上腕骨，胸骨，骨盤，右大腿骨近位，左大腿骨骨幹部・顆部
- **骨転移によるがん性疼痛**：右膝（NRS 安静時5，体動時6），右股関節（NRS安静時5，体動時6），腰背部（NRS安静時6，体動時9），右肩（NRS安静時5，体動時6）
- 間質性肺炎
- 心理的不安
- ADL能力低下

## 予後予測とリハ方針（リハ開始時）

- **生命予後**：Ⅳ期非小細胞肺がんの予後は，EGFR遺伝子変異陽性で約2年，陰性で約1年[1]．患者はパフォーマンスステータス(PS)不良，間質性肺炎もあることからイレッサ®，タルセバ®などのチロシンキナーゼ阻害剤は使いづらく，予後は1年より短くなると予想した．
- **機能予後**：疼痛は強いが筋力低下はなく，腫瘍の脊髄圧迫による麻痺の進行や四肢骨や骨盤の病的骨折がなければ歩行補助具を利用して歩行は可能になると考えた．杖歩行や独歩の獲得は放射線治療の効果によると考えた．
- **リハ方針**：まずは放射線治療を完遂し，その間，安静度に沿ってリハを進め，照射終了後早期に抗がん剤治療開始できるように歩行の獲得，活動性の向上を図ることがリハの役割と考えた．

## リスク管理

| リスク | リスク管理 |
| --- | --- |
| 病的骨折 | 整形外科に安静度を設定してもらい，安静度範囲内の荷重，骨転移部にストレスのかからない動作の練習を行う．*1 |
| 原病進行による全身状態悪化 | 主科(呼吸器内科)のカルテをよく読み，また実際に医師，看護師と密に情報交換を行い治療効果や病勢を知る．検査(各種画像，血液データなど)は実際にチェックし，全身状態の把握に努める． |
| 新規病変(骨・脳転移など)出現 | 症状があった場合は画像評価を中心に必要な検査を行う． |
| 放射線化学療法による骨髄抑制出現 | 採血結果をチェックし，骨髄抑制の有無・程度を理解する．骨髄抑制があった場合は，輸血の有無，リハ施行の可否を確認する． |
| 活動性増加に伴う疼痛の悪化 | 主治医，疼痛緩和チーム，看護師と協働し疼痛コントロールに努める．リハ前に除痛が図れること，またオーバードーズで覚醒度を落とさないように適宜薬剤の種類・量を調整していく． |
| 心理的不安の悪化増大 | 臨床心理士に介入してもらい，そこで得られた情報を多職種で共有する．理学療法では具体的な目標設定を行い，達成感を得られるようなプログラムを立案する．"できないこと"ではなく，"できること"に目が向くようなコミュニケーションを心がける． |
| キーパーソンである夫の負担増大，子どもに母親の病状が伝わらない | 患者本人に，子どもにどのように母の病気のことが伝えられているかをお聞きする．キーパーソンである夫に対し，子どもにどのように母の病気のことを説明すればよいかなど悩んだり困ったりすることがあった際は，小児科医，チャイルドライフスペシャリスト(以下CLS)などのスタッフがご相談にのることを伝える．病気が進行し，予後が短くなったときには，突然のお別れにならないようにチームで情報提供，家族支援を行っていく． |

*1 コルセットは，椎体の圧潰，椎弓の破壊がなく，脊椎後方の支持機構が保たれており，放射線による効果も見込めることから作製しない方針となった．

## 📋 リハプログラム

- 理学療法開始〜ギャッチアップ制限が解除されるまで(ベッドサイドにて).
- **徒手抵抗による両下肢筋力強化練習(臥位)**：右四頭筋は等尺性にて施行，右股関節に負担のかかるSLR(膝伸展位での股関節屈曲)などの運動は行わない.
- 放射線療法3Gy×8回(24Gy)終了時，立位・歩行開始の許可(リハ室にて).
- 移乗練習(右下肢は接地程度の荷重にて).
- **両下肢筋力強化練習(座位)**：基本的に徒手抵抗をかけて行ったが，疼痛が出た場合は中止した.
- **立位・歩行練習**：平行棒内から開始し，右下肢は接地までの荷重，右上肢は負荷がかからないよう注意して行った.

## 🕮 リハ経過，転帰

**入院+8日** 理学療法開始(ベッドサイドにて，放射線3Gy×6回(18Gy)終了時)

**入院+10日** 疼痛緩和目的に疼痛緩和チームの介入開始

**入院+11日** リハ室にて立位歩行練習開始(放射線3Gy×8回(24Gy)終了時)

**入院+13日** 放射線治療完遂　腰椎および右骨盤に各3Gy×10回(30Gy)
同日頭部MRI施行：多発脳転移あり．経過観察の方針

**入院+14日** 右肩関節周囲に放射線治療開始

**入院+19日** 心理面のサポートを目的に臨床心理士の介入開始

**入院+20日** 初めての外泊．室内移動，階段昇降など特に問題なし

**入院+23日** ビスホスホネート継続投与に伴う顎骨壊死予防のための歯科治療開始

**入院+27日** 右肩周囲への放射線治療終了3Gy×10回(30Gy)

**入院+29日** 退院

＊退院に際し，介護保険申請(がん末期申請)，介護用ベッド，車輪付き4点歩行器，車椅子，シャワーチェアを手配．

＊**退院時の状況**：歩行は車輪付き4点歩行器使用し自立．階段昇降は手すり使用し2足1段にて自立．更衣，整容は自立．疼痛は右股関節(NRS 3)，右肩関節周囲(NRS 4)．疼痛コントロールは弱オピオイド貼付剤(定時)，プレガバリン(定時)，経口オピオイド(レスキュー)．

その後，化学療法3コース施行．入院は1回に6日前後，治療の間隔は約1カ月．貧血進行時には，赤血球濃厚液輸血施行．
理学療法では適宜，状態チェック，歩行練習などを実施．

化学療法4コース目，治療目的に入院．(前回退院時より約1カ月後)左股関節〜膝周囲の疼痛著明→X線写真，MRI施行→左臼蓋に病的骨折あり．

＊**整形外科コンサルト**：放射線治療の適応はあり，症状緩和はできそうだが，緊急性はなく内科の化学療法を優先できる状態．

＊予定どおり化学療法を行い，疼痛などの症状に合わせ放射線の時期を決定していく方針と

なった.
**入院＋2日** 化学療法開始.
**入院＋4日** リハ開始. 主に歩行練習を実施.
*安静度：右下肢, 左下肢ともに免荷, 右上肢にも骨折リスクあり, 四肢すべてで体重を分散して免荷するようにとの指示. フレーム型歩行器を使用し歩行練習実施.
**入院＋6日** 骨髄抑制あり. WBC1970, Hb 6.3→赤血球濃厚液輸血
**入院＋8日** 自宅退院
放射線治療を目的に入院（前回退院時より約1カ月）
**入院** Hb4.9→赤血球濃厚液輸血
*安静度：トイレを含むすべての移動は車椅子, リハ時は立位歩行可.
**入院＋1日** 赤血球濃厚液輸血
**入院＋2日** 放射線治療開始. 骨盤左側, 左膝関節に3Gy×10回（30Gy）
**入院＋10日** 理学療法実施. 主に, 基本動作練習, フレーム歩行器歩行練習実施. 歩行は見守りで20m程度は可能.
**入院＋15日** 放射線治療終了
*主治医より家族に説明：肺がんの進行があり, これ以上の積極的治療は困難. 今後は緩和治療中心になること, 退院が難しくなる可能性もあることを説明. 子どもに対し母の病状をどのように伝えるか？ 予後告知をどうするかの相談. 患者への具体的な予後予測は, 患者が受け入れる準備がなければお伝えしないことで同意（その後, 患者に対し, 肺がんの進行あり抗がん剤は難しく緩和治療を行っていくことを説明）.
**入院＋19日** 主治医より家族に説明（自宅に帰る数少ないチャンスであり, まずは外泊を勧める. 子どもへのカウンセリングは, ご家族から子どもへ伝えてもらい同意が得られしだい介入していくことになった）.
**入院＋20日**
*理学療法実施：夫に対し, 動作時の介助方法を指導（具体的には, おんぶの仕方, 歩行時の見守り方法などを指導）. 夫に対し, 子どもへの説明に関しての相談.
（小児科医, CLS, 主治医, 臨床心理士）
**入院＋23日** 外泊（1泊）階段は夫に背負ってもらうことで対応. 自宅では主にベッド上で過ごすことを想定. 尿カテーテル留置. 精密輸液ポンプ使用による疼痛コントロール.
**入院＋25日** 子どもに対し, 小児科医, CLSによる家族支援（夫同席）.
*要約：母の好きなところ, 母の病気について知っていること, 母が病気になって変わってしまったところなどのお話. 病気になったことは誰が悪いわけでもないこと, 母は子がそばに居てくれるだけで嬉しいことを確認.

その後, 脳転移による左片麻痺の進行あり, 歩行不能となった.
*頭部MRI：既存病変の増大, 新規病変の出現. 画像上, 左下肢の麻痺は説明可能.
*方針：全脳照射の適応だが, 照射に伴う副作用, 入院期間が長くなってしまうこともあり, 自宅退院を第一に考える方針となった.
**入院＋33日** 自宅退院

*退院時の状況：
**意識**：傾眠傾向だが, 認知面は概ね保たれている. 退院はとても嬉しいが, 反面, 家族に迷

| | | | | | | |
|---|---|---|---|---|---|---|
| 治療 | 放射線治療<br>腰椎・右股関節<br>右肩〜上腕<br>ビスホスホネート | 化学療法①<br>ビスホス<br>ホネート | 化学療法②<br>ビスホス<br>ホネート | 化学療法③<br>ビスホス<br>ホネート | 化学療法④<br>ビスホス<br>ホネート | 放射線治療<br>左骨盤<br>左膝 |
| 理学療法実施 | ○ | ○ | × | × | ○ | ○ |

初診から永眠まで約8カ月

入院: 約1カ月 / 1週 / 1週 / 1週 / 1週 / 約1カ月 / 永眠
自宅: 3週 / 約1カ月 / 約1カ月 / 約1カ月 / 約1カ月 / 2週

脳転移症状の出現・増悪

図3

---

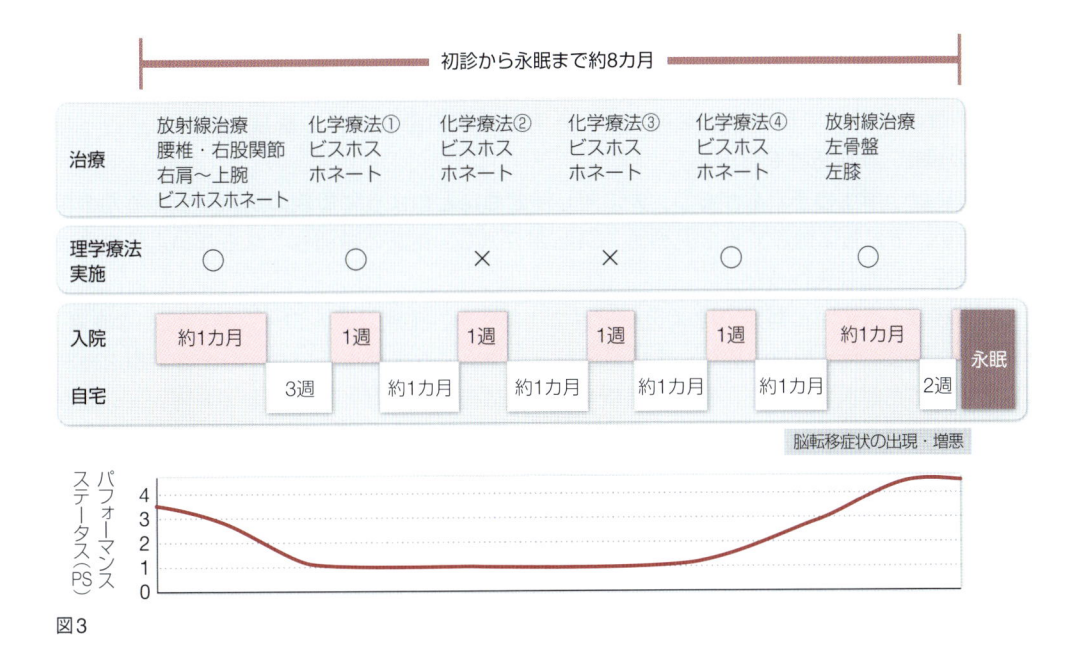

惑をかけることになり心配.
**左片麻痺**：ブルンストローム法ステージ下肢Ⅱレベル
**起き上がり**：要介助，移乗：全介助，歩行：不可
**疼痛**：NRS 1〜4程度
**疼痛コントロール**：経口オピオイド（定時），プレガバリン（定時），非オピオイド鎮痛剤（定時），経口オピオイド（レスキュー）
**ADL**：尿道カテーテル留置，階段は夫が背負って対応，自宅では主にベッド上の生活を想定
**社会資源**：入浴サービス週2回

> その後，2回の外来受診をはさみ，自宅療養を継続．退院から約2週後に急変あり緊急入院．同日，死亡確認．

## 考察

多発骨転移で肺がんが判明した患者の初回治療から終末期までのリハを担当した．治療は骨転移治療後，化学療法を4コース行い，その後症状がある骨転移部の放射線治療を行ったのち，BSC（Best Supportire Care：緩和医療に専念）となった．

初回入院時よりがん性疼痛，不安感が強かったため，早期より疼痛緩和チーム，臨床心理士の介入を行い，多職種で症状緩和，心理支持に努めた．リハでは，筋力強化運動，右下肢免荷の歩行器歩行練習，階段昇降を中心に行い，活動性およびADLの維持改善を図った．一時的ではあるが，PS1まで改善し，本来の母親の役割が行えるまでに回復した．しかし経過の後半からはがん性疼痛に加え骨髄抑制や脳転移症状も出現し，緩やかに動作能力は低下

した．理学療法士としては，治療スケジュールや方針の把握に努め，残存能力の維持改善，精神的賦活の目的で理学療法を継続し，外泊や退院の際にはその都度，能力に見合ったADLの設定，家族指導を行った．

患者には小学生の子どもがおり，夫に対し子どもにどのように母親の病状を伝えるかの相談を行い，子どもに対しても小児科医，CLSが介入し，突然のお別れとならないように必要な情報提供や面談を行った．

骨転移は，原発がん病期ではステージⅣであるため，疼痛コントロールや心理的な支援，リハ，骨髄抑制時は輸血や抗がん剤の減量などさまざまな調整を行いながら全身治療を継続していくことが大切である．骨転移治療や，それに伴うリハはとても重要であるが，必要な支援の一部であるという考え方も必要であると考える．さまざまな症状の出現，動作能力が低下する治療後半からBSCにかけての時期は特に患者家族のニーズを聞き取り，残された時間をどのように過ごすかを検討し，包括的な支援を行うことが重要であると考える．

### まとめ

- Ⅳ期非小細胞肺がん，多発骨転移症例に対し，骨転移治療，全身治療，リハを行った．
- 疼痛緩和チーム，臨床心理士，理学療法士，小児科医，CLSなど多職種で患者家族に必要な支援を行った．

### 参考文献

1) Tony S.Mok, et al : Gefitinib or Carboplatin-Paclitaxel in Pulmonary Adenocarcinoma. *NEW ENGLAND JOURNAL of MEDICINE*, 361 (10) : 947-957, 2009.

■執筆者　岡山太郎

## case2 肺がん 骨転移治療後,終末期まで多職種で支援を行った症例

## Case 3 食道がん
## 再発にて大腿骨転移を呈し，在宅復帰を目標にリハビリテーションを施行した症例—術前～終末期の関わり—

**症例** 40歳代後半，男性

| | |
|---|---|
| 診断名 | 食道がん，多発転移，右大腿骨転移 |
| 障害 | 右大腿部痛・荷重制限，廃用症候群 |
| 現病歴 | X-2年12月　食道がん診断（cT2N1M0, stage Ⅱ） |
| | X-1年1～2月　術前化学療法2コース施行．リハビリテーション（以下，リハ）を開始し，退院まで継続 |
| | 4月　食道がん手術（胸腔鏡下食道亜全摘術，腹腔鏡下胃管作成術）施行 |
| | 5月　自宅退院 |
| | X年2月　食道がん再発，多発リンパ節・皮下転移，右大腿骨転移 |
| | 入院にて化学療法2コース施行．化学療法1コース目終了時よりリハ開始 |

### リハ開始時の状況
❶**全体像**：意識清明，在宅復帰に向けリハ意欲高い
❷**身体症状**：全身倦怠感，下痢（Grade 2）
❸**筋力**：握力（右）27.3kg（左）26.5kg，上肢：両側徒手筋力検査（MMT）4レベル，下肢：（右）MMT 3-4レベル（膝伸展・屈曲 MMT 3）（左）MMT 4レベル
❹**関節可動域**：（右）股関節屈曲 115°，膝関節屈曲 110°，伸展−10°
❺**疼痛**：安静時・動作時に右鼠径部 NRS 3-5，右膝蓋骨上縁より15cm近位 NRS 5-8
❻**運動耐容能**：平行棒内右下肢免荷歩行 30mにて HR 120bpm，息切れ，Borg Scale 15
❼**ADL**：Barthel Index 75点（院内ADLは車椅子レベルで入浴以外は自立．移乗動作は右下肢免荷にてスムーズに実施可．右下肢免荷での松葉杖歩行，階段昇降困難）．
❽**社会的背景**：未婚であり独居．キーパーソンは県内在住（既婚）の姉．職業は鉄工所を自営．自宅はマンション4階でエレベーターはなく，階段72段あり．玄関に10cmの段差があるが，屋内には段差なし．トイレは洋式．浴室に手すりあり．鉄工所は自宅より徒歩2～3分の場所にある．1階平屋で，機械類や配線はあるが段差はほとんどなし．

case3 食道がん 再発にて大腿骨転移を呈し，在宅復帰を目標にリハビリテーションを施行した症例―術前〜終末期の関わり―

### 骨転移についての状況（リハ開始時）

単純X線写真：大腿骨中央やや遠位側の外側に溶骨像を認める（図1）．

MRI：大腿骨中央やや遠位外側骨皮質および一部骨髄内にT1強調画像にてiso-intensity（等信号），T2強調画像にて不均一なhigh-intensity（高信号）の骨外に膨隆する腫瘤あり（図2）．

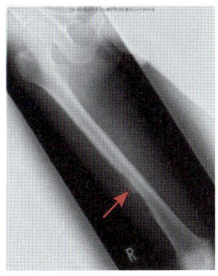

図1　右大腿骨単純X線写真
図2　MRI画像

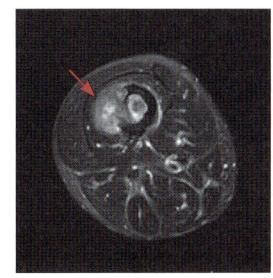

生命予後と骨転移部の状況，放射線治療の感受性および手術のリスクを考慮し，放射線治療を施行．

### 患者の希望，告知状況

❶患者の希望：全身体力を改善し，松葉杖で日常生活を自立したい．自営の鉄工所は閉鎖する予定のため，機械類の売却処分や鉄工所閉鎖手続きのためにできるだけ早く自宅へ退院して処理をしたい．

❷告知状況：原病，転移については告知済み．生命予後は年単位では見込めないとの告知あり．

## 問題点（リハ開始時）

本症例のリハ開始時の問題点を国際生活機能分類（ICF）に基づき図3に示す．

## リハの方針

　食道がん再発における多発転移症例での生存期間の中央値は3.6カ月と報告されており[1]，予後としては非常に厳しい予測となる．そのため，右大腿骨転移への治療は手術よりも疼痛緩和目的の放射線療法が第一選択となる．坐骨支持長下肢装具などの免荷装具の適応も考えられるが，予後を考慮すると松葉杖での移動動作の獲得が現実的と考えられた．患者の希望は在宅復帰し，自営の鉄工所の閉鎖手続きを自分で行いたいとのことであることから，少しでも全身体力を改善し，松葉杖によるADL自立を目標とする．

- 免荷による松葉杖歩行・階段昇降の獲得
- 在宅復帰を目標としたADL指導
- 全身体力の改善

```
                    〈健康状態〉
                    食道がん再発
                     多発転移
                    右大腿骨転移
```

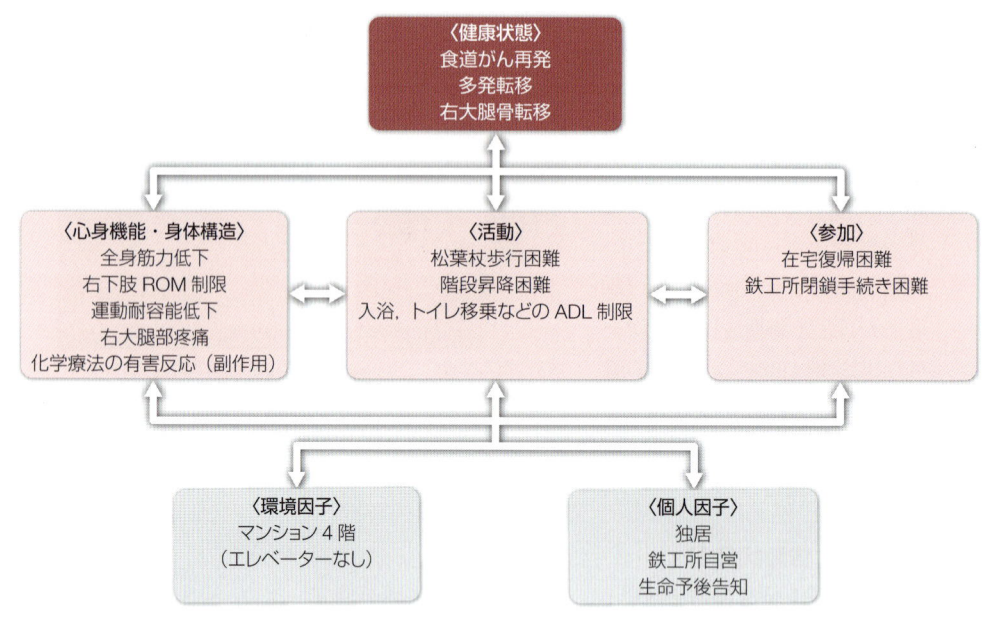

```
〈心身機能・身体構造〉         〈活動〉              〈参加〉
   全身筋力低下           松葉杖歩行困難         在宅復帰困難
   右下肢 ROM 制限         階段昇降困難       鉄工所閉鎖手続き困難
   運動耐容能低下     入浴,トイレ移乗などの ADL 制限
    右大腿部疼痛
化学療法の有害反応（副作用）
```

```
      〈環境因子〉              〈個人因子〉
     マンション 4 階              独居
    （エレベーターなし）          鉄工所自営
                              生命予後告知
```

図3　国際生活機能分類(ICF)による問題点のまとめ

## リハ施行にあたってのリスクとリスク管理

- 右大腿骨転移のため，歩行時は右下肢の完全免荷，階段昇降などバランスが必要なときは1/3まで部分荷重を許可する．
- 化学療法(FP療法)による骨髄抑制，下痢，全身倦怠感などの有害反応(副作用)
- 放射線療法に伴う全身倦怠感などの有害反応(副作用)
- 原病進行による全身状態悪化・悪液質

**リスク管理**

- リハ施行時の自覚症状，バイタルサインのチェックを行う．
- 血液データを毎回確認し，骨髄抑制の状態を確認する．
- 右大腿骨転移部の疼痛の経過を確認する．
- 病棟でのADLおよびリハでの動作時における免荷状況を確認する．
- 在宅復帰に向けた松葉杖でのADL動作の達成度を確認する．

## リハプログラム

- 上下肢関節可動域練習
- 上下肢・体幹筋力トレーニング
- 立位バランス練習(左下肢支持にて)
- 松葉杖歩行，階段昇降練習
- ADL練習・指導(起き上がり，移乗動作，トイレ動作など)
- 上肢エルゴメーター

## リハ経過，転帰

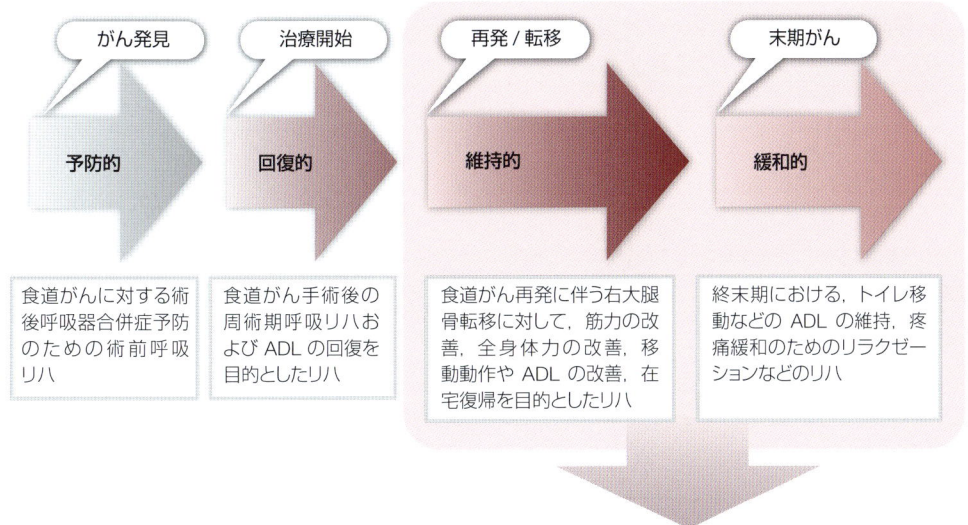

| がん発見 | 治療開始 | 再発/転移 | 末期がん |
|---|---|---|---|
| 予防的 | 回復的 | 維持的 | 緩和的 |
| 食道がんに対する術後呼吸器合併症予防のための術前呼吸リハ | 食道がん手術後の周術期呼吸リハおよびADLの回復を目的としたリハ | 食道がん再発に伴う右大腿骨転移に対して，筋力の改善，全身体力の改善，移動動作やADLの改善，在宅復帰を目的としたリハ | 終末期における，トイレ移動などのADLの維持，疼痛緩和のためのリラクゼーションなどのリハ |

図4　Dietzの分類に基づく本症例のリハ経過（辻，文献2より改変）

**X年2月下旬**　補助化学療法1コース目終了時よりリハ開始．右大腿骨転移の病的骨折予防のために右下肢は松葉杖にて免荷．化学療法の有害反応（副作用）による下痢のため全身倦怠感，疲労感が強い．右下肢の疼痛は非オピオイド鎮痛剤内服しているがコントロール不十分．右膝関節屈伸動作にて疼痛が生じるため，等尺性運動にて筋力トレーニングを実施．上肢および左下肢筋力は松葉杖でのADL動作にて体重支持に必要となるため，重錘を用いた積極的な筋力トレーニングを実施．著明な運動耐容能の低下あり，上肢エルゴメーターを用いた運動耐容能向上のプログラムを体調に応じて導入した．

**X年3月中旬**　化学療法による有害反応（副作用）は改善し，全身状態は安定．右大腿の疼痛は持続．松葉杖歩行は100m程度の連続歩行が安定して可能となる．階段昇降は片松葉杖＋片手手すり支持にて右下肢1/3部分荷重で20段程度は昇降可能．右下肢の荷重については，体重計を用いて荷重量をチェックしながら実施．

**X年4月中旬**　3月下旬より補助化学療法2コース目および右大腿骨に対する放射線療法（3Gy×10回〔30Gy〕）施行．施行後，全身倦怠感および下痢の出現があったがごく軽度．放射線療法により右下肢の疼痛は徐々に緩和．右下肢免荷での松葉杖歩行は200m程度連続歩行可能．階段昇降は片松葉杖＋片手手すり支持にて右下肢1/3部分荷重で50段程度は昇降可能．4月下旬に自宅退院予定となっていたため，退院前の家屋評価のため自宅訪問実施．階段の段数，高さ，手すりの位置，玄関・屋内の段差，トイレ・風呂の手すりの状況を確認．4月下旬に自宅退院を果たした．

**X年5月中旬**　両腎転移，右顎下部リンパ節転移，腹部皮下転移のため再入院．頸部疼痛に対してオピオイド貼付剤，経口オピオイド使用．また，頸部リンパ節転移に対して放射線療法（3Gy×10回〔30Gy〕）施行．頸部疼痛のため食事摂取量低下．誤嚥性肺炎あり．入院1週間前までは松葉杖にてADL自立していたが，食事摂取量の低下，全身倦怠感のため，入院直前はほぼ臥床状態であった．**約3週間の退院期間中に自営の鉄工所の閉鎖手続きは完了**

し，「肩の荷が下りた」との発言あり．ADL改善目的にてリハ再開．

**X年6〜7月** 原病の進行，誤嚥性肺炎，食事摂取量低下，悪液質などにより全身体力低下著明．リハ室出棟が徐々に厳しくなる．6月中旬までは起居動作，ポータブルトイレ移乗は自立．車椅子自操は疲労感・動悸出現のため困難．6月下旬よりADLはさらに低下し，起き上がりにギャッチアップが必要となる．患者の希望により尿道カテーテルは留置せず，介助下でのポータブルトイレ移乗を実施．リハはベッドサイドにて体調に応じて実施．しかし，7月上旬にさらに全身状態が悪化したため，呼吸介助やリラクゼーションを中心に永眠される前日までリハを実施した．

## 考察

本症例は食道がんの発症から再発，終末期まで一貫してリハを行った症例であった．発症から手術までは術後呼吸器合併症予防のための術前リハ，手術後は廃用症候群予防，早期離床，ADL改善のための周術期リハを実施し，著明な合併症を発症することなく自宅復帰され，

|  | X年2月下旬<br>（リハ開始時） | X年3月中旬<br>（0.5カ月後） |
|---|---|---|
| 治療内容 | 補助化学療法1コース目終了 | 補助化学療法2コース目施行<br>緩和的放射線療法（右大腿骨）施行 |
| リハプログラム | 上下肢関節可動域練習，上下肢筋力トレーニング（右下肢は疼痛が生じないように等尺性運動）<br><br>ADL練習（起居動作，移乗練習，平行棒内での右下肢免荷歩行）<br><br>上肢エルゴメーター | 左のプログラムに加え、松葉杖歩行練習（原則右下肢免荷），階段昇降練習（片松葉杖＋片手手すり支持にて右下肢1/3部分荷重） |
| 患者の状態 | 化学療法の有害反応（副作用）による下痢のため全身倦怠感，疲労感強い | 化学療法による有害反応（副作用）は改善し全身状態は安定<br>疼痛：右大腿に持続 |
| 身体機能・ADLなど | 下肢筋力：右MMT3〜4レベル，左MMT4レベル<br>平行棒内歩行：右下肢免荷にて30m（HR 120bpmへ上昇，息切れ，Borg Scale 15の疲労感出現あり）<br>ADL：車椅子移乗，車椅子での移動，トイレ動作自立 | 握力：右29.5kg，左28.3kg<br>下肢筋力：右MMT4レベル，左MMT4＋レベル<br>松葉杖歩行：100m程度の連続歩行が安定して可能（疲労感：Borg Scale 13，軽度息切れあり）<br>階段昇降：片松葉杖＋片手手すり支持にて右下肢1/3部分荷重で20段程度昇降可能 |

case3 食道がん　再発にて大腿骨転移を呈し，在宅復帰を目標にリハビリテーションを施行した症例－術前〜終末期の関わり－

職場復帰も果たされた．しかし，翌年，食道がん再発，右大腿骨転移により再入院され，補助化学療法，緩和的放射線療法後の在宅復帰を目的にリハ開始となった．

食道がんでの骨転移の頻度は10〜20%とされており，一般的に多発骨転移像を呈すると報告されている[3, 4]．90%以上の症例において骨転移発見時，多発臓器転移を有しており，生存期間の中央値は3.6カ月と予後不良である[1, 5]．そのため手術適応は慎重に検討される必要があり，治療の第一選択肢は放射線療法もしくは化学療法である．

本症例においても，右大腿骨骨転移について，病変や手術におけるリスク，生命予後などを考慮した結果，放射線療法および化学療法が選択された．病的骨折予防のために右下肢は基本的に免荷となり，階段昇降時のみ1/3の部分荷重が許可された．坐骨支持長下肢装具などの装具療法の適応も検討されたが，生命予後を考慮すると松葉杖での移動動作の早期獲得が現実的と考えられた．患者にはリハ開始時にすでに生命予後は告知されており，患者の強い要望によりリハの目標は「少しでも全身体力を改善し，松葉杖によるADLを改善のうえ在宅復帰し，自営の鉄工所の閉鎖手続きを自分で行う」と設定した．リハ開始時の問題点は化学療法の有害反応（副作用），廃用症候群，右大腿部疼痛などの身体症状・機能に加え，自宅がエレベーターのないマンションの4階であり，独居であったことから，松葉杖による歩行

|  | X年4月中旬<br>（1.5カ月後） | X年5月中旬<br>（2.5カ月後） | X年6〜7月<br>（3〜4カ月後） |
|---|---|---|---|
|  | 補助化学療法2コース目終了<br>緩和的放射線療法（右大腿骨）終了 | 緩和的放射線療法（頸部）施行 | 疼痛緩和 |
|  | 同左<br>自宅退院予定となり，退院前の家屋評価のため自宅訪問実施 | 上下肢関節可動域練習，上下肢筋力トレーニング<br><br>ADL練習（起居動作，移乗練習，松葉杖歩行） | ベッドサイドにて上下肢関節可動域練習，筋力トレーニング，起き上がり練習，ポータブルトイレ移乗練習<br><br>7月上旬に全身状態悪化，肺炎発症したため，呼吸困難の緩和および喀痰促進のための呼吸介助，疼痛緩和・リラクゼーションのためのマッサージを施行 |
|  | 化学療法および放射線療法施行後，全身倦怠感および下痢の出現があったがごく軽度<br>疼痛：放射線療法により右大腿の疼痛は徐々に緩和 | 入院1週間前までは松葉杖にてADL自立していたが，食事摂取量の低下，全身倦怠感のため，入院直前はほぼ臥床状態 | 原病の進行，誤嚥性肺炎，食事摂取量低下，悪液質などにより全身体力低下著明 |
|  | 松葉杖歩行：右下肢免荷にて200m程度連続歩行可能<br>階段昇降：片松葉杖＋片手すり支持にて右下肢1/3部分荷重で50段程度は昇降可能 | 下肢筋力：右MMT3＋レベル，左MMT4レベル<br>平行棒内歩行：10m程度にてHR125bpmまで上昇，息切れおよび動悸出現<br>ADL：短距離の病棟内移動は車椅子自操，長距離は要介助<br>トイレ：ポータブルトイレにて自立 | 〈6月中旬まで〉<br>ADL：起き上がり，座位保持などの起居動作，ポータブルトイレ移乗自立．車椅子自操は疲労感・動悸出現のため困難<br><br>〈6月下旬以降〉<br>ADL：起き上がりにベッドギャッチアップが必要<br>トイレ：介助下でのポータブルトイレ移乗 |

や階段昇降の安定性の向上が必須であった．

　進行がん患者に対するリハでは生命予後が月単位で見込め，症状が比較的コントロールされている場合は，①ADL・基本動作・歩行の安全性の確立，能力向上，②廃用症候群の予防・改善，③浮腫の改善，④安全な栄養摂取の手段の確立，⑤在宅準備が主となるといわれており[6]，本症例においてもリスク管理のもとでの2カ月のリハ介入により，廃用症候群の改善，ADLの向上，松葉杖歩行・階段昇降の獲得が達成できた．また，退院前に家屋評価を実施することで実情に則したADL練習が実施でき，在宅復帰を果たすことができた．再入院までの3週間の在宅期間中に自営の鉄工所の閉鎖手続きは完了でき，当初のリハ目標は達成できた．しかし，病状が進行した再入院以降において，リハ目標の再設定が必要となった．生命予後が週・日単位の患者に対しては，①疼痛緩和，②浮腫による症状の緩和，③呼吸困難感の緩和，④心理支持などの緩和的リハが主となるといわれており[6]，本症例においては「疼痛の緩和，呼吸苦の緩和とともに最期までポータブルトイレ移乗を行う」という目標設定を行い，永眠前日までリハを実施した．ポータブルトイレ移乗は永眠される4日前まで介助下にて実施できた．

　本症例は，Dietzの分類に基づき，その病期に応じた目標設定やリハを実施することで，患者のQOLを最大限に向上させることが可能であると実感した症例であった．

### まとめ

- 食道がんの発症から再発・転移，終末期まで病期に応じた目標を設定しリハ介入を行った．
- 退院前に家屋評価を行い実情に則したADL練習を実施することで，スムーズな在宅復帰につながり，患者の希望であった自己での身辺整理が果たせた．
- 終末期においてもリハを継続することで，最期までポータブルトイレ移乗が維持でき，患者のQOLの維持にもつながった．

### 参考文献

1) 貝津俊秀・他：食道癌骨転移の予後および骨転移に対する放射線治療効果．日癌治誌，34：337, 1999.
2) 辻 哲也：悪性腫瘍（がん）［千野直一（編）：現代リハビリテーション医学 第2版］, pp488-501, 金原出版, 2004.
3) Anderson LL, Lad TE : Autopsy findings in squamous-cell carcinoma of the esophagus. Cancer, 50 : 1587-1590, 1982.
4) 篠原玄夫・他：食道癌治療における骨シンチグラフィーの有用性に関する検討．日消誌，32：306, 1999.
5) 吉田泰憲・他：食道癌術後の血行性転移．臨床胸部外科，13：42-46, 1993.
6) 辻 哲也：進行がん・末期がん患者におけるリハビリテーションの概要［辻 哲也（編）：がんのリハビリテーションマニュアル］, pp254-266, 医学書院, 2011.

■執筆者　井上順一朗

## Case 4 食道がん
## 脊椎全摘術（TES）施行後 ロッド破損により再設置した症例

**症例** 60歳代後半，男性

**診断名** 転移性脊椎腫瘍（第10, 11, 12胸椎），食道がん

**障害** 下肢機能障害，排尿障害

**現病歴**

| | |
|---|---|
| X−1年3月 | 心窩部痛を自覚した．近医にて精査の結果，食道がんと診断された． |
| 4月 | 当院消化器センター紹介受診し，手術療法を行う方針となった． |
| 5月 | 当院で鏡視下食道亜全摘術施行．自宅退院後の外来診察時に第11胸椎（以下Th11）への転移を指摘された． |
| 9月 | 当院に再入院し，放射線治療を開始した．同月撮影の画像所見にて，Th11の椎体，椎弓根，棘突起，第10胸椎（以下Th10）の棘突起の骨破壊像を認めた．また腫瘤性病変の脊柱管内への進展も認めた．Th11椎体の支持性低下およびTh11胸髄への著明な圧迫を認め，手術加療が必要と判断された． |
| 10月 | 手術施行．術式は，第9胸椎（以下Th9）～第1腰椎（以下L1）椎間のtotal en bloc spondylectomy（以下TES）．翌日よりリハビリテーション（以下リハ）を開始した．運動麻痺および感覚障害は認めず，また膀胱直腸障害も認めなかった．硬性コルセットを作製・着用して離床を行った． |
| 11月中旬 | 屋外活動を含めた日常生活動作（以下ADL）が自立し，生活指導を行って自宅退院となった．退院時にリハはいったん終了となった．患者は，外来化学療法施行時にリハ室へ度々訪室した．患者の友人より，自宅では硬性コルセットの着用拒否や，脊椎への負担の強い運動（薪割りなど）を行っているとの情報があった． |
| X年1月 | 当院整形外科主治医より「挿入したケージの頭側部の癒合は遷延している」と患者および担当理学療法士に説明があった．時間の経過とともに固定術を施した胸椎は6°弱の矯正損失を認めた（Th9椎体上縁−L1椎体下縁角　14.1°⇒19.8°）．患者の立位姿勢を矢状面からみると，頸部前方突出，胸椎後 |

|  |  |
|---|---|
|  | 弯増強(円背)，骨盤後傾，股関節屈曲伸展中間位，膝軽度屈曲位になっていった．また両肩関節前方屈曲可動域の低下，股関節，膝関節伸展可動域の低下を認めた． |
| 3月 | 左下肢MMT TA2，EDLおよびEHL2と筋力低下を認めた． |
| 4月 | 筋力低下の原因精査のためにミエロCT目的に入院となった．結果，脊髄に明らかな圧迫所見を認めなかった．また髄液漏と思われる所見もはっきりとしなかった．その後も筋力低下は改善しなかったため，6月に整形外科リハカンファレンスにおいて，左足部装具(オルトップAFO®)作製する治療計画が立案された． |
| 8月 | 腰背部痛が出現し，精査の結果Th12椎体上縁レベル部位のロッド破損を認めた．また尿閉および下肢不全麻痺を認め，手術(ロッド交換および上下1椎間ずつの追加固定)施行目的で当院整形外科入院となった． |

### X年8月のロッド再設置前，リハアプローチ開始時の状況

❶覚醒レベル Glasgow Come Scale (GCS)：E4V5M6
❷高次脳機能・コミュニケーション：問題なし
❸徒手筋力検査法(MMT)：前脛骨筋(以下TA) 右側4/左側2，長趾伸筋(以下EDL) 右側4/左側2，長母趾伸筋(以下，EHL) 右側4/左側2
❹関節可動域(ROM)：肩関節前方屈曲　右側110°/左側120°，胸腰部屈曲20°/伸展0°，股関節伸展　右側−5°/左側−5°，膝関節伸展　右側−5°/左側−5°(関節可動域制限のあるものを記載)
❺反射：著明な異常を認めず．
❻感覚障害：左下位肋骨から腸骨陵にかけて違和感があるものの，その他著明な感覚障害なし．
❼膀胱直腸障害：尿閉を認めた(尿道カテーテル留置)．
❽疼痛：安静時痛は自制内であるが，脊椎が動くような動作では疼痛増悪を認めた．
❾ADL：安静度は，整形外科主治医より床上安静と指示があった．疼痛自制内でのベッド上動作は可能であった．

### 患者・ご家族の希望，告知状況

❶患者の希望：もう一度，自宅で生活したい(独居)
❷告知状況：原発がん，骨転移は告知済みである．生命予後については，はっきりと告知されていない．

## 問題点

- **機能・形態障害**：食道がん，脊椎転移，脊髄圧迫
- **能力障害**：尿閉，下肢不全麻痺，背部痛（脊髄圧迫による疼痛），身体アライメント変化による股関節・肩関節可動域低下，日常生活動作（以下ADL）能力低下
- **社会的不利**：独居生活困難

## 骨転移についての状況

- X−1年9月　TES施行直前の画像所見（図1）

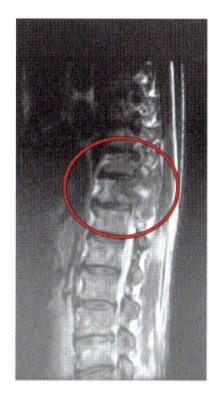

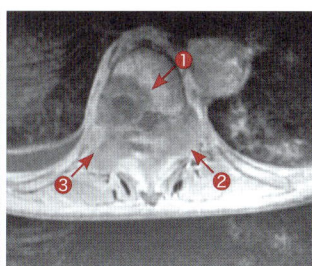

図1　当院整形外科主治医カルテより
❶Th11に腫瘤性病変を認め，❷脊柱管内への進展を認めた．また❸Th11椎体，Th11椎弓根およびTh10，11棘突起の骨破壊像を認めた．

## リハ領域における方針，プログラム，リスク管理

- **方針（ロッド再設置術前）**
  術前，整形外科主治医の指示した安静度はベッド上安静であった．廃用症候群予防を目的にリハアプローチ施行．
- **プログラム・リスク管理（ロッド再設置術前）**
  経時的な身体機能評価および可能な範囲での筋力強化を行った．
- **リハの方針と目標（リハ再開時）**
  術後，整形外科主治医より指示された安静度により離床を行っていった．リハの目標は，運動麻痺の改善を評価しながら，短期目標の変更をカンファレンスにて適宜行った．
- **プログラム・リスク管理（ロッド再設置術後・リハ再開時）**
  　リハプログラムは，術後リハ再開時，術前と比較すると改善傾向ではあったが，運動麻痺は残存していたため，経時的な身体機能評価（身体アライメント・脊髄損傷患者に用いる筋力・感覚評価など）を続けながら，自宅退院後の生活で支障のないADL能力の獲得のために筋力強化，関節可動域訓練，運動耐容能向上を目指した．
  　リスク管理としては，他職種間の連携により全身状態の管理，手術創管理および疼痛の管理と日常生活動作指導を行った．患者（胸椎後弯増強・肩関節前方屈曲制限・股関節・膝関節伸展制限あり）にはあらためて，薪割りなどで重量物を持ち上げながら肩関節前方屈曲90°以上を必要とする動作は，脊椎への伸展ストレスを増大させることを説明し，さ

らに過剰な脊椎屈曲・回旋を含む動作を行わないよう再指導を行った．

## リハ経過，転帰

**手術2日前** ベッドサイドより術前リハを開始した．落ち込んでいる様子ながら，術後の身体機能の改善に期待していた．術前Frankel分類はDであった．

**手術1日後** ベッドサイドリハ再開の指示を主治医より受けた．指示された安静度である硬性コルセットを着用しての頭側挙上位による座位保持を行った．その際，急激な血圧低下は認めなかった．左下位肋骨以下の違和感は消失した．

**手術7日後** リハでの歩行練習開始許可を主治医より受けた．その後，順調に歩行耐久性およびADL向上を認めた．経口オピオイドと非ステロイド性消炎鎮痛薬を使用して疼痛コントロール良好であった．

**手術22日後** MMT評価における下肢麻痺改善（TA右側4→5/左側2→4，EHL右側4→5/左側2→4，EDL右側4→5/左側2→4）を認めた．一方で，尿閉は残存した．

**手術28日後** 屋外坂道および階段を含んだ歩行練習を20分程度実施することが可能となった．自宅は平屋であり，介護用ベッドは導入されていた．今後の原発がんの進行に伴うADL低下を備えて，訪問看護や家事援助の在宅介護サービスを導入する退院調整および環境調節を行った．

**手術39日後** 尿道カテーテル留置したままであるが，歩行自立および身辺動作は自立し自宅へ退院となった．

11月末まで，当院整形外科外来にフリーハンド歩行にて通院した．年末より徐々に状態悪化を認め，X＋1年1月末にはベッド上臥床時間が長くなった．X＋1年3月末，死亡した．

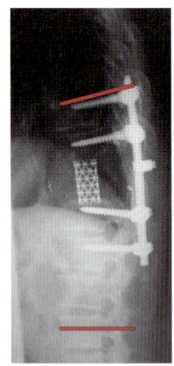

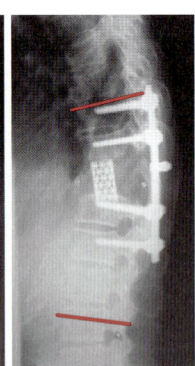

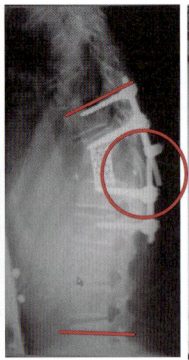

X－1年10月（14.1°） ／ X年8月（19.8°） ／ X年8月 撮影の10日後（28.0°） ／ X年8月 矢状面立位姿勢

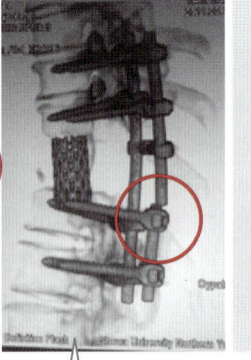

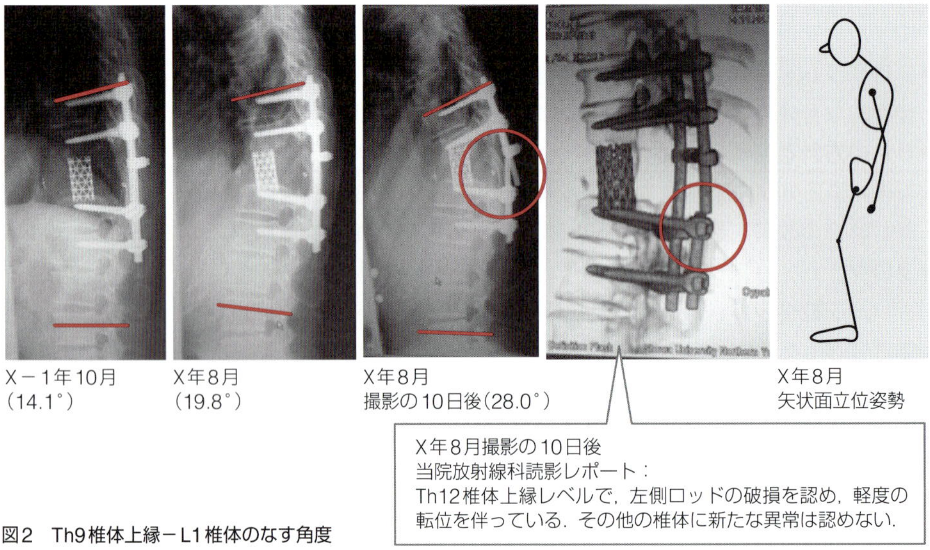

X年8月撮影の10日後
当院放射線科読影レポート：
Th12椎体上縁レベルで，左側ロッドの破損を認め，軽度の転位を伴っている．その他の椎体に新たな異常は認めない．

図2 Th9椎体上縁－L1椎体のなす角度

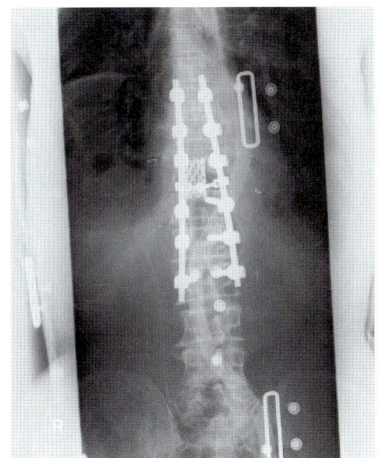

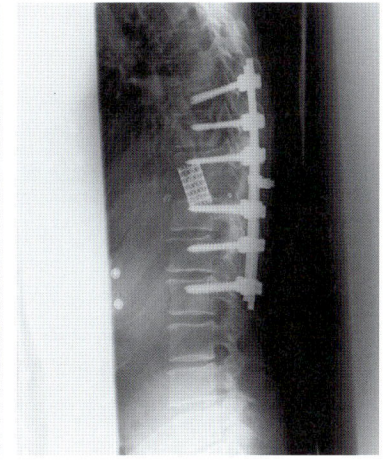

図3　ロッド再置換後

図4　本患者の経過のまとめ

X−1年10〜11月：初回TES
- 自宅生活（独居）
  - 薪割り，山登り
  - X年3月より筋力低下出現
  - 移動は独歩

X1年1月：脊髄ミエロCT
- 自宅生活（独居）
  - オルトップ作成
  - 介護ベッド導入
  - 移動は独歩

X年8〜9月：ロッド再設置手術
- 自宅生活（独居→息子夫婦と同居）
  - 訪問介護，介護サービス導入
  - 移動は12月末まで独歩

X年12月：胸水貯留＊退院は独歩
- 自宅生活（息子夫婦と同居）
  - 移動は車椅子
  - 臥床時間増加

X+1年3月：永眠

初回TES施行後〜ロッド再設置術までの経過における着目ポイント
- 挿入したケージ内の自家骨と隣接椎体の骨癒合は遷延
- 硬性コルセット着用拒否
- 姿勢アライメント変化（円背，肩・股・膝関節可動域制限）を認めた
- 脊椎へのストレスの強い運動を行っていた（山登り・薪割り）

## 考察

　転移性脊椎腫瘍により不安定性のある脊椎に対して，腫瘍椎体全摘術（TES）を施行した症例を経験した．われわれが渉猟した範囲では，TES施行症例のリハアプローチ報告は出口らの報告[1]のみである（退院時ADL能力は車椅子座位）．本症例は，初回TES施行後，屋内外ADL自立して自宅退院となった．初回TES施行後10カ月でロッドが破損して再手術に至った要因を，硬性コルセットの着用・禁忌動作・脊椎アライメント・関節可動域を中心に考察する．

　当院では，転移性脊椎腫瘍患者ではなくても脊椎固定術施行患者は，座位以上の動作時に硬性コルセットの着用と，体幹回旋および過屈曲伸展を禁忌肢位・動作として指導している．日常生活動作の多くは各関節が連動して動く複合動作である．患者のどの動作が脊椎に過剰

なストレスをかけてロッド破損に至ったのかは不明である．しかしながら初回TES施行後とロッド破損直前の矯正損失角度は変化が少なかったこと，肩関節伸展可動域および股・膝関節の屈曲可動域に著明な可動域制限を認めなかったことをあわせて考えると，過度な脊椎伸展動作による脊椎へのストレスが，ロッド破損の原因ではないかと考えた．TESは，チタンケージ内の採骨した自家骨が上下椎体と骨癒合することで，切除した椎体の代わりになる仕組みになっている．茂柱ら[2]によると，TESにおける脊柱再建には，強固な初期固定と同時に長期生存に耐え得る生物学的な骨癒合を獲得する必要があり，腫瘍脊椎骨切除後の椎体再建は本手術の非常に重要な要素となっているとしている．また自家骨はチタンケージ内の移植骨と隣接椎体との骨癒合，リモデリングは椎体終板からチタンケージの中心に向かい膜性骨化を主体にして進み，術後16週までに完成することが明らかとなったとしている．ゆえに硬性コルセットを着用して，脊椎の動きを一定期間制限することや禁忌肢位・動作などの日常生活動作指導を行うことは重要であると考える．しかしながら患者は，硬性コルセットの着用には拒否的であった．また日常生活動作指導を行ったが，脊椎に強いストレスを与える動作によって，ロッドの破損に至ったと考える．そこで初回TES施行後の脊椎アライメントや関節可動域の変化に着目して，動作時の過剰な脊椎へのストレスの軽減が図れなかったのかを考察する．

　脊椎固定術後，転移性脊椎腫瘍に罹患した脊椎は安定性を取り戻すことができる．これは明らかなメリットである．しかしながら支持性が得られる反面，脊椎の生理的な動きを制限することが予想され，人工的に制限因子を作っているともいえる．本症例は，初回TES施行時，Th9–L1椎体間の脊椎固定術を施行した．脊椎は，頸椎・胸椎・腰椎の各分節が連動して動くことによって，大きな可動域を有する．KAPANDJI AI[3]は，胸腰椎全体では，屈曲105°，伸展60°の可動域があるとしている．福井ら[4]による報告では，The AnyBody Modeling Systemを用いて全身の筋骨格モデルを作成し，脊椎固定術を想定した力学解析を行い，固定部周辺脊椎への力学的影響を検討した．結果，固定箇所ではない脊椎への負荷増大と腰椎の近くに位置する筋肉への負荷増大が認められた．胸腰椎移行部を固定すると，体幹伸展時に隣接する第2腰椎(L2)～第3腰椎(L3)椎体に大きな負荷がかかることがわかったとしている．また甲斐ら[5]によると，拘縮肩における上肢挙上運動と脊柱弯曲角との関係は，肩関節90°屈曲位より胸–腰椎伸展運動が強制されるとしている．以上より考察すると，脊椎へのストレスを軽減させるために，本症例では過剰な肩関節屈曲動作を禁忌動作に加えるか，もしくは股関節・肩関節関節可動域の増大させる必要性があったと考える．

　担当理学療法士は，経時的な身体機能評価および長期的な身体アライメントの変化を評価しながら，リハプログラムの変更や適切な装具の選択・作製の提案および運動制限に変更を加えていくことが重要であると考える．本症例は，整形外科医師・リハ科医師と密接に相談をしながらリハアプローチを行った．また緩和ケアチーム(疼痛コントロール)，医療福祉相談室の医療ソーシャルワーカー(退院後の生活支援)の関与により，患者の苦痛に配慮した投薬コントロールや社会福祉サービスの提供を行うことができた．定期的な多職種カンファレンスで，関連部署スタッフとの情報共有および連携を行うことは重要である．

## まとめ

- 初回TES施行後，挿入したケージ内の自家骨と隣接椎体の骨癒合は遷延した．

- TESに対する患者の理解が不十分であり，脊椎へのストレスの強い運動を行っていた（硬性コルセットの着用を拒否し，安静度は守られなかった）．
  →ロッドを破損し，再設置を行わなければならなくなり，残された貴重な時間を喪失した．

- 時間経過による姿勢アライメント変化（円背，肩・股・膝関節可動域制限）を認め，ロッド再設置後，あらためて脊椎に過剰なストレスを与える禁忌動作の指導および脊椎以外の関節可動域制限に対して，関節可動域訓練を施行した．

### 参考文献

1) 出口清喜・他：高位胸椎骨肉腫に対する脊椎脊髄全摘出術（5椎体）術後の理学療法経験．石川県理学療法学会誌，5(22)：41-43, 2005.
2) 茂住宜弘：骨形成蛋白質を用いた腫瘍脊椎骨全摘術後の椎体再建．金沢大学十全医学会雑誌，117(4)：130-138, 2008.
3) KAPANDJI A I：カパンディ関節の生理学Ⅲ　脊椎・体幹・頭部　原著第6版．pp2-142, 医歯薬出版, 2008.
4) 福井　悠・他：脊椎固定術が脊椎負荷に与える影響の筋骨格シミュレーションによる力学的評価．臨床バイオメカニクス，30：185-190, 2009.
5) 甲斐義浩・他：拘縮肩患者における上肢挙上運動と脊柱彎曲角との関係．総合リハビリテーション，39(1)：71-74, 2011.
6) 中村大輔・他：転移性骨腫瘍のある患者の理学療法の進め方．理学療法ジャーナル，45(5)：391-397, 2011.
7) 川北　整・他：脊椎悪性腫瘍に対するリハビリテーションにおける問題点　total en bloc spondylectomyを中心に．臨床整形外科，31(2)：177-180, 1996.

### ■執筆者
井口暁洋[1]

### ■執筆協力者
大下優介[2], 城井義隆[3], 吉川美佳[1], 浅海祐介[1], 磯邉　崇[1], 齊藤哲也[1], 青木いづみ[1], 神﨑浩二[4]

1) 昭和大学横浜市北部病院リハビリテーション室
2) 昭和大学横浜市北部病院整形外科
3) 昭和大学横浜市北部病院リハビリテーション科
4) 昭和大学藤が丘病院整形外科

# Case 5 乳がん
## 疼痛によるADL低下に対して日常生活動作指導を行った症例

**症例** 60歳代，女性

**診断名** 乳がん．多発骨転移（頭蓋骨，胸骨，両側肋骨，頸椎，胸椎，腰椎，両側腸骨，恥骨，坐骨，左寛骨臼，左大腿骨）

**障害** 左大腿部痛，背部痛，ADL低下

**現病歴**

| | | |
|---|---|---|
| X-1年 | 6月 | 乳がんと診断（stage IV）． |
| | 8月 | 骨シンチで頭蓋骨，胸骨，両側肋骨，頸椎，胸椎，腰椎に集積亢進（図1）を認め，多発骨転移と診断．ホルモン療法，ビスホスホネート開始． |
| | 10月 | 左股関節痛出現． |
| | 11月 | MRIで左寛骨臼，左臼蓋骨転移と診断（図2）．左股関節を中心とした左骨盤〜大腿部に対し放射線治療開始：3Gy×10（30Gy）． |
| X年 | 1月 | 左大腿部痛，背部痛出現．CTで胸腰椎，肋骨の転移増大． |
| | 30日 | 第7胸椎への放射線治療目的で入院（入院時NRS5）．放射線治療開始：3Gy×10回（30Gy） |
| | 2月1日 | オピオイド貼付剤開始． |
| | 10日 | レスキュードーズとして経口オピオイド追加． |
| | 11日 | 放射線治療終了． |
| | 15日 | リハビリテーション（以下，リハ）依頼． |

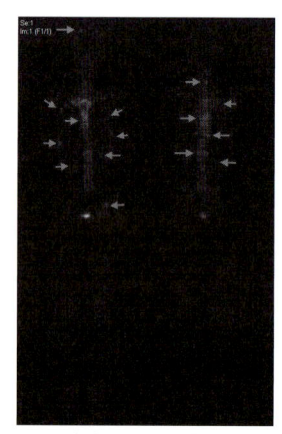

図1 全身骨シンチグラフィー（X-1年8月）．頭蓋骨，胸骨，両側肋骨，頸椎，胸椎，腰椎のhot spotは骨転移と診断された．左股関節の集積は，転移の可能性があった．

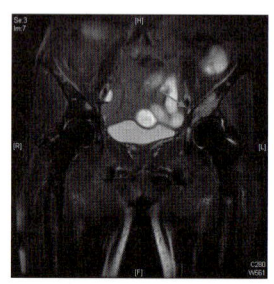

図2 骨盤帯MRI画像（T2WI）（X-1年11月）．左寛骨臼に高信号を認め，溶骨性骨転移と診断された．

### リハ開始時の状況

❶ 意識レベル：清明
❷ 疼痛：背部と左大腿部に運動時痛（疼痛コントロールされており，NRS0-1 自制内）
❸ 筋力：四肢MMT 4レベル．　❹ 深部腱反射：なし
❺ 病的反射：なし　　　　　　❻ 感覚障害：なし
❼ ADL：PS3．運動時痛と骨折リスクによる安静度制限のため，トイレ以外はほぼベッド上臥床．起き上がりは電動ベッドのギャッチアップ機能を用い，トイレまでは車椅子で移動．車椅子移乗時に，背部，左大腿部痛が出現．
❽ 社会的背景：夫と2人暮らし．子どもは娘1人で，離れて暮らしているが通院に付き添い可能．キーパーソンは夫（夫の仕事は在宅）．家は階段なし．介護保険申請は済み．電動ベッド，シャワーチェア，手すりは設置済み．レンタル車椅子検討中．

### 骨転移についての状況（リハ開始時）

胸椎，腰椎，肋骨の溶骨性変化，腫瘤増大（図3）．第7胸椎椎体の腫瘤は脊柱管内に進展している可能性．左大腿骨転移は，全周皮質が保たれている．

### 患者・ご家族の希望，告知状況

❶ 患者の希望：自分のことはなるべく自分でしたい．
❷ ご家族の希望：できるところまで面倒をみたい．
❸ 告知状況：患者，夫に原疾患，骨転移，病的骨折リスクはすべて告知済み．生命予後は，患者本人に告知されていない．

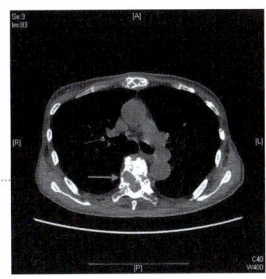

図3　胸椎CT画像（リハ開始時）．第7胸椎の椎体および脊柱管に低信号を認め，脊柱管へ腫瘤進展の可能性ありと診断された．

## 問題点

- 骨転移
- 疼痛（背部・左大腿部運動時痛）
- ADL障害

## リハの方針

**生命予後**　1年生存率は50％と予想（片桐らの予後予測スコア[1]より）．
**機能予後**　機能障害なし．ただし，将来的に胸椎の骨折や脊髄圧迫症状の出現の可能性あり（また，放射線治療後約3カ月経過しているが，疼痛があることから左大腿骨骨折も注意が必要で，骨折リスク残存している可能性あり）．

- 骨転移部のリスク管理をしたうえで，廃用予防およびできる限り安全で自立した自宅生活を送るためのADL動作を獲得する．

## リスク管理

表1に示す内容に加え，リハ中・後の疼痛やその他自覚症状に注意した．

表1 リスクとリスク管理

| リスク | リスク管理 |
| --- | --- |
| 第7胸椎圧迫骨折 | Spinal Instability Neoplastic Score (SINS)[2]<br>12/18点（第3-10胸椎1，動作時や脊椎への負荷時の疼痛3，溶骨性変化2，単純X線における椎体アライメントの評価0，椎体破壊3，脊椎の後外側の障害3）<br>7-12点，中等度の不安定性<br><br>胸腰椎コルセット装着<br>体幹回旋，屈伸運動を制限<br>起居動作方法を指導 |
| 胸髄損傷 | 脊髄圧迫症状の出現に注意 |
| 左大腿骨骨折 | Mirels score[3]<br>9/12点（下肢2，溶骨性3，疼痛3，大きさ1）<br>8点以上は高リスク<br><br>杖，手すりを使用<br>起居動作方法を指導 |
| 左寛骨臼骨折 | 画像上，明らかな骨融解像がみられず，骨硬化の可能性<br>杖，手すりを使用<br>杖使用下の股関節骨頭合力は，体重の5.6％を杖に荷重すると杖非使用時に比べ合力が83％に減少，体重の25.3％を杖に荷重すると19％に減少する[4] |
| 放射線治療終了直後 | 画像上，骨硬化がみられるまで疼痛や脊髄圧迫症状を観察し，運動負荷に注意 |

## プログラム

- 疼痛を避けた筋力トレーニング・動作練習の指導
- 退院後の生活上の注意点指導

## リハ経過，転帰（表2）

X年2月15日　ベッドサイドにてリハを開始．放射線治療直後であり，主治医より許可された安静度はトイレ時のみ車椅子移乗可．入院時に生じていたNRS5程度の疼痛は軽減しており，NRS0-1で自制内．リハ中のNRSは0-1程度で増強なし．

2月16日　退院後の生活について情報収集．キーパーソンの夫は健康で協力的，在宅仕事．介護保険申請，電動ベッドなどについては準備済みで，看護師と相談しながら環境調整を進めていた．

2月23日　多発する下位胸椎・腰椎の転移に対して胸腰椎軟性支柱付きコルセット採型．

2月24日　近日中に退院の方針が決定．自宅内での移動手段を早急に検討する必要もあり，

表2 リハビリテーションの経過

|  | 入院リハ初日 | 2日目〜 | 退院3日前 | 退院後 | 外来リハ |
|---|---|---|---|---|---|
| 状況 | ベッドサイドにて開始 | 退院後の環境調整 | 近日退院が決定 歩行開始指示 | コルセット完成 CT上骨硬化 | 活動範囲拡大希望あり,リハ科受診 |
| 注意点 | ベッド上で,疼痛と転移部への負荷を回避した運動 | 退院後の生活上の注意点を指導 | コルセットなし,骨硬化未の状況での歩行練習 |  | 重だるさの原因把握 |
| プログラム | ①下肢自動運動 ②軽いストレッチ ③等尺性筋力トレーニング ※体幹とベッドをしっかりと密着させ,体幹の安定性を確保した状態で実施 | ①胸腰椎コルセットの重要性 ②起き上がり動作指導(胸椎回旋・捻転に注意) ③起居動作指導(動作をゆっくり丁寧に,座面の高さ調整) ④しびれや脱力などの神経症状への注意 ⑤左下肢免荷 ※退院後の生活を見据え,注意点を指導(動作指導は,デモンストレーションのみ) | T字杖歩行練習10m程度 ※歩行距離は,退院後最低限必要なベッド-トイレ間の距離を想定 ※リハ中,後の症状出現に細心の注意を払い実施 |  | ①腰椎過伸展に対し姿勢矯正 ②腹直筋,大殿筋を活動させた姿勢での歩行練習 ※画像と腫瘍マーカーや姿勢矯正による症状改善などの情報から,腰椎過前弯による椎間関節性の症状であると考え,リハ医の指示の下,実施 ※姿勢矯正は,デモンストレーションと自動運動で実施 |
| ADL | 終日ベッド上 トイレ時車椅子 |  | トイレ歩行 | 自宅内歩行自立 | 歩行距離延長 |

左下肢部分免荷での歩行練習を開始した.歩行中の疼痛はNRS0-1で自制内,歩行は最小介助で可能であったため,自宅内での伝い歩きは可能と考えた.

2月27日 自宅退院.

3月1日 胸腰椎軟性支柱付きコルセット完成.外来にて受け取り.

5月 CTにて第7胸椎の脊柱管への進展減少,骨硬化あり(図4).

7月 リハ科を外来受診.長距離移動は車椅子使用,室内は杖や伝い歩きで修正自立.連続20m程度の歩行で,腰椎レベルに重だるさ出現の訴えがあった.神経症状はなかった.重だるさの原因は腰椎転移によるものか判断に迷ったが,5月CTにて,第7胸椎転移の骨硬化と背側進展が改善し,その他の転移も骨硬化を認めていること,骨吸収マーカーは測定されていなかったが,乳がんの特異的抗原であるCEA,CA15-3の値は減少,骨代謝マーカーであるCa,ALPに変動がなかったことから,骨転移以外の

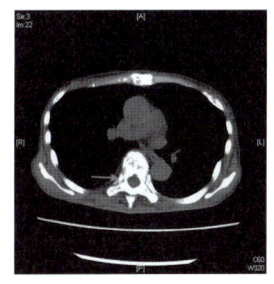

図4 第7胸椎のCT

原因と考え，リハ医の指示の下，姿勢矯正や歩行練習を実施した．
10月　CTにてさらに骨硬化が進行．
11月〜　腫瘍外来にて抗RANKL抗体（デノスマブ），化学療法継続中．

## 考察

　乳がんは，再発患者の65〜75％に骨転移が発生するがんである．しかし，骨転移発生後も2〜3年の生命予後があることが多く，内科的治療によりさらに長期の病状コントロールが可能[6]であり，仕事や家事を行いながら外来での通院治療を行う症例が多い．

　また，乳がんの骨転移は放射線治療に感受性が高く[7]，放射線治療については，骨転移の標準薬物療法であるビスホスホネート製剤を同時併用することにより明らかな骨硬化効果が得られた[8]という報告や，歩行可能なうちに放射線治療を開始すれば80％の患者は歩行維持が可能[9]という報告，疼痛のみで神経症状がない場合は，90％以上の症例が放射線治療で生存中の麻痺を回避できる[7]という報告がある．

　乳がん骨転移の多くが本患者のように溶骨性骨転移を呈し，溶骨性骨転移は骨形成が起こっても十分な強度が得られるまでに3〜6カ月の長期間を要する[10]．けれども，前述の放射線治療効果を踏まえると，本患者の場合，骨強度が得られるまでの期間を安全に乗り切ることができれば，残された時間の多くを自立し，かつ歩行という移動形態を維持したADLの再獲得が期待できると考えた．安全に乗り切るためには病的骨折の予防が重要であるが，骨折を回避するためにむやみに活動性を落とし，逆に廃用を起こしてしまうことは望ましくない．骨転移の状況を複数の視点から評価し，対処方法を慎重に見極めることが大切である．

　本患者において，最も注意が必要であった転移は，放射線治療終了直後の脊柱管内に進展した第7胸椎の転移病変であった．これに対し，疼痛などの自覚症状を観察することの他に，①脊椎転移の骨折リスクをスコア化する方法として開発されたSpinal Instability Neoplastic Score（SINS）[2]，②固定方法，③形態学的特異性，④薬物の面から捉えた（**表3**）．

　骨安定性が得られる前の高リスク期に，いかにして機能を維持し，近い将来のADLの維持・向上に導くかは難しく，十分なリスク管理と効果的な練習のさじ加減には悩むことが多い．また，本患者のように，がんの治療目的で短期入院され，入院中の廃用改善目的でリハが処方された場合，リハ実施期間は非常に短期間となることが多く，治療や検査など他の予定の合間を縫って練習を実施していく．限られた時間の中では，症状の原因や経過を把握し，リスク管理の方法とリハ目標を決定するスピードがより求められ，事前の知識や円滑な情報収集に必要な，職種を越えたつながりなどが重要になってくる．

　骨転移のリハは，効果や明確な荷重量など科学的根拠が不十分な部分があることに加え，そのリスクは高く，原因となるがん自体の進行や治療などに伴って発生する他のリスクも同時に考慮しなければならない[12]．しかし，リハを必要とする患者のために，リスク管理のための評価視点，方法，症状，原因を理解するための知識，最新治療に対する知見などの獲得や，情報共有が必要な他職種との関係構築など，まず自分自身ができることから継続し，努力していかなければならないと感じている．

表3 本患者の評価視点と解釈・対応

| 評価視点 | 本患者の状態 | 解釈・対応 |
|---|---|---|
| SINS（Spinal Instability Neoplastic Score）／18点 | 12点<br>中等度の不安定性（7-12点） | SINSの評価項目の中に，脊椎の後外側の障害（椎間関節，椎弓根，肋椎関節の骨折や腫瘍浸潤）があるが，本症例は画像上，両側の肋椎関節が損傷を受けている可能性があった．<br>第2-10胸椎は解剖学的に安定しておりほぼ不動であるが，肋椎関節が破壊されると胸椎屈伸時に非破壊側への回旋と側屈を生じさせる[11]という報告から，不安定性への対処はより慎重さが求められると考えた． |
| 固定方法 | （入院中）<br>運動制限による<br>安定性確保 | 上～中位胸椎は頸椎運動に大きく影響を受ける部位であるため，頸胸腰椎コルセット適応となるが，装着の煩わしさや圧迫感，ADL制限が多いなどの短所も多いため，実際に臨床場面で用いるためには十分吟味する必要がある．<br>今回は，第7胸椎をターゲットにした頸胸腰椎コルセットは処方されなかった． |
|  | （退院後）<br>胸腰椎コルセット作成 | 自宅生活での起居動作や歩行時の負担を考慮し，多発する下位胸椎・腰椎の転移に対して胸腰椎コルセットが作製された．<br><br>退院時にコルセット作成が間に合わなかったことは今回の反省点である． |
| 形態学的特異性 |  | 胸椎の脊柱管は腰椎と比較して狭いため，脊柱管の変形や占拠病変に対して弱く，脊髄損傷リスクが高い． |
| 薬物 | ホルモン療法時，<br>ビスホスホネート<br>併用投与 | ホルモン療法の副作用としてエストロゲン抑制効果による骨粗鬆症があるが，ビスホスホネートが併用投与されているため，骨粗鬆症出現への対処はされていると考えた． |

> **まとめ**
>
> - 疼痛によりADL低下を呈した乳がん骨転移症例に対し，胸腰椎コルセットの作製，ADL指導，姿勢矯正を行った．
>
> - 骨安定前の高リスク期にADLの維持，向上をどう図るかに苦慮した．
>
> - リハの結果，自宅内歩行，歩行距離延長，重だるさの改善がみられた．

## 参考文献

1) 片桐浩久・他：転移性骨腫瘍に対する治療体系―原発巣検索手順と予後予測に対する戦略―．関節外科，22: 46-54, 2003.
2) Mirels H：Metastatic disease in long bones. A proposed scoring system for diagnosing impending pathologic fractures. Clin Orthop Relat Res, 249：256-264, 1989.
3) Charles G. fisher, et al：Novel Classification System for Spinal Instability in Neoplastic Disease, Spine, 35(22)：E1221-1229, 2010.
4) 山本真秀・山田拓実：片脚立位時の股関節骨頭合力に対する姿勢変化と杖の影響―三次元運動解析装置による体重心の算出―．東京保健科学学会誌, 5(1)：18-25, 2002.
5) 隈元庸夫，伊藤俊一：非特異的腰痛の理学療法における臨床推論とディシジョンメイキング．理学療法, 28(11), 2011.
6) 中馬広一：骨転移治療ハンドブック〔厚生労働省がん研究助成金 がんの骨転移に対する予後予測方法の確率と集学的治療法の開発班(編) 第2版〕．pp151-162, 金原出版, 2006.
7) 片桐浩久・他：脊椎骨への癌転移―非手術的治療の成績と治療方針―．現代医学, 46(1)：41-50, 1998.
8) Vassilou, et al：Combination ibandronate and radiotherapy for the treatment of bone metastases. Int J Radiation Oncology Biol Phys, 67(1)：264-272, 2007.
9) D Andrew Loblaw, Normand J Laperriere：Emergency Treatment of Malignant Extradural Spinal Cord Compression, J Clin Oncol, 16：1613-1624, 1998.
10) 名井 陽：骨転移治療ハンドブック〔厚生労働省がん研究助成金 がんの骨転移に対する予後予測方法の確率と集学的治療法の開発班(編) 第2版〕．p126, 金原出版, 2006.
11) 竹内建人・他：胸椎安定性に関する生体力学実験―前方〜後方損傷モデル―．日本臨床バイオメカニクス学会誌, 18：195-201, 1997.
12) 辻 哲也：がん治療の現状．PTジャーナル, 42(11)：915-924, 2008.

■執筆者　祝　広香

## Case 6 乳がん
## 人工肘関節置換術後に仕事復帰をした症例

**症例** 40歳代後半，女性

**診断名** 乳がん多発骨転移，右上腕骨病的骨折

**リハビリテーション(リハ)開始時の障害** 右肩関節拘縮，右肘ギプスシャーレにて固定中

**現病歴**　X年　　　　右乳房腫瘤触知
　　　　　X＋1年　　皮膚発赤自覚．同年右上肢に痛み出現．他院で右上腕骨遠位端骨腫瘍と診断され，当院整形外科および乳腺外科受診後，乳がんT4cN3cM1（膵，骨，対側乳腺）Stage Ⅳと診断．右上腕骨（図1-a），右仙骨，腰椎（L1），左大腿骨頸部に骨転移を認めたため，ビスホスホネート製剤開始．切迫骨折と考えられ，上腕骨3Gy×13回（39Gy），仙腸関節3Gy×9回（27Gy），左臼蓋～大腿骨3Gy×13回（39Gy），腰椎3Gy×10回（30Gy）の放射線治療施行．
理学療法では左上肢での杖歩行を行い，片ロフストランド杖にて平地歩行，階段昇降，エスカレーター歩行などが可能となり，理学療法はいったん終了．
その後化学療法施行．
　　　　　X＋2年　　風呂上がりに腕をひねり，右上腕骨病的骨折（図1-b）を発症した．ギプス固定で，保存的に経過観察するも骨癒合は得られず．
片桐らの予後予測4点（1～2年の予後見込み）のため，約1.5カ月後に病巣搔爬，セメント充填，プレートによる骨接合術施行（図1-c）．
術後作業療法実施．安静度を確認しながら，右肩～手指までの関節可動域および筋力増強訓練を段階的に低負荷頻回にて実施した．術前のギプス固定と放射線治療の影響による肘関節の拘縮あり，関節可動域は最終的には肘関節屈曲90°，伸展－20°程度であった．しかし，2kg程度のものの保持，料理，掃除などの家事や化粧，ピアスの取り付けが可能となり，作業療法終了．

X＋4年（術後2年）ワイヤーおよびスクリューの破損と再骨折が出現．新規抗がん剤治療の効果が期待され，さらに1年以上の予後が見込まれた．したがって，再骨折から1カ月後に右人工肘関節置換術施行（**図1-d**）．
術後作業療法開始．

### 右人工肘関節置換術後リハ開始時（2POD）の状況

❶意識レベル：清明
❷疼痛など：鎮痛薬使用にて自制内．体動時に嘔気あり
❸右肩関節可動域：（自動介助）肩屈曲100°，外転60°，肘関節可動域90°に固定中
❹右肩筋力：肩屈曲・外転ともにMMT2～3レベル．肘は固定中のため，未評価
❺ADL：入浴動作以外は，非術側一側による片手動作にて，自助具なども用いながら自立
❻社会的背景：夫，息子，義母との4人暮らし

### 人工肘関節置換術後の状況（図1）

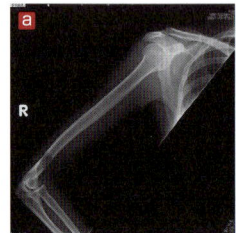

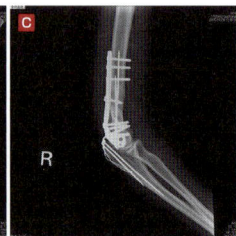

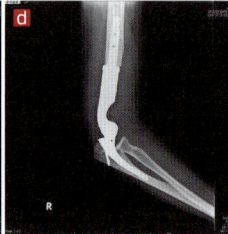

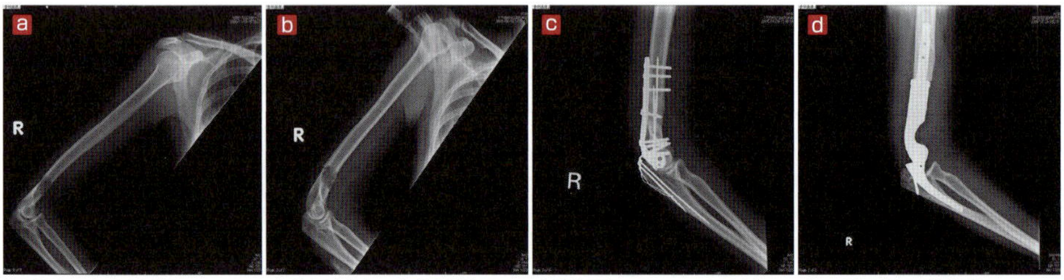

| a | b | c | d |
|---|---|---|---|
| 初診時，右上肢側面 | 病的骨折時，右上肢側面 | 病巣切除，セメント充填，プレートによる骨接合術後 | 人工肘関節置換術後 |

図1　X線画像

### 患者の希望，告知状況

❶患者の希望：：家事再開，職場復帰
❷現病告知：済み
❸転移告知：済み
❹生命予後告知：未実施

## ❗ 問題点（作業療法開始時）

- **肩関節可動域制限，筋力低下**：再骨折後手術までの期間，安静にしていたため肩の関節可動域制限・筋力低下あり．
- **肘関節可動域制限（固定中）**：人工肘関節置換術前より，放射線治療および長期間の固定による拘縮が存在．

- **ADL障害**：左上肢での片手動作が中心となっているため，食事形態を一時的に片手で食べやすい形態に変更するなどの配慮・介助が必要．
- **IADL**：家事・職業困難

一口大の食材を串に刺したもの　　俵型のおにぎり

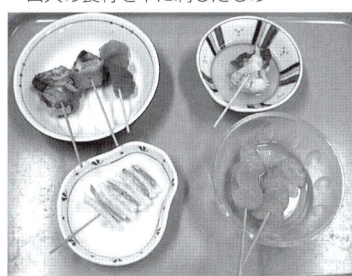

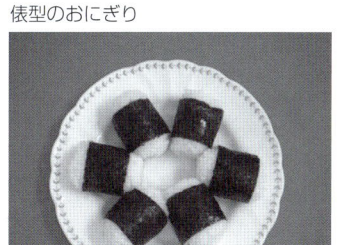

図2　非利き手でも食事が自立できるように配慮した食形態

## リハ方針，リスク管理，プログラム

- **生命予後**：1年以上
- **機能予後**：病状の変化に応じて，機能予後も変動する可能性あり．そのため，長期的なビジョンをもちつつも，その時々の全身状態を考慮しながら，適宜整形外科医師に方針と安静度を確認しながら行う必要があった．
- **作業療法開始時の目標**：屋外歩行可．上肢に関しては，日常生活で有効肢となり，社会復帰をすること．

## リハ経過

治療方針，リスク管理とともに経過を**表1**に示す．

## リハ終了時（術後約11カ月，外来経過時）の機能，ADL，IADL，QOLなど

- **関節可動域**：右肩屈曲自動150°，外転自動150°（ほぼ非術側と同じ）
  肘屈曲（前腕回内位，中間位，回外位ともに）自動100°，他動105°
- **MMT**：肩屈曲：右；4+〜5，左；5　※肘は抵抗が過負荷となることを避けるため評価は未実施
- **握力**：右18.4kg（非術側の74％，左24.8kg）
- **リーチ範囲[右]**：顔面へはMP以遠のみ接触可能．同側（右）耳朶つまみ可能
- **ADL**：FIM123/126点
  食事：右上肢で箸で可能
  整容：洗顔は左上肢の方が手が届くところが多い
  更衣動作：ブラジャーのホックは前でとめる，かぶり服を前方から前身頃を持って脱ぐ動

表1　術後の安静度の変化とリハビリテーションの経過

|  | ドレーン抜去前<br>(1〜6POD) | ドレーン抜去後<br>〜退院まで<br>(7〜15POD) | 浮腫出現時<br>(13〜14POD) | 術後1〜3カ月 | 術後4〜6カ月<br>終了まで |
|---|---|---|---|---|---|
| 病状<br>創部状況<br>治療状況<br>リハ目標<br>リスク管理<br>安静度など | ①深部静脈血栓予防のため，弾性ストッキング装着継続・早期離床・立位開始<br>②肘90°シーネ固定・ストッキネットベルポーでの固定<br>③手関節・手指関節の自動運動開始<br>④2POD〜肩拘縮予防・改善のためのリハ開始 | ①三角巾装着に変更<br>②肘の可動域改善のための自動介助運動開始<br>・リハ時は三角巾をはずして臥位にて実施<br>・自主リハは三角巾を使用して振り子運動<br>③食事も術側[右上肢]使用可 | ・肘内側に腫脹(浮腫)出現<br>・過流浴およびクーリング開始<br>※浮腫が持続すると，拘縮を起こしたり，疼痛の原因になったりすることがあるため9)，血流を阻害しない程度の浮腫対策が重要 | ・術後2カ月で化学療法開始，ビスホスホネート継続<br>・術後1カ月で三角巾装着は終了 | ・肘屈曲は自己介助での運動で愛護的に行う範囲で90°以上目指す[無理はしない]<br>・2.0kg程度のものであれば保持可 |
| ADL状況 | 食事：左上肢にて串刺し食[図2非利き手でも食事ができるように工夫した食事] | 食事：普通食に変更．術側(右，利き手)にてスプーン，箸にて開始 | 右上肢にてゆっくり書字可能 | 食事：箸動作は徐々にスムーズとなる<br>左肩に付着した毛髪がつまめない | 整髪，ピアスの着脱，洗顔，化粧，鍵の開け閉め，包丁動作など困難であったが練習後徐々に可 |
| リハ評価 | 肩屈曲100°，外転60° | 肘の屈伸と前腕回内外の複合動作では，肘の屈曲角度が得られにくい． | 肘屈曲<br>自動60°<br>自動介助80° | 肩屈曲150°<br>外転90〜150°/p°<br>前腕回外位での肘屈曲80°(自動介助)，浮腫改善 | 荷重1.5kg程度まで上肢下垂位置での把持可(努力性) |
| リハ実施内容 | 【入院リハ】<br>①手指・手関節の自動運動<br>②肩すくめ，肩回し，肩自動介助運動(屈曲・外転・水平内外転)<br>※肩内旋・外旋は行わない | 入院リハ①②継続<br>③肘関節の屈伸運動開始(臥位での自動介助運動．最終可動域では持続伸長を兼ねた低負荷頻回訓練にて実施)<br>④リーチ動作<br>⑤箸・スプーン動作などの複合動作の練習 | ⑥過流浴・クーリング後に③実施<br>⑦浮腫に対して，弾性筒状包帯による弱圧での圧迫開始 | 【外来リハ】<br>2回/週の頻度で実施．温熱後<br>①肩ROM<br>②(過流浴後)肘ROM，抗重力運動<br>③リーチ運動<br>④複合動作訓練(外旋運動は過負荷とならないように実施)<br>⑤ホームプログラム指導など | 外来リハ①〜⑤に加え，<br>⑥肩・肘筋力増強訓練(抗重力，持久力，一部重錘負荷エクササイズ<br>⑦実動作練習(洗顔，箒で掃く，鍵の開け閉めなど) |

作が困難で時間がかかる

**トイレ動作**：後始末は右上肢(患肢)で可能

● DASH the JSSH Version (Disabilities of the arm, shoulder, and hand：**上肢機能評価法，以下DASH**)：日常生活上の困難感，痛みなどの症状に関して：6.03/100 (先行研

究による同世代の女性の平均値[2]よりもやや低値）

仕事：0/100（喫茶店の仕事に復帰したが，困難感なし）

術側の関節可動域，筋力ともにADL・IADL上ほとんど問題のないレベルにまで改善していた．

- MSTS (Musculoskeletal Tumor Society の患肢機能評価法[3]：医療者が実施する客観的評価)：1年2カ月経過時：80％
- TESS (Tronto Extremity Salvage Score[4]：患者が実施する主観的評価)：1年2カ月経過時：87％

## 人工肘関節置換術　術後3年6カ月経過時のQOL
（抗がん剤を継続中，指先のしびれ，骨髄抑制など有害反応〔副作用〕が出現している）

- DASH：日常生活上の困難感，痛みなどの症状に関して：35.83/100（困難感：軽度あり）
  仕事：18.75/100（5時間程度の喫茶店勤務）（疲れたり大変と感じたりする活動は，利き手である術側右上肢で箒で掃く動作，大根をすりおろす動作など）
- 上肢機能評価(Hand20)：30/100（困難感：軽度あり）．（Hand20は，上肢動作20項目について過去1週間にどの程度できたかを患者自身が10段階で評価する，イラスト付き上肢機能評価表[5]である）

## 考察

　骨転移の治療のうち保存的治療に限界があるもの，QOLを著しく低下させるもの，あるいは単発転移で内臓転移がない予後良好が予測される場合に手術の適応となり[1]，四肢であれば最低2～3カ月の予後が必要と考えられている[6]．肘関節周囲の病変に対する手術療法に関しては，腫瘍切除後の骨セメント，プレート，髄内釘などによる内固定術，肘関節切除術，人工肘関節置換術などがある[7,8]が，片桐らの予後予測スコア[6]による5点以下，つまり1年以上予後が見込まれる，比較的予後が長いと考えられる場合には，長期間にわたり肘関節の機能を維持し，良好なQOLを実現することが必要とされる．腫瘍用人工肘関節置換術は，他の治療と比較して高額であるが，早期からのROM再獲得，長期にわたる良好な機能，優れた除痛といった利点があり[8,9]，今回のケースもこの手術が適応となった．

　この場合のリハは，担当医と連携をとりながらリスク管理を行い，日常生活で有効肢となる上肢機能を獲得し，個々人が望む形での社会参加を得るためのアプローチが必要となる．今回リスク管理が重要であったのは，骨とインプラントの接合部分に過負荷とならないように関節可動域訓練，筋力増強訓練および日常生活上で重い物を持つ際などの重量の設定を随時行うことであった．また，復職に際して「どのような活動の中で，どの程度術側を使用してよいか？」など常に不安をもっていたので，作業を行った際に痛みが出現する場合などは，これ以上行ってよいか迷いが生じるようであった．

　ADL・IADL上における上肢の軌跡は，さまざまな複合動作の連続である．必要な動作を

再開する前には，疼痛の場所や原因を確認しつつ，過度の負荷の危険性がないか医師に確認し，段階的に活動を再開すること，動作時の創部周囲の違和感（痛み，不安）がある場合は，リハによって改善を目指してもよい症状（拘縮・短縮などに起因する痛みなど）か，創部・患部に過負荷となるため避けたほうがよい症状かを確認していく必要があった．結果，術後1年未満で復職し，現在は抗がん剤治療を実施しながらも仕事を継続している．なお，当院で上腕骨転移性骨腫瘍において人工肘関節置換術を実施した他3例では肘関節屈曲角度は平均128°となり，それと比較すると肘関節屈曲角度は低値であるが，肩の関節可動域およびFIM，DASHは良好な成績であった．

表2 骨転移を有する患者への人工肘関節置換術後のリハビリテーション施行時のポイント

| | |
|---|---|
| 1 | インプラントと骨接合部は通常の人工肘関節置換術よりも骨が脆弱である可能性が高い．特に術後早期には接合部に回旋が生じる動きは避けたほうがよい． |
| 2 | ドレーン抜去後肘関節のROMを開始する． |
| 3 | インプラントと骨のbiologicalな癒合（bone ingrowth）を阻害しないよう，術後4週まで三角巾を使用する． |
| 4 | 上肢の固定の解除は，病棟でのADL上とリハ時ではリハ時のほうが先行する場合が多く，リハの際は除重力時など負荷がかかりにくい姿勢より開始する場合が多い． |
| 5 | 肘屈曲100°以上を目標にROM訓練を行う．しかし，痛みによる不使用，放射線治療や安静を保持するための固定により術前より拘縮をきたしている場合が多いことや肩関節の拘縮・筋力低下をきたしている場合もあることを配慮する． |
| 6 | 術後1週より食事，歯磨き・更衣などの日常生活動作で患肢を使用することを促す． |
| 7 | 浮腫予防のためにも，創部に悪影響のない範囲で筋の自動収縮を促し，周囲の脈管の流れを促す「筋のポンピング運動」を低負荷頻回に行うことや，血流を阻害しない程度の圧迫を行うことが有効である． |

### まとめ

- 乳がん多発骨転移・人工肘関節置換術後に，復職を目指してリハを実施した．
- 上肢関節可動域および筋力，日常生活動作への参加度などの負荷量を，安静度に応じて段階的に調整した．
- 顔面へのリーチ動作や重い物も持つことなどには困難感を残すものの，術後約1年で復職することができた．

## 参考文献

1) 厚生労働省がん研究助成金：がんの骨転移に対する予後予測の方法の確立と集学的治療法の開発班（編）：骨転移治療ハンドブック．pp80-112, 金原出版, 2004.
2) 本間隆介・他：正常人のDASHスコア．日手会誌, 28(3)：171-173, 2011.
3) 川井 章：1章 骨・軟部腫瘍総論 骨・軟部腫瘍の治療 術後患肢機能評価〔越智隆弘：最新整形外科体系 20 骨・軟部腫瘍および関連疾患〕．pp161-167, 中山書店, 2007.
4) Davis AM, et al：Development of a measure of physical function for patients with bone and soft tissue sarcoma. *Qual Life Res*, 5：508-516, 1996.
5) 神谷実佳子・他：イラスト付き上肢機能評価票の開発．日本手の外科学会誌, 24(6)：1182-1185, 2008.
6) 片桐浩久・他：Ⅲ 治療 4.癌の骨転移 2)癌の骨転移患者の予後予測．整形外科, 61(8)：898-906, 2010.
7) 片桐浩久：特集／がんのリハビリテーション―チームで行う緩和ケア―転移性骨腫瘍のリハビリテーション．*MB MED Reha*, 140：19-27, 2012.
8) 村田秀樹・他：上腕骨転移性骨腫瘍の病的骨折に対する術式選択の検討．整形外科, 64：205-210, 2013.
9) 村田秀樹, 高橋 満：転移性骨腫瘍による上腕骨遠位部病的骨折に対して人工肘関節置換術（HMRS）を行った2例．中部整形外科学雑誌, 52：425-426, 2009.
10) 整形外科リハビリテーション学会（編）：関節機能解剖学に基づく整形外科運動療法ナビゲーション―上肢．メジカルビュー社, 2008.

■ **執筆者**

田尻寿子[1]

■ **執筆協力者**

村田秀樹[2], 片桐浩久[2], 高橋 満[2], 田沼 明[1]

1) 静岡県立静岡がんセンターリハビリテーション科
2) 静岡県立静岡がんセンター整形外科

## Case 7 乳がん
## 主婦として自宅復帰することを目標に家事動作訓練を行った症例

### 症例 50歳代後半，女性

**診断名** 乳がん，骨転移（右上腕骨，第二腰椎），肝転移

**障害** 腰椎転移による腰部動作時痛，右上腕骨転移による右肩関節痛および右肩関節可動域制限

**現病歴**
- X年Y月　　　　右乳がんと診断，術前化学療法開始
- Y＋6月　　　　右乳房部分切除術およびセンチネルリンパ節生検施行
- Y＋8月　　　　センチネルリンパ節転移（＋）のため腋窩リンパ節郭清施行
- Y＋10月　　　腰痛，右肩関節痛が出現しCTにて右上腕骨，第2腰椎の骨転移および肝転移が判明し，緊急入院
  今回は，骨転移部への放射線照射と併せて分子標的治療薬と抗がん剤，ビスホスホネートの導入を行い，3週間の入院予定となった．

### 作業療法開始時の状況

❶ **意識レベル，認知機能**：問題なし

❷ **患者より**：「こんなことになっているとは思わず驚いた．残してきた夫や子ども達が心配で，何より申し訳ない．今は，痛みの原因がわかって少しほっとしている反面，これからどうなるのかすごく不安に思う」

❸ **ADL/APDL**：疼痛により動作は緩慢だが自立．自宅では，痛みを我慢し時間をかけて家事を行っていた．病室での起き上がりは右側から起き上がる環境だったため，右上肢が使えずに苦労していた．
疼痛：起き上がり，立ち上がり，ズボン・靴下の着脱時，屈み動作時に腰部動作時痛（Numeric Rating Scale〔以下，NRS〕7）．右肩関節の重だるさと動作時痛（NRS 5）．

❹ **上肢機能**：右肩関節ROM屈曲70°，外転50°，外旋－10°．
巧緻動作の障害はなし．

❺ **環境**：夫，息子と娘（大学生）の4人暮らし．乳がん判明後に退職し現在は専業主婦．自宅は3階建てで2階にリビング，キッチン，風呂，ベランダなどがあり，寝室のみ3階（ベッド使用）．

## 骨転移についての状況

第2腰椎：椎体後面に骨の溶解像を認めるが，椎体の形態は保たれており，脊髄にも異常信号は認めない（図1）．

右上腕骨：上腕骨頭周囲の骨皮質変化を認める（図2）．

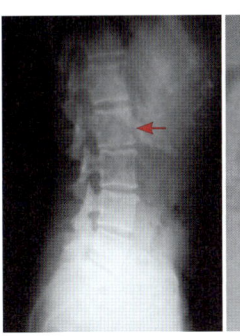

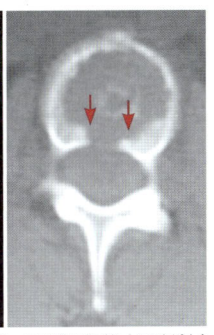

図1　腰部単純X線写真（左），CT第2腰椎水平断（右）

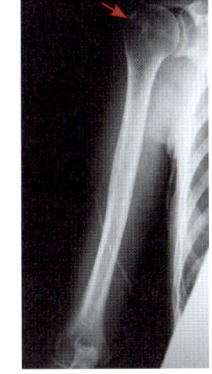

図2　右上腕骨単純X線写真

## 患者の希望，告知状況（現病告知，転移告知，生命予後告知）

- 患者，夫，子どもには転移が判明した時点で転移の存在・部位，治療方針が説明された．夫にのみ生命予後（化学療法の効果によるが一般的には半年から2年ほど）が説明された．
- 患者は，骨転移の治療終了後，主婦として自宅へ復帰することと，サービスなど他人が自宅へ入らずに生活することを希望した．
- 患者の作業に対する希望をCanadian Occupational Performance Measure[1]（カナダ作業遂行測定〔以下，COPM〕）にて**表1**に示す．

表1　COPM（初期評価）

| 項目 | 重要度 | 遂行度 | 満足度 |
| --- | --- | --- | --- |
| 痛みなく寝起きや家の中の移動ができる | 10 | 5 | 5 |
| 家族の食事を作ることができる | 9 | 6 | 7 |
| 洗濯ができる | 8 | 6 | 5 |
| 掃除ができる | 8 | 6 | 3 |
| 家の周りを散歩できる | 6 | 2 | 3 |

COPMでは，作業療法士のインタビューによって，自分にとって重要である活動のうち重要度の高い5つをご本人に挙げてもらい，それぞれについて評価時の遂行度や満足度を自分で評価してもらう（それぞれの評価は1～10の10段階で，それぞれ点数が高いほうがより重要で，うまく行え，満足しているということになる）．再評価時には遂行度と満足度を再度インタビューで自己評価してもらい，2点以上の変化は臨床上意味があるとされている．

## ❗ 問題点（作業療法開始時）

【病棟生活における問題】
- ADLにおいて病的骨折を避けるための安全な動作方法が行えていない
- 動作時痛があり，起き上がりや立ち上がり等のADLに支障をきたしている
- 就寝時および起床時の右肩関節痛

【退院後予想される問題】
- 自宅の環境に合わせた安全なADL方法が定まっていない
- 家事動作（洗濯・掃除・炊事・買い物）の安全な動作方法が定まっていない

## ➡️ リハビリテーション方針，リスク管理，プログラム（作業療法開始時）

　リハビリテーション（以下，リハ），作業療法開始時に主治医や整形外科医師と治療方針や安静度を確認．肝転移，多発骨転移が判明し，生命予後は半年から2年と予測された．現状ではPerformance status1，画像上第二腰椎の腫瘍占拠率は切迫椎体圧潰の基準とされる35〜40％[2]を下回り，椎体の圧潰や骨びらん，脊髄の圧排を認めないこと，加えて患者の性格や症状に対する理解が良好なことを考慮し，整形外科医師の判断により安静度の制限やコルセットの装着は行わずに，動作指導にて病的骨折を予防する方針となった．右上腕骨についても疼痛のない範囲でのゆっくりとした運動，荷重をかけない，重い物は持たない，運動は可と指示された．また，原発は乳がんであり放射線照射の除痛効果が期待できる[3]ことから照射後の自宅復帰が可能であると予測された．

【リハ方針】
- 病棟生活における安全な動作方法の獲得および疼痛の軽減
- 自宅退院後のADL・家事動作方法の検討，禁忌の確認，代替手段の検討

【リスク】
- 腰部回旋・過屈曲・過伸展による腰椎の病的圧迫骨折
- 右上腕骨の急激な荷重支持や外旋による病的骨折
  ⇒上腕骨，腰椎部の疼痛，局所の神経所見や炎症所見の増悪がないことを作業療法開始前後に毎回確認する
  ⇒急激な荷重や衝撃，捻れを伴う動作を行わないよう安全な動作方法を指導する

【リハプログラム】
- ベッドサイドにおけるADL指導・環境整備安全な自己管理運動指導
- 右肩関節周囲筋，皮膚，軟部組織の可動性改善
- 自宅でのADL・家事動作方法の検討および動作の確認（動作の確認は疼痛軽減後に行う予定とし，適宜調整を行っていく）

## 📄 リハ経過（図3）

　退院決定前に骨関連事象カンファレンス（SREC）にて，疼痛が改善傾向にあること，それに伴いADLも改善し，自宅での家事動作が可能となる見込みから退院は予定通りとするこ

case7 乳がん　主婦として自宅復帰することを目標に家事動作訓練を行った症例

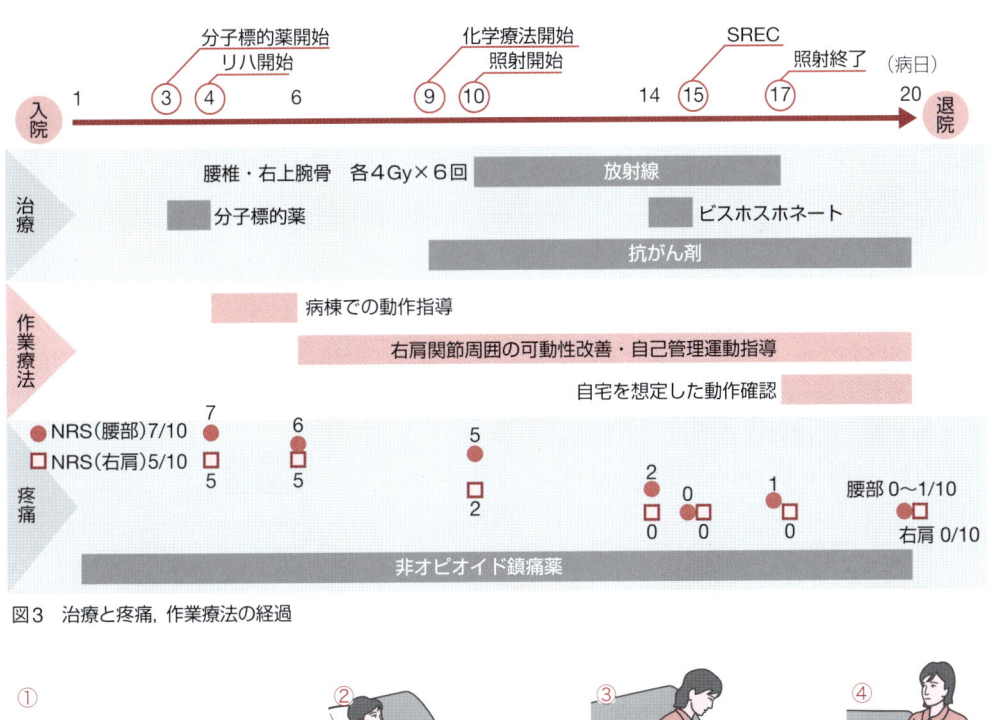

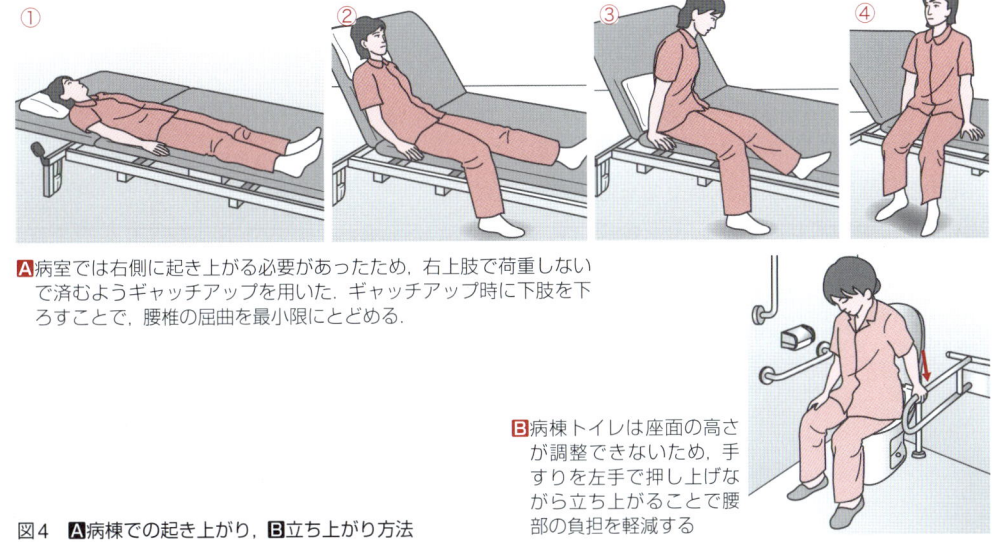

図3　治療と疼痛，作業療法の経過

図4　A病棟での起き上がり，B立ち上がり方法

とが決定された．各段階におけるリハ経過について図3に記載する．

【病棟での動作指導】

病棟では，起き上がり方法，立ち上がり方法を指導（図4）．右上腕骨に骨転移があり，右肩に疼痛があることから，右上肢を支持に用いない左側への起き上がりのほうが安全に行えるが，病室のレイアウトにより環境設定が行えなかった．そのため，腰部骨転移にも配慮し電動ベッドを用いて起き上がり，長座位から端座位になる方法を提案した（図4A-①〜③）．これらを医師・看護師に報告し，左側から起き上がれるよう部屋移動の提案を行った．

転落リスク回避のためベッドは普段から低床で使用されていたが，立ち上がり時，特に離殿の際に腰部過伸展による代償で疼痛が増強することから，ベッドの高さを下腿長よりも高めに設定することを看護師に提案した（図4A-④）．これにより，立ち上がり時の腰部痛は

245

軽減し，着座もゆっくりと楽に行え，衝撃を予防できるようになった．また，病棟トイレでは，手すりを押し上げながら立ち上がることで同様に腰部痛を軽減することができた（図4B）．

患者は，「急に病人になったようで嫌だな」と話し，痛みを我慢しながら動作を行う傾向があったため，ズボンや靴下の着脱は，疼痛が改善するまで看護師に援助を依頼するよう伝え，病棟看護師にも動作の確認と援助を依頼した．

【右肩関節周囲の可動性改善】

右上腕は圧痛を認めず，肩関節屈曲・外転・外旋方向への運動による筋の伸張刺激が主な疼痛の原因と考えられた．骨への力学的負担がかからないように関節包・靱帯への直接的な伸張を避けながら，徐々に大胸筋，上腕二頭筋，小胸筋，三角筋，ローテーターカフの柔軟性・粘弾性改善を図っていった．病的骨折のリスクがあるため，上腕骨への荷重や捻れを伴わないポジション（図5）で，痛みが出現しないことを確認しながら行っていった．徐々に自己管理運動へと移行し（図6），リハ終了時，右肩関節ROMは屈曲120°，外転80°，外旋0°に，右肩の疼痛はNRS 0/10に改善した．

【自宅を想定した動作確認】

腰部の動作時痛が改善したことを確認し，自宅を想定した起き上がり動作，床上動作の確認を行った（図7）．以降，床の物を拾い上げるとき，床に座るときなどはこの方法で行うことを提案した．

「自宅退院後は家族以外の援助をなるべく避けたい」と希望していたため，①安全に行えること

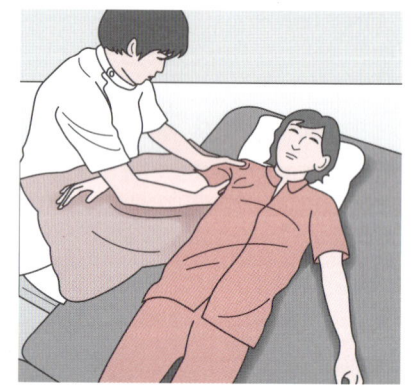

図5 右肩関節の治療的ポジショニング
肩関節の軽度屈曲，軽度外転位は，肩関節周囲筋の伸張を最も軽減する位置であり，上腕骨に重みがかからないよう枕等でサポートする

※すべての運動は自重を用いてゆっくりと行い，急な衝撃に注意する
※運動時に肩関節の内外旋を伴わないように注意する

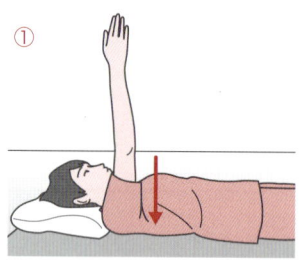

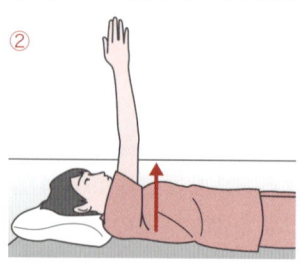

肩甲帯のプロトラクションにより前鋸筋・菱形筋の筋収縮を促す

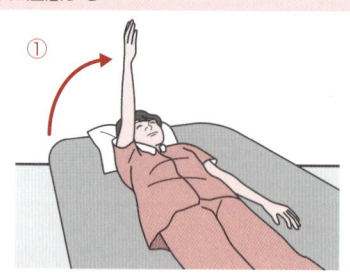

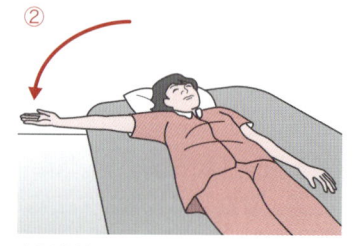

水平内外転により大胸筋のコントロールを促す

図6 上肢の自己管理運動

case7 乳がん　主婦として自宅復帰することを目標に家事動作訓練を行った症例

は方法を確認して行う，②痛みや危険を伴う恐れがあることは家族に援助を求める，③それでも難しいことはあらためて社会資源を検討することとした(**表2**)．日常の家事は家族のサポートで賄えたため，一般の家事代行サービスやシルバー人材サービス等を大掃除などの必

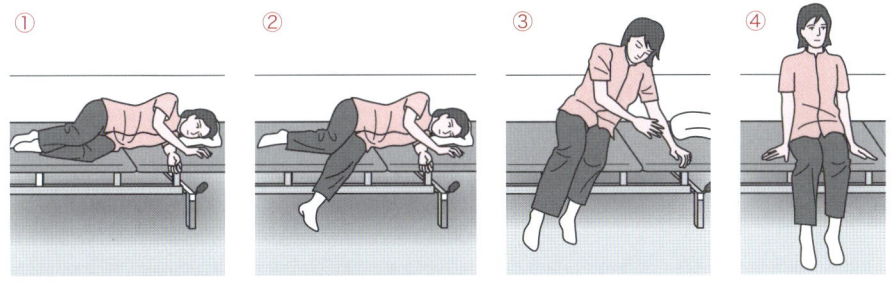

**A** 起き上がりは下肢の重みにより骨盤が捻れないよう左側臥位から左下肢のみベッドから下ろし，③のタイミングで右下肢を下ろしながら起き上がる方法とした

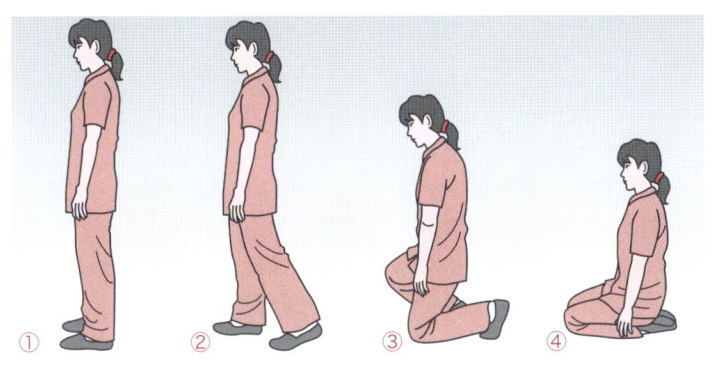

**B** 床へしゃがむ際には，左足を一歩後方へ下げ，体幹を起こしたままゆっくりと左膝を床につき行うことを基本動作とし指導し，家事での動作に利用した

図7　自宅での起き上がり方法と，床への着座方法

表2　家事動作の提案

| 炊事 | ● シンク下に収納されているものは，家族に取り出しておいてもらうか，使用頻度の高いものは配置場所を変える<br>● フライパンや鍋を持ち上げたまま返さない(右上腕骨の回旋を避ける) |
|---|---|
| 洗濯 | ● 家族に洗い終わった洗濯物を洗濯槽から取り出してもらえるよう，洗濯終了の時間帯を調整する<br>● 洗濯物を干す際にはテーブルなどで洗濯バサミに留めてから行う(屈む回数を減らす) |
| 掃除 | ● 一般的な掃除機はコンセントやホースの取り回しで屈む動作が多くなるため，コードレスのハンディタイプ掃除機，あるいはフローリングの部分は軽量かつ立位のまま使えるモップタイプのものを使う<br>● 屈まないと行えない部分は家族に行ってもらう |
| 休憩 | ● リビングのソファは深く沈み込み腰椎の過屈曲となる恐れがあるため，ダイニング用の肘掛け椅子を1つリビングに置くことにした<br>● 腰椎に負荷がかからないよう十分に腰を奥に入れるか，前方にテーブルを用いて安楽姿位がとれるようにする(反り返って座るのも危険) |
| 買い物 | ● 今までも生協などの宅配サービスを利用し，少量のみ徒歩で買い物に出ていたため，変更点なし |

動作方法の変更点の有無，具体的な動作方法について提案した．家族の援助が必要な場合はどの動作について必要か説明し，家族の生活時間も含めてともに検討した．

要時に利用してみることを提案した．

リハ終了時のCOPM結果を**表3**に示す．動作時の腰部痛はNRS 0〜1に改善した．

表3　COPM（最終評価）

| 項目 | 重要度 | 遂行度 | 満足度 |
|---|---|---|---|
| 痛みなく寝起きや家の中の移動ができる | 10 | 8 | 8 |
| 家族の食事を作ることができる | 9 | 6 | 7 |
| 洗濯ができる | 8 | 6 | 7 |
| 掃除ができる | 8 | 6 | 7 |
| 家の周りを散歩できる | 6 | 6 | 7 |

院内で痛みなく生活ができるようになったことと，床上動作が行えるようになったことにより，移動の項目の満足度は上がった．家事についてはまだ自宅内で行っていないため遂行度の評価は不変であったが，入院中に遂行可能と思われる方法が確認できたため満足度が上昇した．

## 考察

入院当初，患者は「急なことで気持ちの整理がつかない」，「入院中に家族を支えられない焦り」，「痛みの原因がわかった安心感」，「将来への不安」など，複雑な心境が入り乱れていた．医師や看護師から治療方針，退院の見込み，機能的予後や病棟生活について説明されたが，いつ，どこで，何を，どのようにしていいのかは不明確な状況であった．そのため作業療法では徒手的な介入と併行して，①痛みの出ない安全な動作方法を環境に合わせて具体的に提示する，②自宅で家事を遂行するための活動を患者と分析し，遂行可能な動作と，方法や手段を変更すべき動作，援助が必要な動作を確認する，③実際に動作を行い確認する，という計画を立て，患者本人に説明することで「先の見えない不安」を少しでも解消できるよう努めた．③については疼痛の改善を確認してから行う必要がある．放射線照射の除痛効果について一般的には照射後4週程度で最も得られやすい[4]とされているが，48時間以内に除痛効果を認める例もあるとされている[5]．そのため，放射線照射終了を目安に疼痛の改善を待ってから動作の確認を行う予定を整形外科医師と確認し行っていった．また，起き上がりや靴の着脱などの動作は，以前より行っていた方法による個人差が大きい．そのため，画一的な方法で指導するのではなく，患者の身体状況や今までの経験から，環境に合わせた行いやすい方法をともに考えながら確認していくことが重要だと思われた．

治療や安静により腰椎部の疼痛が軽減すると，症状への警戒がされにくくなり，腰椎に負担のかかる方法で動作を行ってしまうことがある．動作指導後は，生活場面において実際に危険な動作を行っていないか，看護師の理解と協力を得て確認していく必要があると考えた．また，自宅退院後は，さらに活動場面が極端に増えるため，家族の理解と協力も同様に重要だと考えられた．

## まとめ

- 乳がん骨転移による疼痛があった症例に対し，SREC参加スタッフで連携をとりながら，治療・リハ・病棟看護を行った．
- 治療スケジュールや疼痛に合わせて，安全な動作方法を病棟ADLから家事動作まで段階的に確認し，治療終了に合わせて自宅退院を達成した．

### 参考文献

1) Mary Law, et al : Canadian occupational performance measure. / 吉川ひろみ，上村智子(訳) COPM カナダ作業遂行測定 第4版. pp24-39, 大学教育出版, 2007.
2) Taneichi H, et al : Risk factors and probability of vertebral body collapse in metastases of the thoracic and lumbar spine. *Spine*, 22 : 239-245, 1997.
3) 厚生労働省がん研究助成金 がんの骨転移に対する予後予測方法の確立と就学的治療法の開発班：骨転移治療ハンドブック. pp14-27, 金原出版, 2004.
4) 清水わか子・他：「がん疼痛治療を主とする緩和医療領域における放射線治療」グループ研究報告：有痛性骨転移を主としたがん性疼痛における放射線治療ガイドラインの提案. 日放腫会誌, 21: 159-164, 2009
5) 道本幸一, 小口正彦：乳がん骨転移に対する放射線治療［大西 洋・他（編）：がん・放射線療法2010］. pp451-453, 篠原出版新社, 2010.

■**執筆者** 阿瀬寛幸

# Case 8 膵がん
## 上肢麻痺に対して残存能力を用いたアプローチを行った終末期の症例

**症例** 60歳代前半，女性

**診断名** 膵がん（Ⅳb期），骨転移（第7頸椎・第1胸椎），肺転移，肝転移

**障害** 上肢対麻痺

**現病歴**
- X年1月　両肩，後頭部の痛みを自覚，1週間後左上肢に麻痺出現し近医受診．
- 2月　当院を紹介され受診し精査・治療目的にて入院．
膵がん，肺転移，肝転移，骨転移（C7，Th1）を認める．
入院後，放射線治療（3Gy×13回（39Gy））とともに疼痛緩和目的に薬物療法（オピオイド＋非オピオイド鎮痛薬＋鎮痛補助薬）開始．
その後，左上肢の麻痺については一部改善を認めるが右上肢の麻痺が進行．
入院1週間後よりリハビリテーション（以下，リハ）開始．

### リハ開始時の状況
❶痛み：後頭部から両肩にかけての安静時痛・体動時痛，上肢（手部）の痺れ
❷身体機能：Frankel分類：D
　ASIA motor score：Rt）上肢16点／下肢22点
　　　　　　　　　　　Lt）上肢19点／下肢22点

| | C5 | C6 | C7 | C8 | Th1 | L2 | L3 | L4 | L5 | S1 | 計 |
|---|---|---|---|---|---|---|---|---|---|---|---|
| Rt | 5 | 5 | 5 | 1 | 0 | 4 | 4 | 5 | 4 | 5 | 38 |
| Lt | 5 | 5 | 5 | 3 | 1 | 4 | 4 | 5 | 4 | 5 | 41 |

　　　　手指機能：Rt）母指対立運動：不可
　　　　　　　　　　　母指：（屈曲）MMT 1，（伸展／内外転）MMT 0
　　　　　　　　　　　指腹つまみ：不可，側腹つまみ：不可
　　　　　　　　　　　示指から小指：（屈曲）MMT1，（伸展／内外転）MMT 0
　　　　　　　　LT）母指対立運動：不可
　　　　　　　　　　　母指：（屈曲）MMT 3，（伸展）MMT 2，（内外転）MMT 1
　　　　　　　　　　　指腹つまみ：不可，側腹つまみ：可

　　　　　　　　　　示指から小指：(屈曲)MMT 3, (伸展)MMT 2,
　　　　　　　　　　(内外転)MMT 1
　　　感覚障害：表在感覚）右はC7, Th1レベルに0〜1/10程度(重度鈍麻),
　　　　　　　　　　左はC7, Th1レベルに5〜7/10程度(軽度から
　　　　　　　　　　中等度鈍麻),
　　　　　　　深部感覚）右は重度鈍麻,左は軽度鈍麻.
　　　　　　　下肢・体幹機能）麻痺は認めず, MMT 4〜5レベル.

❸ **ADL能力**：頸椎カラー装着・レスキュー使用下において寝返りは自立.起居,座位,立ち上がり,立位,歩行等の基本動作においては,体動時痛により実用性・耐久性の面で低下を認めた.主に食事,整容,排泄などの手指機能を要する応用動作等においては全介助となっていた.

❹ **心理的状況**：突然の麻痺出現,手指機能の喪失により「もう何もできなくなってしまった」「孫や職場にも電話もできず手紙も書けず,自分の気持ちを伝えることもできない」と常に涙を流して過ごしており,喪失感・自己効力感の不全が強い状態であった.

❺ **社会的背景**：孫との二人暮らし.息子は単身赴任中で他府県に在住.娘は隣接する市町村に在住.職業は障害者施設に指導員(管理職)として長年勤めている.介護保険は未申請.

## 骨転移についての状況（リハ開始時）

❶ **骨シンチグラフィ**：頸椎・上位胸椎に集積像を認める.

❷ **脊椎MRI**：C7, Th1椎体はT1強調像にて低信号, STIR像にて高信号を呈しており, C7椎体は圧迫骨折を起こし圧潰している.椎体左側には腫瘤形成がみられる. Th1椎体には明らかな骨折は認めず.頸椎椎体前面には腫脹がある. C7椎体は後方へ突出しており,硬膜腔を圧迫し頸髄への極軽微の圧迫を認める(**図1**).

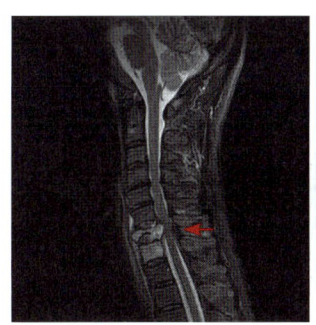

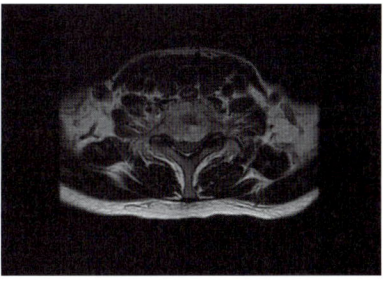

図1　脊椎MRI(STIR画像)

## 患者・ご家族の希望，告知状況

❶ **患者**：全告知.治療を受けて治したい.自分のことが自分でできるようになりたい.

❷ **ご家族**：治療してほしい.自宅に帰って生活をさせてあげたい.

## ❗ 問題点（リハ開始時）

- 骨転移
- 骨転移・脊髄圧迫による痛み
- 上肢対麻痺
- 心理的不安，喪失に伴う自己効力感の不全
- ADL障害・IADL障害
- 自宅復帰困難
- 職場復帰困難

## 📋 治療方針，リハ方針，リスク管理（リハ開始時）

- **予後，余命**：膵がんを原発として肺転移，骨転移，肝転移を認め，すでにⅣb期にあり余命半年（月単位）程度．片桐による予後予測では1年生存率が50％であった．麻痺については放射線療法を開始しているが，麻痺が出現してから治療が開始されており，実用手レベルまでの麻痺の改善が得られる可能性は低いものと予測された．
- **治療方針**：骨転移に対して疼痛緩和，病的骨折の予防，腫瘍の制御を目的とした姑息的照射を実施し，終了後は自宅へ退院し外来での化学療法実施の予定．
- **疼痛・安静度**：痛みは放射線療法，薬物療法により軽減．頸椎カラー装着にて，医師より安静度は離床・歩行可との指示があった．また，リハ離床前の予防的レスキュー使用についても主治医より許可を得た．
- **リハ方針**：余命および機能的な予後予測を踏まえ，現状の残存能力を最大限用いて日常生活動作の拡大を図れるよう作業療法を実施し在宅復帰を目指す．
- **病態の変化に関する注意**
  - ・原発である膵がんや骨転移，肺転移の進行に伴う病態悪化のリスク
  - ・骨転移に対する放射線治療に伴う有害反応（副作用）のリスク
  - ・骨転移の進行，新たな転移が出現するリスク
  - ・（退院後）膵がんに対する化学療法に伴う有害反応（副作用）のリスク
  - ①麻痺の進行：
      両上肢および下肢等において麻痺が進行，出現していないか訓練時に確認しておく
  - ②痛みの評価：
      安静時痛，体動時痛の評価（痛みの変化・経過についての評価も重要）．投与量の変更やレスキュー使用状況などの評価をしておく
  - ③呼吸状態の評価：
      肺転移等に伴う症状の出現がないか確認しておく
  - ④頸椎カラー装着のチェック：
      医師の指示に合わせて離床時などに頸椎カラーを正しく装着できているか確認する
  - ⑤体調，自覚症状，血圧等のバイタルサインの確認
  - ⑥血液データの確認

## プログラム

1) 関節可動域訓練
2) 麻痺・機能の改善を目的とした上肢機能訓練
3) 日常生活動作訓練
   ① 起居動作（基本動作訓練）：
     頸椎カラー装着下において，患部の過屈曲，捻転，衝撃を避けるための動作指導
   ② 食事動作・整容動作：
     自助具としてホルダーを用いた食事動作を指導．ホルダーの脱着方法の訓練，ホルダーを用いたスプーン，フォーク操作の訓練の実施（**図2**）．ブラシを用いた整容動作（整髪）も同様に訓練実施．ペットボトルはストロー式のものを装着し，両手取手付きのペットボトル用のホルダーを用いてペットボトルを把持できるよう援助した．
   ③ 排泄動作：
     辛うじて操作可能な左上肢を用いて下衣の上げ下げができるよう，下衣の腰ゴムの圧を調整したり，指を引っかけやすいよう下衣を工夫した．
4) 生活関連動作・余暇
   ① パソコン操作：
     患者より孫や職場に手紙を書きたいと希望があり，パソコン操作は仕事で使い慣れていたことから，スプリントを製作し手指機能を補完することでボタン操作ができるよう援助した（**図3**）．
5) その他
   ① 介護保険申請：メディカルソーシャルワーカーを通じて家族により申請
   ② 退院に向けた指導：自宅環境に関する指導，福祉用具に関する指導，利用サービス・介助方法等の指導

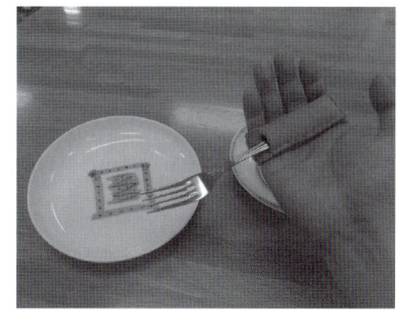

図2　ホルダーを用いた食事動作
ホルダーを用いることによって手指の把握機能を補う．

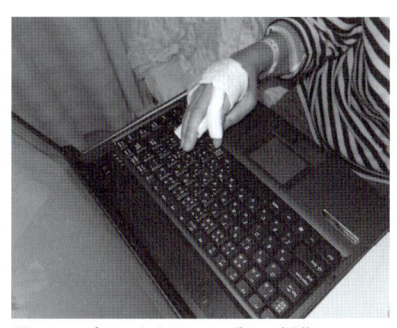

図3　スプリントを用いたボタン操作

## リハ経過，転帰

**入院7日目**　ベッドサイドより作業療法開始．痛みや痺れなどの身体症状，上肢機能についての評価とADLの現状について評価を行った．痛みは首から肩にかけての痛みが安静時にも残存．レスキューによる痛みの緩和は有効であり，5分程度の座位であれば可能であった．また，リラクゼーションを含めた関節可動域訓練にて肩の重だるさは緩和が図れた．

疼痛コントロールと並行して，作業療法では，頸椎カラー装着下での患部に負担のかからない起き方（一部電動のギャッチアップ機能を用いた寝返りを介しての上肢支持を用いた方法での起き上がり動作（**図4**））から指導した．

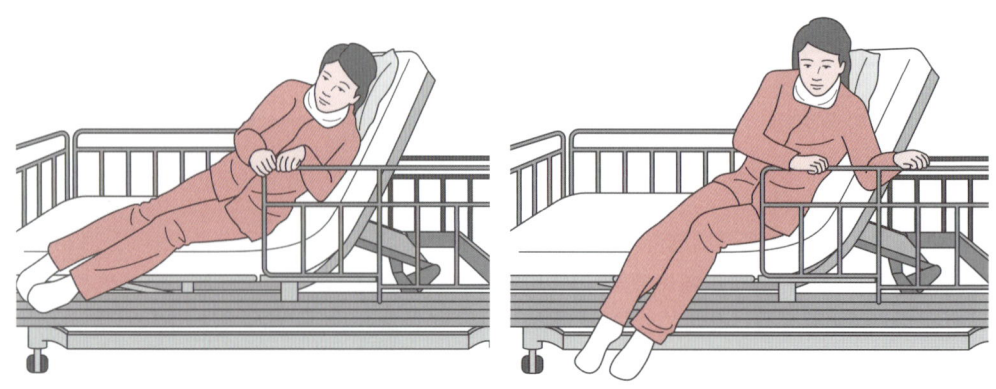

**図4 ギャッチアップ機能を用いた起き上がり動作**
腹筋を用いて体を引き起こすと頸部の過屈曲，回旋をともない，患部の痛みの増強や病的骨折を引き起こすリスクがあるため，ベッドのギャッチアップ機能で体を起こしてから下肢を下ろし，頸部に負担をかけることなく起き上がる．

　また，希望の強かった食事動作に対しては，患者は把握機能が失われていたものの，上肢近位および肘，前腕，手関節の機能は残存していたため，把握機能を自助具（ホルダー）で補い動作の獲得を図った．

**入院11日目**　動作の工夫により体動時痛の軽減が図れたものの，痛みは残存．そのため，座位耐久性は未だ不十分であった．しかし，食事ではホルダーを右手に装着できるようになり食事動作が自立した．

**入院14日目**　オピオイドの量を増量したことにより安静時痛・体動時痛において緩和が図れ，起居，座位などの基本動作は痛みなく実用的な動作の獲得が可能となった．また，実用的な座位耐久性が得られたことによりADLがさらに拡大した．

　整容動作においては，タオルを用いた洗顔，ホルダーを用いて整髪が自立した．排泄動作においては，左上肢にて辛うじて清拭は可能であったが，下衣の上げ下げが困難であった．そのため，下衣の腰ゴムを緩めのものへ変更するとともに，手関節は固定できており指さえ引っかけることができれば下衣の上げ下げが可能であったことから，指をひっかけやすいように下衣を工夫した．それにより排泄動作についても自立することができた．

　入浴，更衣，家事などにおいては介助が必要であったが，一部のADL動作を再獲得できたことで，患者は「自分でできることを増やしていきたい」という思いを話すようになり，以前のように涙を流し落ち込む姿が見られなくなった．

**入院18日目**　自宅退院に向けて介護保険申請．退院調整開始．

**入院21日目**　放射線治療終了

患者より「職場や孫に手紙を書けるようになりたい」「日記を書けるようになりたい」との希望があり，以前から職場で使い慣れていたパソコンの操作ができるようになることを目標とし訓練を開始．パソコン操作においては，手指の複雑な巧緻動作を要するが，スプリントを製作し示指を固定することによって示指1本でのキー入力操作を可能にし，パソコン操作の獲得を図った．

**入院29日目**　パソコン操作が自立し，患者は涙を流しながら喜んだ．また，パソコン操作と同じ方法で携帯電話の操作も可能となった．その後，病棟でパソコンゲームを楽しむ場面も見られるようになり，「できると思うと気持ちが楽になった」と生活の中での心のゆとりを取り戻すことができていた．

**入院30日目**　娘宅へ外泊．

**入院35日目** 娘宅へ退院．
退院後より原発である膵がんに対する化学療法が開始された．

## 考察

　脊椎転移をきたした場合，痛みや病的骨折，脊髄損傷を招く恐れがあるために，手術や放射線治療等の治療が必要となる．治療は，骨転移の場所，骨破壊状況，骨転移の病型，余命，神経症状の有無などによって選択される．本患者においては，麻痺出現より48時間以上が経過しており，すでに重度の麻痺が出現していた．また，原発である膵がんは肺転移，肝転移を伴いⅣb期であった．そのため，手術ではなく緊急の放射線治療が選択され実施された．片桐は，「神経症状がない段階で放射線治療を行った場合に90％の症例で麻痺を回避できる」[2]としているが，本患者においては麻痺出現後不可逆となるgolden time（48時間）を過ぎてからの放射線治療であった．そのため，実用手レベルまでの麻痺の改善が得られる可能性は低いと考えられた．また，原発である膵がんの病態，肺転移の病態などから余命も半年（月単位）と考えられており，今後進行する病態を考慮しつつ残存能力を用いた支援を行うことが望ましいと考えられた．

　喪失が大きい介入初期においては，患者の自律を高める支援が重要であった．本患者においては，機能の改善を認めないものの痛みなどの苦痛症状が緩和され，食事動作や整容動作などが再び自立することによって患者は生活に対して再び「自分のできることを増やしたい」という思いをもち，患者が自ら生活を再建していくことを考えられるようになった．その後は，限りある時間の中で患者自身にとって意味のある作業・時間を再び生活の中に取り戻せるような支援が重要であり，患者にとって優先順位の高かったパソコン操作の自立を目標に取り組んだ．パソコン操作が自立すると，患者は生活の中で孫を可愛がったり，ゲームを楽しみながら時間を過ごしたりと生活にゆとりを取り戻すことができ，残された貴重な時間を家族とともに在宅で過ごすことが可能となった．

　骨転移を呈した患者に対して，麻痺の回避や痛みの緩和，腫瘍の制御等を目的とした治療が行われることは患者の生活の質を保つために重要である．しかし，患者がより自分らしく豊かに暮らすためには，治療だけでなくリハが重要であり，骨転移による活動制限や症状がある中で，患者自身が生活を再建していくために作業療法士のかかわりは重要であった．

### まとめ

- 脊椎転移に伴う上肢麻痺を呈した患者に対し，作業療法を用いてADL，IADLの再獲得を図った．

- 作業療法の実施によりADL，IADLは改善し，患者の生活に対する自己抗力感も改善した．その結果，患者自身が生活にゆとりを取り戻し自宅退院することができた．

参考文献

1) がんの骨転移に対する予後予測方法の確立と集学的治療法の開発班(編):骨転移治療ハンドブック.金原出版,2006.
2) 片桐浩久:転移性骨腫瘍のリハビリテーション.*MEDICAL REHABILITATION*,140:19-27.2012.
3) 島﨑寛将:がん患者の日常生活動作障害に対するベッドサイドでのアプローチ.がん看護,17(7):742-745,2012.
4) 島﨑寛将・他(編):緩和ケアが主体となる時期のがんのリハビリテーション.中山書店,2013.
5) 島﨑寛将:地域作業療法の実践事例,在宅(終末期)〔小川恵子:標準作業療法学 地域作業療法学 第2版〕.pp258-264,医学書院,2012.

■**執筆者** 島﨑寛将

# Case 9 多発性骨髄腫
## 化学療法中に離床，ADL動作練習を行った症例

**症例** 40歳代，男性

**診断名** 多発性骨髄腫，多発骨病変（L2，その他の脊椎）

**障害** 腰背部痛，ADL低下

**現病歴**
| | |
|---|---|
| X年2月 | 腰痛の自覚 |
| X年4月 | A病院受診．5日後に体動困難となり緊急入院（下肢麻痺なし） |
| X年4月 | 腰背部痛．体動時に疼痛増強，車椅子移乗不可<br>単純X線にて脊椎骨のびまん性骨粗鬆性変化，第1，2腰椎の圧潰，頭蓋骨のpunched-out lesionを認めた．血液検査では貧血，高カルシウム血症，高尿酸血症，血清IgGκ鎖の上昇，尿中Bence Jones蛋白κ型を認め，多発性骨髄腫（Durie & Salmon）病期Ⅲの診断． |
| X年5月 | VD療法（ボルテゾミブ＋デキソメタゾン）開始 |
| X年5月 | ビスホスホネート開始　リハビリテーション（以下，リハ）開始 |
| X年6月 | 自宅退院 |
| X年10月 | VD療法6サイクル終了 |
| X年11月 | シクロホスファミド大量療法 |

### リハ開始時の状況
❶意識レベル：意識清明
❷疼痛：腰痛．右下肢は自動他動とも股関節周囲に激しい疼痛あり（VAS 8/10）
❸上肢機能：上肢MMT5
❹下肢機能：左大腿四頭筋MMT5−，右大腿四頭筋MMT4−，左下肢SLR（下肢伸展挙上テスト）可，右下肢SLR不可．麻痺認めず
❺起居動作：疼痛強く寝返り不可
❻ADL：ベッド上安静．ADLは介助
❼社会的背景：休職中．妻と二人暮らし

### 骨病変についての状況（リハ開始時）
脊椎単純X線（図1）：脊椎骨のびまん性骨粗鬆性変化とL1，L2の圧潰を認める．

**脊椎MRI（図2）**：L1，L2を中心とした椎体の圧潰と椎体内の多発病変を認める．L2/3レベルで脊柱管の軽度狭窄を認める．
**骨シンチグラフィ（図3）**：頸椎〜仙椎にRIの集積亢進部位と低下部位の混在を認める．また肋骨にもRIの集積亢進部位を複数認める．

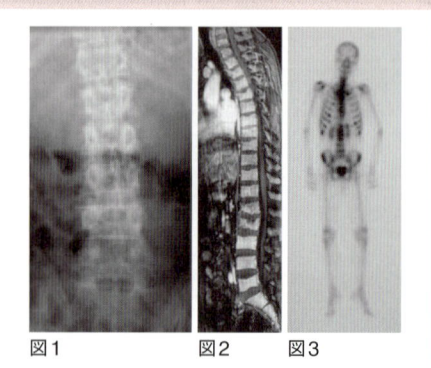

図1　図2　図3

**患者の希望**：ADL自立，仕事に復帰したい

## 問題点（リハ開始時）

- 多発骨病変
- 激しい腰痛
- 右下肢筋力低下
- 起居動作困難
- 不眠・不安

## リハ方針，リスク管理，プログラム（リハ開始時）

【リハ方針】
　安静度に従い離床を図る．自動運動に対する恐怖の要因は疼痛であるため，安楽な姿勢と動作を探索する．離床後は，腰背部への過負荷を軽減したフォームでの日常生活の指導をする．短期目標は外来での化学療法継続．65歳以下でPS（Performance Status）改善が見込まれるため，今後自家末梢血管細胞移植併用大量化学療法（ASCT）の治療を行うことも想定された．長期的な目標は，ADL向上，QOLの向上[1]であった．

【リスク管理】
　整形外科医師の診断に従い腰部骨折に対するリスク管理を行う．患者の疼痛の訴えを基準として骨折に注意しながら離床を図る．骨病変部は軽微な力でも骨折が起こるため，患者に骨折のリスクを理解させ，脊椎に負担をかけない動作方法を習得してもらう．圧迫骨折の進行予防と疼痛軽減のために硬性コルセットを装着する．
　化学療法中にリハも同時進行．ボルテゾミブ（ベルケイド®）の有害事象（副作用）として特に末梢神経障害は高率に発生することが報告されているため，作業療法士もその評価（**表1**）を行いながら，血液腫瘍科医師，看護師，薬剤師とともに有害事象マネジメントチームの一員として介入．骨髄抑制に対しては，特に出血傾向に注意し怪我，転倒，打撲，圧迫しないよ

う注意する．めまい，ふらつき，低血圧も報告されているため，急激に体位を変えたり，急な立ち上がり動作を避けるよう伝えた．

### 【プログラム】

ベッド上臥位ので四肢筋力練習から開始．捻転を避けた寝返り，起き上がり動作はベッドモーターでのベッドギャッチアップから行った．その後，硬性コルセットを装着して端座位，車椅子移乗，起立，歩行器歩行，杖歩行，伝い歩きを実施．離床後は退院後の生活をイメージしたADL動作を練習．痛みが出現しにくく脊椎に負担をかけないADL動作を重視し退院前指導を強化．右股関節周囲の疼痛に対しては経過観察とした．離床時には，腰痛，右下肢とも疼痛自制内であった．

表1　ボルテゾミブ（ベルケイド®）による末梢神経障害（評価）

| | | + | − |
|---|---|---|---|
| 四肢の末梢 | しびれ感 | + | − |
| | 刺痛 | + | − |
| | 灼熱感 | + | − |
| | 末梢冷感 | + | − |
| | 触感過敏 | + | − |
| | 触感減退 | + | − |
| 下肢 | 下腿大腿部の痙攣 | + | − |
| | 電撃痛 | + | − |
| | 温感減退 | + | − |
| その他 | 便秘 | + | − |
| | 起立性低血圧 | + | − |

（朝井，照井，文献2を参考に一部改変）

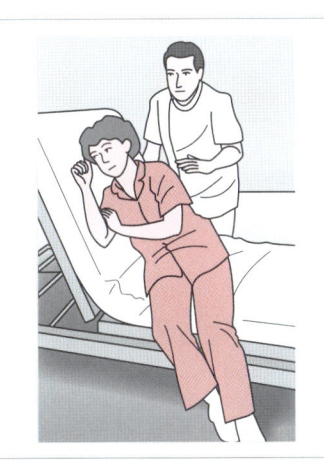

図1
**[寝返り，起き上がり]**
ベッドモーターを使用した起き上がりから実施[3]．
疼痛が落ち着いたら，側臥位から脊椎の捻転動作を避ける方法を実施．
その他，マットレスが柔らかすぎると筋肉の緊張を招くため疼痛には逆効果．シーツの下に段ボールを敷くと改善できる場合がある[4]．

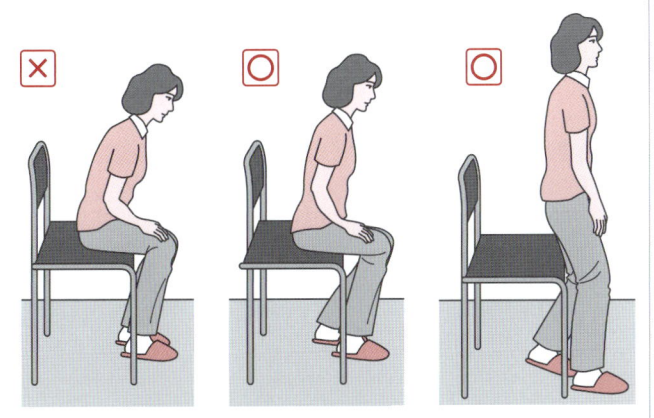

図2 [5,6)]
**[立ち上がり]**
・浅座り
・脊椎ではなく股関節を曲げるようにする（股関節を蝶番のようにして行う）．

注意すべき誤りは
・腰椎−骨盤部の屈曲（股関節ではなくウエストから上体を前に曲げる）．
・胸腰部過伸展．

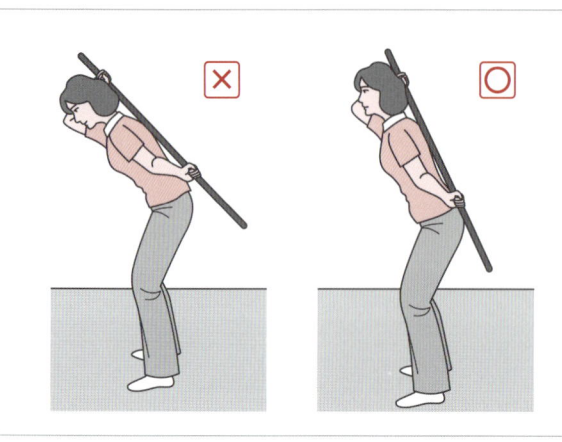

図3[5)]
[しゃがみこみ]
股関節を蝶番としてしゃがむ場合と，前かがみ姿勢でしゃがむ場合との違いを，棒を使って患者に実演して見せる．

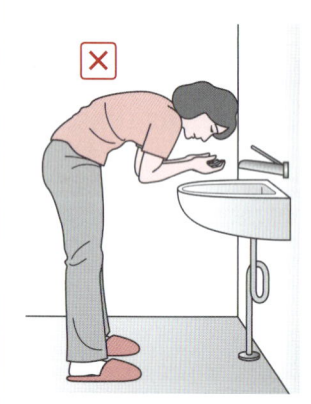

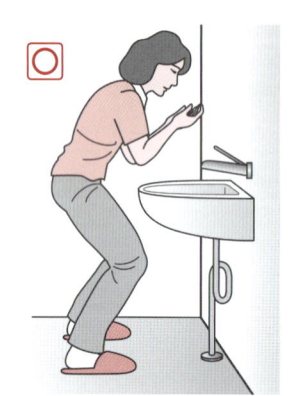

図4[5, 6)]
[整容（洗面動作）]
体幹の前屈のみで行うのはなく足幅を広くしたり，膝・股関節を曲げて行う．

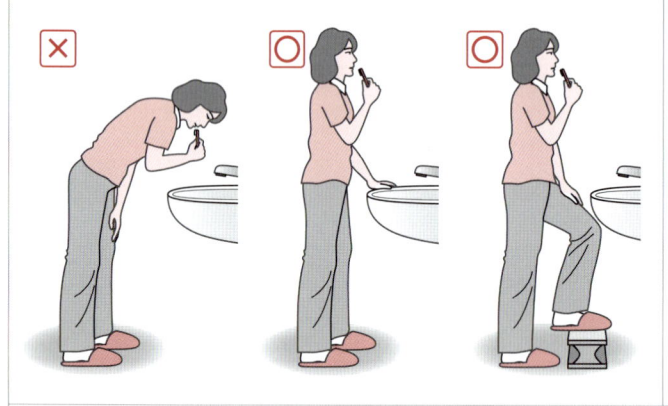

図5[5, 6)]
[整容（洗面台）]
歯を磨く時の腰の緊張は，洗面台に手をつくか，足台を使うことによって軽減できる．

その他，中腰での作業（布団の上げ下ろし，風呂掃除，草むしり）は，腰に負担をかけるので避けるべきでる[6)]．

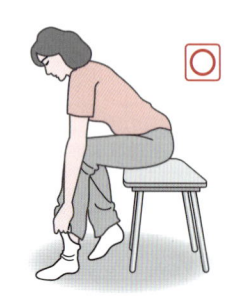

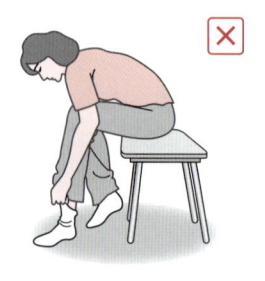

図6[5)]
[靴と靴下着脱]
片足を持ち上げることできない場合は，浅座り座位にて，腰部を丸くせずに実施する．

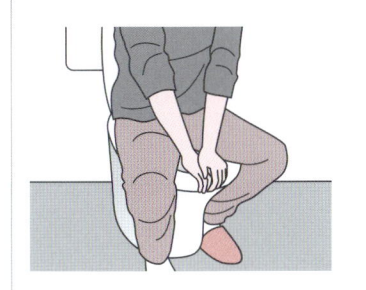

図7
[トイレ動作]
上肢支持で座る．

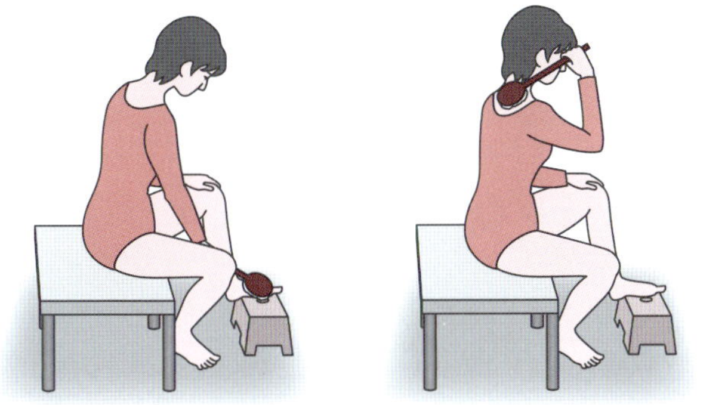

図8 [6, 7)]
[洗体動作]
足を洗う際は長柄ブラシを使用する．座面の高いシャワーチェアを使用する．

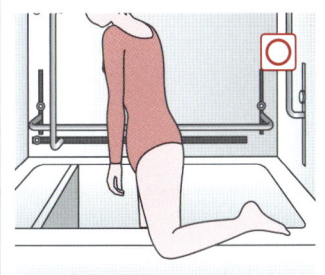

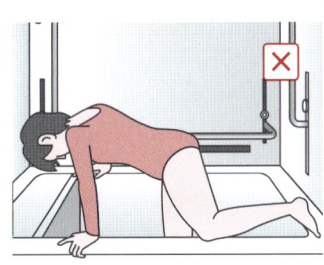

図9
[入浴動作]
前かがみにならないように浴槽をまたぐ．

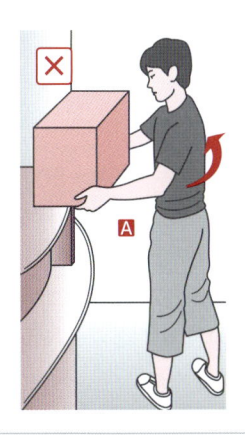

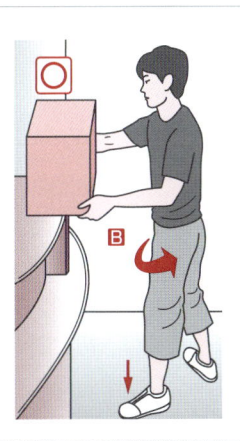

図10 [6)]
[左右へのリーチ動作]
Aは上半身のみ回旋しているので腰椎に対する回旋ストレスが大きい．
Bは下肢を動作の方向へ踏み出すことによって，骨盤の回旋を行うことが可能となるため，腰椎への負担が軽減される．

## リハ経過

リハ経過を**表2**に示す.

表2 リハ経過

| | リハ開始時 | 2週後 | 退院時 4週後 | 通院治療（化療） | 半年後 |
|---|---|---|---|---|---|
| MMT下肢（右/左） | 4/5 | 4/5 | 5-/5 | | 5/5 |
| 疼痛（腰痛） | VAS 8/10 | VAS 5/10 | 自制内 | 疼痛なし | 疼痛なし |
| 疼痛（右下肢） | VAS 8/10 | 自制内 | 疼痛なし | 疼痛なし | 疼痛なし |
| VD療法 | →→→→→→→→→→→→→→→→→→→→→→→→→→ | | | | |
| WBC（×1000/μl） | 31 | | 39 | | |
| Hb（g/dl） | 9.3 | | 9.7 | | |
| PLT（×10000/μl） | 9.4 | | 17.2 | | |
| 疼痛管理 | オピオイド持続皮下注射開始 | オピオイド中止 | | | |
| リハプログラム | ベッド上臥位で四肢筋力強化練習 | 良肢位保持（腰椎前弯の軽減），座位，起立立位歩行練習 | 安静度フリー．座位活動．日常生活上で腰部へ負荷のかかりにくいADL動作の練習と指導 | | 日常生活動作の再評価 |
| 装具療法 | | ・硬性コルセット装着 ・腰背筋の弛緩 ・体幹の固定 | | | 硬性コルセットは装着継続中 |
| ADL | 食事のみ臥位で自立摂食 その他のADLは全介助 | 車椅子，歩行器使用 | トイレ，整容，更衣（下衣），入浴の動作練習伝い歩き可能となり自宅退院 | | 独歩可．自宅でのADL自立 |

## 考察

　多発性骨髄腫は，骨髄中の形質細胞が腫瘍化する疾患で，血液腫瘍として位置づけられる．発症は緩徐で特に背部痛，腰痛を初期症状としている．他の悪性腫瘍と比べて溶骨性病変が高率であり，病勢の進行に伴い溶骨製病変が急速に悪化すると考えられている．わが国では骨粗鬆症や病的骨折を含むX線写真上の骨病変は，初診時の77％の患者に認められる．多発性骨髄腫患者のQOLを低下させる原因は，溶骨性病変による疼痛である[8〜10]．疼痛は著しく患者を苦しめ，運動の抑制，ADLの低下を招き，ひいては患者の予後に影響を及ぼす[11]とされている．

　本症例は，化学療法中に硬性コルセットを装着し離床を図り，痛みの出現しにくい，脊椎に負担をかけないADL動作習得を目的として実施したものである．骨折に細心の注意を払うことに加えて化学療法（ボルテゾミブ）による末梢神経障害の早期発見のためにリハ運動時にも評価を行った．

主科の方針は通院での化学療法継続であり，患者も1日でも早い自宅退院を希望されていた．しかし，リハ開始時には短期ゴール（移動手段，自宅でのADL自立）を設定することが困難であった．患者も後日，どうような形で日常生活ができるのか全くイメージができなかったと述べていた．その背景にあったのは寝返りもできないほどの激しい疼痛で，リハ開始時は離床に対する恐怖感が強かった．徐々に疼痛コントロールにて腰痛が軽減されるとベッド上での運動が可能となった．腰痛軽減のために椅子座位では肘掛けを持ったり，トイレでは便器前方を両上肢で支持する必要があった．次第にADLの動作練習が可能となり独歩で自宅退院となった．リハでは体幹の屈曲と回旋を避ける動作指導がメインであり，退院後の生活イメージを重視して練習を実施した．特に朝方は脊椎にとって危険な時間帯とされているため，なるべく午後の時間帯に活動するようにしていただいた[5]．リハ開始時から退院までの期間にみられた化学療法の有害事象（副作用）としては，骨髄抑制は軽微であり末梢神経障害の出現もなかった．

　腰痛軽減動作指導といっても症状は多岐にわたる．したがって，パンフレット1枚による通り一遍な指導法では効果の期待は薄い[6]．多発性骨髄腫と診断された患者一人ひとりの心理状態，腰痛に対する恐怖感，性格，取り巻く環境を考慮したうえで包括的なADL指導が重要である[6]．現在の治療では骨髄腫細胞の消失は困難で，化学療法奏効時でも残存する骨髄腫細胞により破骨細胞は活性化され，骨吸収は持続的かつ進行性であると考えられている[9]．そのため退院時指導では，腰痛や骨折のリスクが残ることを患者とご家族に理解してもらう．さらに退院時のADL指導だけで解決できるものではないため主科，整形外科外来時に合わせてADL動作の確認，動作時の疼痛評価を継続的に評価する必要がある．

　退院後の運動療法のフォローについても今後尽力すべき課題である．治療中，治療後の生活についてJonesらが88名の多発性骨髄腫患者を対象に運動とQOLの関係を調査している．それによると治療期間中および休薬期間中に定期的な運動（1週間に150分以上の中等度以上の強度の運動）をする患者はQOLが高く，特に中等度の運動（軽く発汗する程度の疲れのない運動）をする患者が最もQOLが高いことが報告されている[12]．また運動は支持療法として有用であり，疼痛がなければ，骨への負担の少ない適度な運動（ウォーキングや水泳など）は推奨されている[13]．具体的な運動内容や頻度については個別に検討する必要がある．

　化学療法の進展により，多発性骨髄腫は慢性病的な疾患になってきたといわれている．原病とうまくつきあって生活する術（コツ）が必要である[4]．ボルテゾミブ（ベルケイド®）はわが国で2006年12月に使用承認され，骨髄腫細胞に対する直接の抗腫瘍効果を発揮することが明らかとなっている[14]．がんの標準治療の変化に伴ってリハゴールの期間設定やかかわり方も柔軟に変わる．質の高いリハを提供するためには，多発性骨髄腫の疾患の基礎理解に加えてその時代の標準治療に寄り添って実施していくことが必要であることを付け加えておく．

> **まとめ**
> 
> - 多発性骨髄腫，多発骨病変，腰背部痛に対して硬性コルセットを装着して離床した．
> - 脊椎に負担をかけないADL動作習得を目的として退院時指導を強化した．
> - 化学療法奏効時でも持続的かつ進行性であると考えられているため，腰痛や骨折のリスクが残ることを患者とご家族に理解してもらう必要がある．
> - 退院時のADL指導だけで解決できるものでないため継続的な（疼痛）評価が必要である．

### 参考文献

1) 国立がん研究センター内科レジデント(編)：がん診療マニュアル　第5版．pp208-218，医学書院，2010．
2) 朝井洋昌，照井康仁：ボルテゾミブによる障害と対策〔畠清彦(監修)：抗癌剤による末梢神経障害への対策　癌患者のQOLアップのためのハンドブック〕，pp10-13，メディカルレビュー社，2008．
3) 北原エリ子：がん性疼痛を緩和するリハビリテーション〜転移性骨腫瘍患者を中心に〜．がん看護，17(7)：733-737，2012．
4) 大久保幾久美：多発性骨髄腫ハンドブック　2010年版．pp95-96，ライフボード，2008．
5) Craig Liebenson：アクティブセルフケア脊椎痛患者のための機能再活性化〔Craig Liebenson(原編)，菊地臣一(監訳)：脊椎のリハビリテーション臨床マニュアル上巻〕，pp297-331，エンタプライズ，2008．
6) 大久保吏司・他：腰痛に対する日常生活での注意点．腰痛のリハビリテーション．Monthly Book Medical Rehabilitation．98：113-121，2008．
7) 小西紀一，小西京子(共訳)：セラピストのためのボディメカニクス　腰痛の予防と治療の指針．pp9-45，協同医書出版社，1983．
8) 和泉　透：多発性骨髄腫の骨病変マネジメント．癌と化学療法，39(8)：1187-1190，2012．
9) 日本骨髄腫学会(編)：多発性骨髄腫の診療指針　第3版．pp63-71，文光堂，2012．
10) 星　学：造血器悪性腫瘍〔厚生労働省がん研究助成金がんの骨転移に対する予後予測方法の確立と集学的治療法の開発班(編)：骨転移治療ハンドブック〕，pp193-198，金原出版，2010．
11) 伊勢美樹子，高木俊之：長期生存におけるQOL〔堀田知光(編)：みんなに役立つ多発性骨髄腫の基礎と臨床〕．pp285-295，医学ジャーナル社，2008．
12) Jones LW, et al：Association between exercise and quality of life in multiple myeloma cancer survivors. Support Care Cancer, 12 (11), 780-8, 2004.
13) Durie BG, et al：Myeloma management guidelines：a consensus report from the Scientific Advisors of the International Myeloma Foundation, Hematol J, 4 (6)：379-398, 2003.
14) 富士谷昌典・他：多発性骨髄腫に対するBortezomib療法の適正使用．医療薬学，37(5)：297-303，2011．

■執筆者　櫻井卓郎

付　録 患者さん用パンフレット

## 上腕骨（肩から肘にかけての骨）に骨転移がある方の日常生活動作の方法

骨がもろくなっている場合，上腕骨（肩から肘にかけての骨）をひねったり，体重をかけたり，重いものを持ったりすると，痛みが生じたり，場合によっては骨折を起こしてしまったりすることがあります．皆さんの腕を守るために，日常生活では次のような工夫をしてください．

| 注意したほうがよい動作 | 工夫していただきたい点 |
| --- | --- |
| □くしで髪をとかす動作 | □ 骨転移がないほうの手で行ってください．　　　　□ 制限なし |
| □着替え<br>　背中で紐を結ぶ動作 | □ 紐は身体の前で結び，後ろに回してください．<br>□ 制限なし |
| □着替え<br>　背中でファスナーを<br>　上げ下げする動作等 | □ 骨転移がないほうの手で行ってください．<br>□ 制限なし |
| □着替え<br>　かぶり服を着脱する場合 | □ 着用時：骨転移がある方の手を先に袖に通して，あまり骨転移のあるほうの手を動かさないように着てください．　　□ 制限なし<br>□ 脱衣時：骨転移が無い方の手を先に袖からはずし，最後に骨転移のある腕をあまり動かさないように脱いでください．　　□ 制限なし |
| □トイレ動作<br>　お尻を拭く動作 | □ 骨転移がないほうの手で行ってください．<br>□ ウォシュレットを使用してください．<br>□ 骨転移がある手では（後方に手を回さないで）前方から拭いてください．<br>● 下図は右の上腕骨（肩から肘にかけての骨）に骨転移がある場合の例を示しています．<br>□ 制限なし |
| □起居動作<br>　ベッドから起き上がる，<br>　ベッドに寝る動作 | □ 骨転移があるほうの手では，体重を支えないようにしてください．<br>　骨転移がないほうの手で，手すりを握ったり，起き上がる時に体を支えたりしてください．<br>● 下図：右の上腕骨（肩から肘にかけての骨）に骨転移がある場合の例<br>□ 制限なし |
| □その他 | □ 骨転移がある方の上腕骨（肩から肘にかけての骨）をひねらないように生活してください．<br>□ 骨転移がある方の手に体重をかけないようにしてください．<br>□ 骨転移がある方の手では，重いものは持たないようにしてください． |

（県立静岡がんセンター　整形外科・リハビリテーション科　患者さん向けのパフレットより）

## 頸椎に骨転移がある方の日常生活動作の工夫

### 基本的な注意点
- 強くストレッチを行ったり，首に力が入り続けてしまう姿勢は，骨や関節に負担がかかります．
- 動作は慎重にゆっくりと行いましょう．
- 頭を休めるときには，頭〜首の全面を自然な位置で支えることが大切です．

### 実生活におけるポイント・動作の方法

❶ 正しい首〜頭の位置を見つけられるようにしましょう．

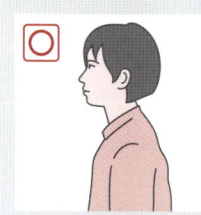

○ 顎が上がり過ぎず，下がり過ぎず，首の前後の位置も自然です．

❷ 強いストレッチはやめましょう．

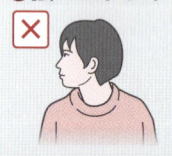

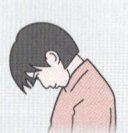

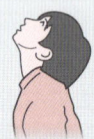

× 強くストレッチすると，頸椎に負担をかけてしまいます．

❸ 正しい高さの枕を使いましょう．

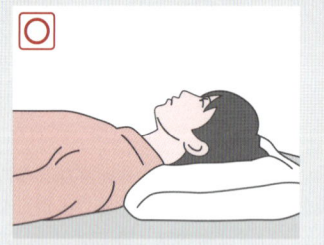

○ 頭〜首の全面が支えられています．顎が自然な位置です．

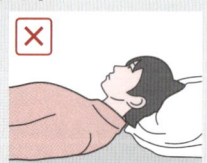

× 首の下が浮いています．

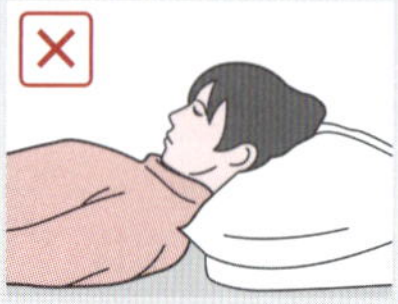

× 枕が高すぎて首が曲がっています．

## 胸椎・肋骨に骨転移のある方の日常生活動作の工夫

### 基本的な注意点
- 身体を捻じる運動や荷重で負担がかかります．
- 動作を行うときは，なるべく身体を捻じらないこと．勢いよく座ったり，大きな力が加わるような動作は控えて，立ち座りはゆっくり丁寧に行いましょう．
- 痛みや違和感を感じるときは，無理をせず休むことが大切です．

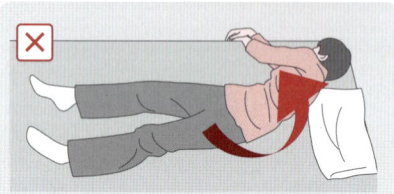

× 上半身だけ横向きになっているため，腰椎に捻じれが生じ負担がかかります．

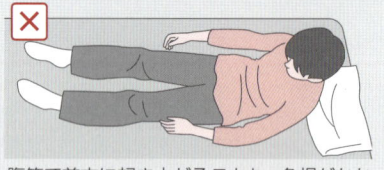

× 腹筋で前方に起き上がることも，負担がかかります．

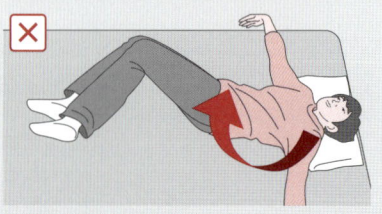

× 下半身のみが横向きになっており，胸椎に捻じれる力が加わります．

### 実生活におけるポイント・動作の方法

● 寝返りは，身体全体をゴロンと横向きにして行いましょう．

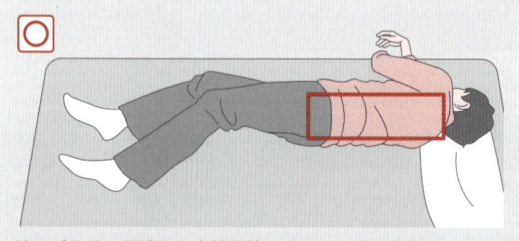

○ ゆっくりと，丁寧に，身体を捻じらずに，肩から腰までを1枚の板のように動かし，横向きになることが大切です．

（慶應義塾大学病院　リハビリテーション科　患者さん用パンフレットより一部抜粋）

## 腰椎に骨転移がある方の日常生活動作の工夫

### 基本的な注意点
- 身体を捻じる運動や荷重で負担がかかります．
- 動作を行うときは，なるべく身体を捻じらないこと．勢いよく座ったり，大きな力が加わるような動作は控えて，立ち座りはゆっくり丁寧に行いましょう．
- 痛みや違和感を感じるときは，無理をせず休むことが大切です．

### 実生活におけるポイント・動作の方法

❶寝返りは，身体全体をゴロンと横向きにして行いましょう．

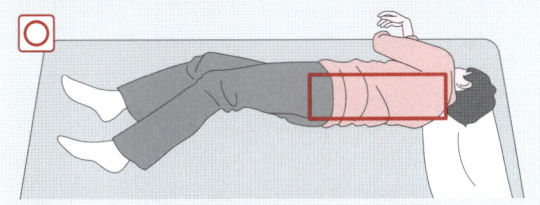

ゆっくりと，丁寧に，身体を捻じらずに，肩から腰までを1枚の板のように動かし，横向きになることが大切です．

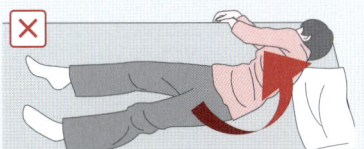

上半身だけ横向きになっているため，腰椎に捻じれが生じ負担がかかります．

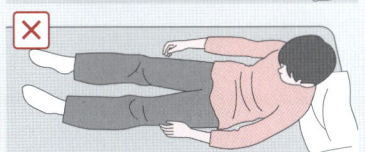

腹筋で前方に起き上がることも，負担がかかります．

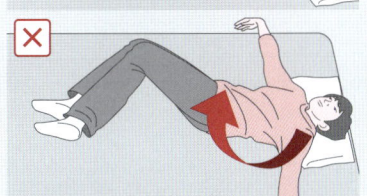

下半身のみが横向きになっており，腰椎に捻じれる力が加わります．

❷重い物はなるべく持たないようにしましょう．

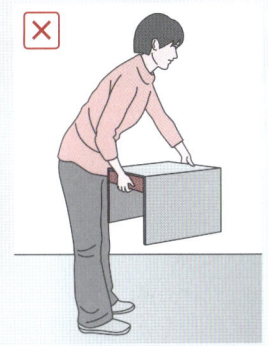

❸下の物を拾うときには，膝を曲げてしゃがみましょう．

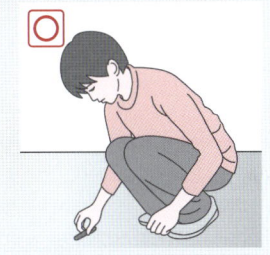

膝を曲げてしゃがむと，腰の負担を軽減してくれます．

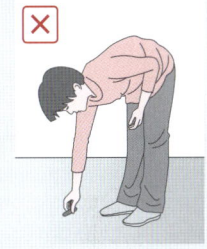

腰を曲げて拾う姿勢は，腰に負担がかかります．

## 股関節・大腿骨に骨転移がある方の日常生活動作の工夫

### 基本的な注意点
- 身体を捻じる運動や荷重で負担がかかります．
- 動作を行うときは，なるべく身体を捻じらないこと．勢いよく座ったり，大きな力が加わるような動作は控え，立ち座りはゆっくり丁寧に行いましょう．
- 痛みや違和感を感じるときは，無理をせず休むことが大切です．

### 実生活におけるポイント・動作の方法

●椅子やベッドを，負担の少ない高さにしましょう．

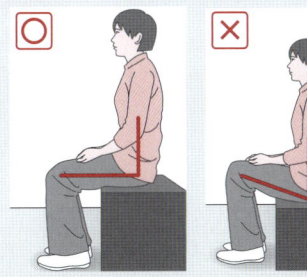

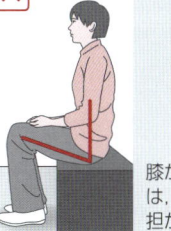

膝が深く曲がる高さは，立ち座り時に負担がかかります．

（慶應義塾大学病院　リハビリテーション科　患者さん用パンフレットより一部抜粋）

# ■ 索 引

## 数　字

1回照射 31
4点杖 131
5年生存率 72, 77, 78, 79, 80
2015年問題 86

## 欧　字

### A

acute phase response 43
ADL 88, 156, 182
ADL動作 259
　　──の指導 160
Agency for Health Care Policy and Research
　（AHCRP）のがん疼痛治療のガイドライン 52
Analgesic Quantification Algorithm Score
　Categories 9
angulation sign 108
ASIA（米国脊髄損傷協会）スコアニングシステム 117

### B

bone management 28, 89
BP 43
BPI（The Brief Pain Inventory） 168
BRONJ 43
Bunting 89, 102, 129, 133

### C

CEA 112
Classification System for Spinal Instability in
　Neoplastic Disease（SINS） 108
cold spot 18
CT 14, 16, 21

### D

DeLormeによる漸増抵抗運動 58
Denisの疼痛評価表 9
DIC（disseminated intravascular coagulation：
　播種性血管内凝固症候群） 13, 81
Dietz 93
　　──の分類 217

### E

Eastern Cooperative Oncology Group（ECOG）のPS 100

ECOG-PSスケール 162
EORTC QOL Group Bone Metastases Module
　（EORTC QLQ-BM22） 166
European Organization for Research and Treatment of
　cancer（EORTC） 165

### F

Face Rating Scale（FRS） 9
FACT-G 67
Fattal 112, 123
FDG-PET 16, 19
FIM 117
Frankelの分類 117
Functional Assessment of Cancer Therapy
　scale-Bone Pain（FACT-BP） 168
Functional Assessment of Cancer Therapy
　scale-General（FACT-G） 165

### H

Harrington 127
hot spot 18

### K

Karnofsky Performance Status（KPS） 100, 117, 162

### M

mid column 107
Mirelsのスコア 127
MOS Short-Form 36-Item Health Survey（SF-36） 165
MRI 14, 16, 21, 111

### N

NF-κB活性化受容体リガンド（RANKL：receptor
　activator of nuclear factor κB ligand） 2
Numeric Rating Scale（NRS） 9

### P

Palliative Performance Scale（PPS） 100, 162, 164
pedicle sign 17, 108
PET 14
PSA 111
PS（Performance Status） 64, 66, 100, 162
punched-out lesion 27, 257

### Q

QOL 9, 67, 88, 162, 165, 182

──スケール ································ 165
Quality of Life Questionnaire-Core30（QLQ-C30）····· 165

## R

RANK ·················································· 3

## S

SINS ································· 108, 110, 230, 232, 233
Skeletal Related Events Conference（SREC）········ 186
SMR：skeletal morbidity rate ····················· 61
SRE（骨関連事象）·································· 60
SREの発生頻度 ······································ 61
SRE発生リスク ······································ 64
super scan ·········································· 19

## T

Taneichi ··········································· 108
the Bone Metastases Quality-of-Life questionnaire
　（BOMET-QoL）································ 166
The Brief Pain Inventory（BPI）····················· 9
total en bloc spondylectomy（TES）············· 221
T字杖 ············································· 131
T1強調像 ··········································· 21
T2強調像 ··········································· 21

## V

Van Der Linden ·································· 127
Visual analog scale（VAS）························· 9

## W

WHO方式のがん疼痛治療法 ······················ 48

## かな

### あ

悪性リンパ腫 ································· 27, 80
圧痛 ············································· 144
安静度 ············································ 119
胃がん ············································ 76
維持的 ········································ 92, 93
移乗介助 ···································· 152, 153
移乗動作 ···································· 150, 202
痛みの評価尺度 ·································· 168
インフォームドコンセント ······················ 172
運動時痛 ········································· 144
運動療法 ·········································· 52
エビデンス ······································· 179
オピオイド鎮痛薬 ································· 49
温熱療法 ·········································· 53
音波 ·············································· 56

### か

介助指導 ···································· 123, 202
介助法 ··········································· 148
介助方法 ········································· 202
回復的 ············································ 92
化学療法 ········································· 130
顎骨壊死
　（bisphosphonate-related osteonecrosis of jaw）···· 43
下肢伸展挙上運動（SLR：Straight Leg Raising）········ 146
下肢装具 ········································· 131
荷重量 ··········································· 217
画像診断 ····································· 13, 16
片桐らの生命予後予測スケール ···················· 99
カラー ······································ 120, 136
カルテ ··········································· 175
感覚障害 ········································· 111
肝がん ······································· 25, 76
環境設定 ···································· 104, 105
環境調整 ········································· 123
がん性疼痛治療のガイドライン ···················· 149
がん専門病院 ···································· 190
がんの統計 ········································ 86
がんのリハビリテーションの病期別分類 ············ 93
カンファレンス ·································· 186
寒冷療法 ·········································· 53
緩和ケア ········································· 164
　──ガイドライン ································· 52
緩和的 ········································ 92, 93
起居動作 ···························· 104, 105, 150, 152
　──介助 ······································· 153

# 索引

機能的自立度評価表
　　（FIM：Functional Independence Measure）……100
機能予後……………………………………112, 114
　　──の予測………………………………………116
胸椎転移………………………………………………200
局所痛…………………………………………………111
筋力増強練習…………………………………………57
クリニカルクエスチョン……………………………181
車椅子…………………………………………………123
頸椎カラー……………………………………………120
経皮的椎体形成術……………………………………46
経皮的電気刺激（TENS：Transcutaneous electrical
　　nerve stimulation）………………………………54
外科的手術……………………………………………60
外科的治療……………………………………………28
ゲフィチニブ……………………………………75, 130
高カルシウム血症……………………………………60
甲状腺がん……………………………………………79
硬性コルセット…………………………………121, 136
叩打痛…………………………………………………144
後方除圧固定…………………………………………36
硬膜外脊髄圧迫………………………………………21
抗RANKL抗体………………………28, 43, 44, 68
ゴール設定……………………………………………35
骨化……………………………………………………32
骨関連事象（SRE：Skeletal Related Event）
　　………………………………43, 60, 72, 95, 182, 193
骨関連事象カンファレンス（SREC）…………201, 244
骨吸収……………………………………………………2
　　──マーカー……………………………………64
骨硬化…………………………………………………120
骨修飾薬………………………………………………28
骨シンチグラフィ…………………………………16, 18
骨髄抑制………………………………………………33
骨スキャン……………………………………………14
骨性ALP………………………………………………66
骨折のリスク…………………………………………130
骨セメント………………………………………38, 46
　　──充填内固定…………………………………138
骨代謝マーカー…………………………………14, 66
造骨型…………………………………………………23
骨転移痛………………………………………………48
骨転移登録システム…………………………………193
骨転移の発生頻度………………………………3, 87
骨転移部位……………………………………………4
骨のリモデリング………………………………………2
骨盤骨転移……………………………………………126
骨梁間型…………………………………………5, 17, 110
コルセット……………………………………………120
混合型………………………………………5, 16, 23
根性疼痛………………………………………………111

## さ

再骨化…………………………………………………31
在宅復帰………………………………………………215
作業療法…………………………………………244, 253
避けた方がよい動作…………………………………104
持続痛…………………………………………………48
疾患特異的尺度………………………………………165
自発痛…………………………………………………144
死亡率……………………………………………………8
集学的治療……………………………………………29
周術期リハ……………………………………………218
終末期…………………………………………………206
手術……………………………………………………35
手術合併症……………………………………………40
術後作業療法…………………………………………236
術後リハビリテーション……………………………136
術前〜終末期…………………………………………214
腫瘍の進展……………………………………………107
腫瘍マーカー…………………………………………14
消化器がん……………………………………………76
上肢機能訓練…………………………………………253
上肢麻痺………………………………………………250
上腕骨転移………………………………………158, 242
上腕骨病的骨折………………………………………235
食道がん…………………………………76, 214, 221
初発解析（first-event analysis）……………………61
侵害受容性痛……………………………………………7
腎がん……………………………………………26, 63, 79
神経支配（デルマトーム）……………………………197
神経障害性機序…………………………………………7
神経障害性疼痛………………………………………48, 196
進行がん………………………………………………93
　　──患者…………………………………………87
人工骨幹置換…………………………………………40
人工骨頭置換…………………………………………40
人工肘関節置換………………………………………40
身体機能………………………………………………162
深達性温熱……………………………………………56
深部静脈血栓症（DVT）………………………42, 136
診療ガイドライン……………………………………179
診療情報の提供………………………………………173
診療録…………………………………………………175
膵がん……………………………………………76, 250
ステロイド……………………………………………50
ストロンチウム………………………………………43
ストロンチウム89……………………………………33
座る動作………………………………………………151
生存期間………………………………………………62, 72
生存率…………………………………………………68, 75

| | | | |
|---|---|---|---|
| 生命予後 | 98, 112 | デノスマブ | 44 |
| ──不良因子 | 134 | 手指機能 | 250 |
| ──予測 | 133 | 転移後生存期間 | 87 |
| 赤外線 | 56 | 転移骨の反応 | 5 |
| 脊髄圧迫 | 33, 60, 107, 110, 112, 122 | 転移数 | 66 |
| 脊椎骨転移のStage分類 | 36 | 転移性骨腫瘍患者数 | 4 |
| 脊椎全摘術 | 36 | 転移性脊椎腫瘍 | 221 |
| 脊椎転移 | 107, 157, 255 | 電磁波 | 56 |
| 脊椎不安定性 | 107 | 同意 | 172 |
| 切迫骨折 | 38, 126 | 同意書 | 171, 175 |
| 説明 | 172 | 道具・自助具 | 105 |
| ──事項 | 173 | 動作指導 | 150, 202, 245, 263 |
| ──書 | 175 | 動作法 | 148 |
| ──と同意 | 102 | ──の指導 | 130 |
| ──内容 | 174 | 疼痛 | 7, 13, 60, 67,107,118 |
| 全国骨腫瘍患者登録一覧表 | 4, 72, 74, 78, 79 | ──コントロール | 208 |
| 前方除圧固定 | 36 | ──の評価 | 9 |
| 前立腺がん | 25, 62, 78 | ──の評価スケール | 9 |
| 線量 | 30 | ──発生の頻度 | 8 |
| 装具 | 131 | ──発生のメカニズム | 7 |
| 造骨型 | 5, 16 | 徳橋 | 113, 133 |
| ソフト(ポリネック)カラー | 120 | 突出痛 | 48 |
| ゾレドロン酸 | 28, 43 | 突発痛 | 196 |
| | | 富田 | 107, 113 |

## た

| | | | |
|---|---|---|---|
| ダーメン(軟性)コルセット | 121 | | |
| 体性痛 | 48, 196 | | |
| 大腸がん | 76 | | |

## な

| | | | |
|---|---|---|---|
| 多職種 | 206 | 内固定 | 38, 137, 139 |
| ──多面的アプローチ | 123 | 日常生活支援 | 196 |
| ──チーム | 148 | 日常生活動作訓練 | 253 |
| 多発骨転移 | 206 | 日本語版PS | 163 |
| 多発性骨髄腫 | 27, 62, 80, 257 | 乳がん | 24, 62, 72, 200, 228, 242 |
| 多発脳転移 | 206 | 乳がん多発骨転移 | 235 |
| 単純X線 | 14, 16 | 尿中NTX | 66 |
| 胆道がん | 76 | 寝返り動作 | 202 |
| チームアプローチ | 106, 191 | 寝る動作 | 151 |
| チーム医療 | 174 | | |
| 長管骨骨転移に対する術前重症度判定基準 | 133 | | |

## は

| | | | |
|---|---|---|---|
| 長管骨転移 | 126 | 肺がん | 24, 74 |
| 治療戦略 | 28 | 肺がんとその他の固形腫瘍 | 62 |
| 治療方針 | 186 | 肺腺がん | 206 |
| 鎮痛剤 | 43 | 包括的尺度 | 165 |
| 鎮痛薬 | 9, 28 | 破骨細胞 | 2 |
| 鎮痛補助薬 | 50 | 発生割合 | 61 |
| 椎間関節 | 107 | パラフィン浴 | 56 |
| 椎弓根 | 107 | 播種性骨髄がん症 | 81 |
| 椎体 | 107 | 非ステロイド性消炎鎮痛薬 | 48 |
| ──骨折 | 119 | ビスホスホネート | 43, 60, 68 |
| 対麻痺 | 112, 200 | 評価スケール | 162 |
| 杖 | 131 | 表在性温熱 | 56 |
| | | 病巣切除人工骨幹置換 | 138, 139 |

# ■ 索引

病巣切除人工骨頭置換 ……………………………… 139, 141
病巣切除人工肘関節置換 …………………………………… 141
病的骨折 ……… 13, 18, 38, 60, 62, 73, 126, 128, 129, 133
　　──のリスク …………………………………………… 127
不安定性 …………………………………………… 119, 121
フィラデルフィア型カラー ……………………………… 120
副甲状腺ホルモン関連蛋白
　（PTHrP：parathyroid hormone related peptide）……… 2
不全麻痺 ……………………………………………………… 121
物理療法 ……………………………………………………… 52
部分荷重 …………………………………………… 131, 217
フルクラム・テスト ……………………………………… 147
分割照射 ……………………………………………………… 31
分子標的治療薬 ……………………………………………… 74
米国東部がん治療共同研究グループ
　（Eastern Cooperative Oncology Group; ECOG）
　によるPS …………………………………………………… 162
膀胱直腸障害 ………………………………………………… 111
放射線 ………………………………………………………… 30
　　──照射 …………………………………………………… 28
　　──治療 ………………………… 30, 60, 62, 118, 129
　　──治療計画装置 ……………………………………… 30
歩行機能 ……………………………………………………… 116
歩行器・歩行車 …………………………………………… 131
歩行補助具 ………………………………………… 123, 131
ポジトロンエミッションCT ……………………………… 16
補助具 ………………………………………………………… 104
補装具 ………………………………………………………… 182
ホットパック ………………………………………………… 56
ホルモン療法 ………………………………………………… 130

## ま

末期がん ……………………………………………………… 93
　　──患者 …………………………………………………… 88
マッサージ …………………………………………………… 52
松葉杖 ……………………………………………… 131, 217
麻痺 ………………………………………… 107, 111, 118
右大腿骨転移 ………………………………………………… 214
免荷 ………………………………………… 131, 219, 231
目標（ゴール）設定 …………………………… 97, 103, 186

## や

薬物療法 ………………………………………………… 43, 48
有害反応（副作用） …………………………… 31, 43, 99
有酸素運動 …………………………………………………… 57
溶骨型 …………………………………………………… 5, 23
溶骨性 ………………………………………………………… 110
　　──病変 ………………………………………… 32, 262
　　──変化 ………………………………… 16, 126, 127
腰椎転移 ……………………………………………………… 242

腰痛 ……………………………………………………………… 263
予後予測 ……………………………………………………… 35
　　──因子 ………………………………………… 112, 116
予防的 ………………………………………………………… 92
　　──固定手術 …………………………………………… 126

## ら

理学的評価 …………………………………………………… 144
理学療法 …………………………………………… 201, 207
リスク ………………………………………………………… 194
　　──管理 ……… 92, 97, 102, 128, 129, 148, 186, 198
　　──の判定 ……………………………………………… 191
　　──の評価 ……………………………………………… 102
　　──評価 ………………………………… 96, 126, 128
リニアック …………………………………………………… 30
リハ科医 ……………………………………………………… 92
リハチーム …………………………………………………… 123
リハプログラム …………………………………… 92, 97, 103
リハ方針 ……………………………………………………… 122
リハ目標 ……………………………………………………… 92
粒子線治療 …………………………………………… 30, 32
臨床症状 ……………………………………………………… 13
臨床心理士 …………………………………………………… 208
レスキュー・ドーズ …………………………… 50, 148
ロフストランド杖 ………………………………………… 131

【編者略歴】

## 大森まいこ（松本真以子）

| | |
|---|---|
| 1999年 | 慶應義塾大学医学部卒業 |
| 同 年 | 慶應義塾大学医学部リハビリテーション医学教室入局 |
| 2001年 | 慶應義塾大学月が瀬リハビリテーションセンター |
| 2003年 | 慶應義塾大学医学部リハビリテーション医学教室 |
| 2005年 | 川崎市立川崎病院リハビリテーション科 |
| 2006年 | 慶應義塾大学医学部リハビリテーション医学教室 |

## 髙木辰哉

| | |
|---|---|
| 1988年 | 順天堂大学医学部卒業 |
| 同 年 | 順天堂大学整形外科入局 |
| 1990年 | 国立伊東温泉病院整形外科 |
| 1992年 | 栃木県立がんセンター |
| 1996年 | 米国 Mayo Clinic |
| 1997年 | 順天堂大学整形外科助手 |
| 2002年 | 静岡県立静岡がんセンター整形外科 |
| 2006年 | 静岡県立静岡がんセンター整形外科医長 |
| 2010年 | 順天堂大学整形外科准教授 |

## 辻 哲也

| | |
|---|---|
| 1990年 | 慶應義塾大学医学部卒業 |
| 同 年 | 慶應義塾大学医学部リハビリテーション医学教室入局 |
| 1993年 | 国立療養所東埼玉病院 |
| 1996年 | 埼玉県総合リハビリテーションセンター |
| 2000年 | 英国ロンドン大学（UCL）・国立神経研究所リサーチフェロー |
| 2002年 | 静岡県立静岡がんセンターリハビリテーション科部長 |
| 2005年 | 慶應義塾大学医学部リハビリテーション医学教室専任講師 |
| 2009年 | 慶應義塾大学病院リハビリテーション科診療副部長 |
| 2010年 | 慶應義塾大学医学部腫瘍センターリハビリテーション部門部門長 |
| 2012年 | 慶應義塾大学医学部リハビリテーション医学教室准教授 |

---

「がんのリハビリテーションガイドライン」準拠・
「がんのリハビリテーション研修会」準拠
**骨転移の診療とリハビリテーション**　　ISBN978-4-263-21934-8

2014年3月25日　第1版第1刷発行
2015年6月5日　第1版第2刷発行

編　集　大森まいこ
　　　　辻　　哲也
　　　　髙木　辰哉
発行者　大畑　秀穂

発行所　医歯薬出版株式会社
〒113-8612　東京都文京区本駒込1-7-10
TEL.（03）5395-7628（編集）・7616（販売）
FAX.（03）5395-7609（編集）・8563（販売）
http://www.ishiyaku.co.jp/
郵便振替番号 00190-5-13816

乱丁，落丁の際はお取り替えいたします　　　印刷・あづま堂印刷／製本・皆川製本所

© Ishiyaku Publishers, Inc., 2014. Printed in Japan

---

本書の複製権・翻訳権・翻案権・上映権・譲渡権・貸与権・公衆送信権（送信可能化権を含む）・口述権は，医歯薬出版（株）が保有します．
本書を無断で複製する行為（コピー，スキャン，デジタルデータ化など）は，「私的使用のための複製」などの著作権法上の限られた例外を除き禁じられています．また私的使用に該当する場合であっても，請負業者等の第三者に依頼し上記の行為を行うことは違法となります．

JCOPY ＜（社）出版者著作権管理機構 委託出版物＞
本書をコピーやスキャン等により複製される場合は，そのつど事前に(社)出版者著作権管理機構（電話 03-3513-6969，FAX 03-3513-6979，e-mail : info@jcopy.or.jp）の許諾を得てください．